T. Lenarz (Hrsg.)   Cochlea-Implantat

Springer

*Berlin
Heidelberg
New York
Barcelona
Budapest
Hong Kong
London
Mailand
Paris
Singapur
Tokio*

T. Lenarz (Hrsg.)

Cochlea-Implantat

Ein praktischer Leitfaden
für die Versorgung
von Kindern und Erwachsenen

Mit 128 Abbildungen und 14 Tabellen

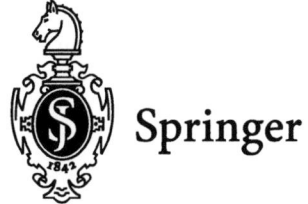

Springer

Professor Dr. med. Thomas Lenarz
Medizinische Hochschule Hannover
Klinik für Hals-Nasen-Ohrenheilkunde
Carl-Neuberg-Straße 1
30625 Hannover

ISBN-13:978-3-642-80005-4

Die Deutsche Bibliothek – CIP-Einheitsaufnahme
Cochlea-Implantat : ein praktischer Leitfaden für die Versorgung
von Kindern und Erwachsenen / Hrsg.: Thomas Lenarz. – Berlin ;
Heidelberg ; New York ; Barcelona ; Budapest ; Hongkong ; London ;
Mailand ; Paris ; Singapur ; Tokio : Springer, 1998
  ISBN-13:978-3-642-80005-4   e-ISBN-13:978-3-642-80004-7
  DOI: 10.1007/978-3-642-80004-7

Dieses Werk ist urheberrechtlich geschützt. Die dadurch begründeten Rechte, insbesondere die der Übersetzung, des Nachdrucks, des Vortrags, der Entnahme von Abbildungen und Tabellen, der Funksendung, der Mikroverfilmung oder der Vervielfältigung auf anderen Wegen und der Speicherung in Datenverarbeitungsanlagen, bleiben, auch bei nur auszugsweiser Verwertung, vorbehalten. Eine Vervielfältigung dieses Werkes oder von Teilen dieses Werkes ist auch im Einzelfall nur in den Grenzen der gesetzlichen Bestimmungen des Urheberrechtsgesetzes der Bundesrepublik Deutschland vom 9. September 1965 in der jeweils geltenden Fassung zulässig. Sie ist grundsätzlich vergütungspflichtig. Zuwiderhandlungen unterliegen den Strafbestimmungen des Urheberrechtsgesetzes.

© Springer-Verlag Berlin Heidelberg 1998
Softcover reprint of the hardcover 1st edition 1998

Die Wiedergabe von Gebrauchsnamen, Handelsnamen, Warenbezeichnungen usw. in diesem Werk berechtigt auch ohne besondere Kennzeichnung nicht zu der Annahme, daß solche Namen im Sinne der Warenzeichen- und Markenschutz-Gesetzgebung als frei zu betrachten wären und daher von jedermann benutzt werden dürften.

Produkthaftung: Für Angaben über Dosierungsanweisungen und Applikationsformen kann vom Verlag keine Gewähr übernommen werden. Derartige Angaben müssen vom jeweiligen Anwender im Einzelfall anhand anderer Literaturstellen auf ihre Richtigkeit überprüft werden.

Einbandgestaltung: de'blik, Graphic Design, Berlin
Satz: Fotosatz-Service Köhler OHG, Würzburg

SPIN: 10494659   26/3134 – 5 4 3 2 1 0 – Gedruckt auf säurefreiem Papier

Vorwort

Mit der Einführung der Cochlea-Implantate in die Klinik wurde eine neue Ära in der Otologie begonnen. Erstmals ist eine symptomatische Therapie der innenohrbedingten Taubheit möglich. Die Funktion der ausgefallenen Hörsinneszellen kann durch eine elektronische Reizprothese übernommen werden. Daß diese Entwicklung vor allem in Deutschland so positiv verlaufen ist und damit Hoffnung für viele bisher von der Welt der Hörenden ausgeschlossenen Patienten berechtigterweise besteht, ist im besonderen ein Verdienst meines Amtsvorgängers, Herrn Prof. Dr. Dr. E. Lehnhardt, der an der Medizinischen Hochschule Hannover 1984 das Cochlea-Implantat-Programm begonnen und später zu weltweiter Anerkennung geführt hat. Es wird wesentlich getragen auch und gerade durch unsere Patienten, die ihr Schicksal selbst in die Hand genommen haben und mit zum Gelingen dieses anfangs sicherlich als klinisches Experiment zu bezeichnenden Verfahrens beigetragen haben. Auch ihnen sei an dieser Stelle besondere Anerkennung und Dank ausgesprochen.

Ohne ein leistungsfähiges Team wäre es nicht möglich gewesen, an der Medizinischen Hochschule Hannover das weltweit größte Cochlear Implant Centrum aufzubauen. Die vielfältigen Erfahrungen meiner Mitarbeiter an der Medizinischen Hochschule Hannover sowie der Kollegen am Cochlear Implant Centrum „Wilhelm Hirte" Hannover schlagen sich in den einzelnen Kapiteln und Beiträgen dieses Buches nieder. Gerade die umfangreiche Erfahrung an mehr als 1000 implantierten Kindern und Erwachsenen macht dieses Buch zu einem wertvollen Leitfaden und Ratgeber für die Praxis der Cochlea-Implantat-Versorgung. Da es in seinem Aufbau interdisziplinär ist, wendet es sich an alle, die sich mit der Cochlea-Implantat-Versorgung beruflich oder als betroffene Patienten und Eltern beschäftigen. Da die Entwicklung in rasantem Fluß ist, werden sicherlich manche Aspekte in Kürze anders darzustellen sein. Eine umfassende Standortbestimmung erschien jedoch zum jetzigen Zeitpunkt, da Cochlea-Implantationen zu einem Routineverfahren zu werden scheinen, besonders geboten. Unter diesem Gesichtspunkt soll das Buch eine Leitlinie für eine qualitativ hochstehende Arbeit in diesem Gebiet sein.

Hannover, im Sommer 1998   Thomas Lenarz

Inhaltsverzeichnis

1	**Entwicklung des Cochlea-Implantats und das Cochlea-Implantat-Projekt in Hannover**	1
1.1	Entwicklung des Cochlea-Implantats	1
1.1.1	Alessandro Volta	1
1.1.2	Die Arbeit von Eyries und Djourno	1
1.1.3	Die Arbeit von Zöllner und Keidel	3
1.1.4	Anfänge der klinischen Anwendung	4
1.1.5	Weitere Arbeitsgruppen	5
1.2	Das Cochlear Implant Centrum in Hannover	6
1.2.1	Voraussetzungen für die Implantation an Kleinkindern	6
1.2.2	Aufbau des Cochlear Implant Centrums	7
2	**Cochlea-Implantate – Physiologische Grundlagen und klinische Anwendung**	9
2.1	Physiologische Grundlagen	10
2.1.1	Normaler Hörvorgang und Ursachen der Taubheit	10
2.1.2	Reifung der Hörbahnen	12
2.1.3	Das Cochlea-Implantat-System	14
2.2	Indikationen zur Versorgung mit einem Cochlea-Implantat und einem Hirnstammimplantat	15
2.2.1	Zeitpunkt der Ertaubung	15
2.2.2	Indikationsstellung einer CI-Versorgung bei Kindern	18
2.2.3	Einfluß der Ursache der Ertaubung	19
2.2.4	Mehrfachbehinderung	23
2.2.5	Resthörigkeit	23
2.3	Voruntersuchung	28
2.3.1	Untersuchungsprogramm	28
2.3.2	Audiologische Untersuchungen	28
2.3.3	Bildgebende Diagnostik	31
2.3.4	Pädagogische Beurteilung und Entwicklungsdiagnostik	31
2.4	Cochlea-Implantation	32
2.4.1	Cochlea-Implantat-Operation	33
2.4.2	Spezialprobleme	38
2.5	Komplikationen	42
2.5.1	Akute Komplikationen	42
2.5.2	Spätkomplikationen	43
2.6	Hirnstammimplantate	44
2.6.1	Funktionsweise und klinische Anwendung	44
2.6.2	Anwendung bei Neurofibromatose II-Patienten	45
2.7	Technische Neuentwicklungen	47

3	**Codierungstrategien – Grundlagen und Evaluation**	52
3.1	Sprachkommunikation und Sprachcodierung	53
3.1.1	Sprachproduktion	53
3.1.2	Sprachperzeption	54
3.1.3	Informationstransmissionsanalyse	55
3.1.4	Vocoder	55
3.2	Evaluationsverfahren	57
3.2.1	Testanforderungen	57
3.2.2	Beschreibung mit Wahrscheinlichkeitsmodellen	57
3.3	Physiologische und technische Rahmenbedingungen	58
3.3.1	Reizformen	58
3.3.2	Anordnung der Elektrodenpaare	59
3.3.3	Bestimmung der Wahrnehmungsschwelle	59
3.3.4	Modelle der Hörnervstimulation	60
3.4	Typen von Cochlea-Implantaten – Stand der Technologie	61
3.4.1	Sprachdiskrimination	61
3.4.2	Elektrodenanordnung	62
3.4.3	Sprachcodierung	62
3.4.4	Signalübertragung	62
3.4.5	Zuverlässigkeit	62
3.5	Experimentelle Untersuchungen verschiedener Sprachcodierungsstrategien	62
3.5.1	Analyse der Verfahren	64
3.5.2	Evaluationsexperimente mit Patienten	65
4	**Technische Aspekte der verschiedenen Codierungsstrategien und Implantatsysteme**	70
4.1	Technische Grundlagen des Cochlea-Implantats	70
4.1.1	Prinzipielle Arbeitsweise	71
4.1.2	Elektrodendesign	71
4.1.3	Datenverbindung	72
4.2	Sprachverarbeitungsstrategien	72
4.2.1	Spectral-Peak-Strategie (SPEAK)	73
4.2.2	Continuous Interleaved Sampling (CIS)	74
4.2.3	Digisonic-DX10-Sprachverarbeitungsstrategie	75
4.2.4	Compressed Analog (CA)	75
4.3	Verschiedene Implantatsysteme	76
4.3.1	Nucleus-System (Cochlear)	77
4.3.2	Clarion-System (Advanced Bionics)	77
4.3.3	Laura-System (Philips Hearing Implants)	78
4.3.4	Digisonic-DX10-System (MXM)	79
4.3.5	Combi-40-System (Med-EI)	80
5	**Intra- und postoperative Funktionskontrolle des Implantats und der Hörbahn**	83
5.1	Meßaufbau	83
5.2	Meßparameter	84
5.2.1	Telemetrische Messungen	84
5.2.2	Reizäquivalente Potentiale	84
5.2.3	Hirnstammpotentiale	85

5.2.4	Hirnrindenpotentiale	85
5.2.5	Stapediusreflex	85
5.3	Durchführung der Messungen	85
5.3.1	Telemetrische Messungen	85
5.3.2	Messung des reizäquivalenten Potentials	87
5.3.3	Messung der physiologischen Potentiale	89
5.3.4	Messung des Stapediusreflexes	91
6	**Indikation, Kontraindikation und Voruntersuchung bei Kindern**	**95**
6.1	Indikation	96
6.1.1	Voraussetzungen	96
6.1.2	Lebensalter und Taubheitsdauer	96
6.1.3	Motivation der Kinder	97
6.2	Auswahl zur Voruntersuchung	98
6.3	Diagnostische Untersuchungen	99
6.3.1	Ärztliches Gespräch und Anamnese	99
6.3.2	HNO-ärztliche Untersuchung	99
6.3.3	Hörtestverfahren	99
6.3.4	Radiologische Diagnostik	100
6.3.5	Besonderheiten bei Klein(st)kindern	100
6.3.6	Pädagogische Evaluierung	100
6.4	Ergebnisse der Untersuchungen	101
6.4.1	Ergebnisse aus der Durchführung des Reintonaudiogramms	101
6.4.2	Messung otoakustischer Emissionen und Nachweis des Stapediusreflexes	101
6.4.3	Ergebnisse der Hirnstammaudiometrie und Elektrocochleographie	101
6.4.4	Inspektion der Paukenhöhlen und des Nasenrachenraumes	102
6.4.5	Ergebnisse aus der Anwendung bildgebender Verfahren	103
6.4.6	Obliteration infolge von Meningitis	103
6.5	Ablehnungsgründe und Kontraindikationen	103
6.5.1	Absolute Kontraindikationen	103
6.5.2	Relative Kontraindikationen	104
6.5.3	Ablehnungsgründe	105
6.6	Rückstellungen	105
6.7	Verwendete Implantate	106
7	**Rehabilitationskonzept bei Kindern**	**108**
7.1	Das Cochlear Implant Centrum „Wilhelm Hirte" Hannover (CIC)	109
7.2	Voruntersuchung	110
7.2.1	HNO-ärztliche Voruntersuchung an der HNO-Klinik der MHH	110
7.2.2	Voruntersuchung im Cochlear Implant Centrum	111
7.3	Pädagogisch-therapeutische Anschlußbehandlung	112
7.3.1	Schwerpunkte des Rehabilitationskonzepts	112
7.4	HNO-ärztliche Nachsorge	115
7.5	Betreuung der CI-Kinder nach Beendigung der Initialrehabilitation	115
7.6	Aufgabe der Hannover-Hörprüfreihen (HHPR)	116
7.6.1	Begründung für die Wahl einer Materialsammlung	116
7.6.2	Material	116

7.7	Ergebnisse	117
7.8	Weitere Aufgaben	118

8 Indikation, Kontraindikation und Voruntersuchung bei Erwachsenen — 122

8.1	Indikationen	122
8.1.1	Bilaterale Taubheit	122
8.1.2	Funktionsfähigkeit des Hörnervs	123
8.1.3	Hörgeräte	123
8.1.4	Motivation	123
8.1.5	Bedeutung der Nachsorge	124
8.2	Kontraindikationen	124
8.3	Voruntersuchungen und Untersuchungsverfahren	124
8.3.1	Auswahl zur Voruntersuchung	124
8.3.2	HNO-ärztliche Untersuchung	125
8.3.3	Audiologische Diagnostik	127
8.3.4	Akustisch evozierte Potentiale (AEP)	129
8.3.5	Promontoriumstest	130
8.3.6	Vestibularisprüfung	131
8.3.7	Radiologische Diagnostik	131
8.3.8	Pädagogische Evaluierung	132
8.4	Befunddeutung	133

9 Rehabilitations- und Testkonzepte bei Erwachsenen — 136

9.1	Rehabilitationskonzepte	136
9.1.1	Struktureller Aufbau	136
9.1.2	Trainingsinhalte	137
9.2	Testmethoden	141
9.2.1	Vokalkonfusionstest	142
9.2.2	Konsonantenkonfusionstest	142
9.2.3	Speechtracking	142
9.2.4	Zahlentest	142
9.2.5	Einsilbertest	142
9.3	Testergebnisse	142
9.3.1	Ergebnisse im Vokaltest	142
9.3.2	Ergebnisse im Konsonantentest	142
9.3.3	Ergebnisse im Speechtracking	144
9.3.4	Ergebnisse im Zahlentest	144
9.3.5	Ergebnisse im Einsilbertest	144
9.4	Durchführungsmodalitäten	144

10 Anhang — 146

A	Implantathersteller	146
B	Technische Servicebetriebe	146
C	Patientenselbsthilfegruppen	147
D	CI-Kliniken	147
E	CI-Centren	149
F	Rehabilitationskliniken	150

Sachverzeichnis — 151

Mitarbeiterverzeichnis

Rolf-Dieter Battmer, Prof. Dr. rer. biol. hum.
Medizinische Hochschule Hannover
Klinik für Hals-Nasen-Ohren-Heilkunde
Carl-Neuberg-Str. 1
30625 Hannover

Bodo Bertram, Dipl.-Päd., Dr. phil.
Cochlear Implant Centrum Hannover „Wilhelm Hirte" (CIC)
Gehägestr. 28–30
30655 Hannover

Markus C. Dahm, Dr. med.
Virchow-Klinikum
Hals-Nasen-Ohren-Klinik
Augustenburger Platz 1
13353 Berlin

Norbert Dillier, Doz. Dr. sc. techn.
Universitätsspital Zürich
Klinik für Ohren-, Nasen-, Hals- und Gesichtschirurgie
Frauenklinikstr. 24
CH-8091 Zürich

Detlev Gnadeberg, Dipl.-Ing.
Medizinische Hochschule Hannover
Klinik für Hals-Nasen-Ohren-Heilkunde
Carl-Neuberg-Str. 1
30625 Hannover

Rainer Hartrampf, Dr. med.
Facharzt für Hals-Nasen-Ohrenheilkunde
Bahnhofstr. 49
86381 Krumbach

Ernst Lehnhardt, Prof. Dr. med. Dr. med. dent.
Siegesstr. 15
30175 Hannover

Thomas Lenarz, Prof. Dr. med.
Medizinische Hochschule Hannover
Klinik für Hals-Nasen-Ohren-Heilkunde
Carl-Neuberg-Str. 1
30625 Hannover

Urte Rost, DP
Medizinische Hochschule Hannover
Klinik für Hals-Nasen-Ohren-Heilkunde
Carl-Neuberg-Str. 1
30625 Hannover

Angelika Strauß-Schier, DP
Medizinische Hochschule Hannover
Klinik für Hals-Nasen-Ohren-Heilkunde
Carl-Neuberg-Str. 1
30625 Hannover

KAPITEL 1

Entwicklung des Cochlea-Implantats und das Cochlea-Implantat-Projekt in Hannover

E. Lehnhardt

1.1 Entwicklung des Cochlea-Implantats 1
1.1.1 Alessandro Volta 1
1.1.2 Die Arbeit von Eyries und Djourno 1
1.1.3 Die Arbeit von Zöllner und Keidel 3
1.1.4 Anfänge der klinischen Anwendung 4
1.1.5 Weitere Arbeitsgruppen 5
1.2 Das Cochlear Implant Centrum in Hannover 6
1.2.1 Voraussetzungen für die Implantation an Kleinkindern 6
1.2.2 Aufbau des Cochlear Implant Centrums 7

EINLEITUNG

Die Geschichte des Cochlea-Implantats geht auf die Mitte des Jahrhunderts zurück. Klinische Anwendung fand es seit Anfang der 70er Jahre in den USA, fast ausschließlich als einkanaliges Gerät und außerhalb der Schnecke plaziert. Die vielkanalige und intracochleäre Version verdanken wir vor allem Clark in Melbourne; sie ist heute die Regel. Taube Kleinkinder werden seit Ende der 80er Jahre in dieser Form versorgt. In Hannover führte diese Entwicklung 1990 zur Gründung des Cochlear Implant Centrums.

1.1 Entwicklung des Cochlea-Implantats

1.1.1 Alessandro Volta

Für die Geschichte des Cochlea-Implantats (CI) wird regelmäßig Alessandro Volta zitiert. Tatsächlich versuchte Volta, mit zwei Drähten im äußeren Gehörgang ein elektrisches Hören auszulösen, jedoch – und das ist der zu wenig beachtete Unterschied – bei sich selbst, der er ja normal hörte.

Voltas Entdeckung wurde aber schon früh auch bei Gehörlosen eingesetzt, jedoch nicht, um damit elektrisch zu hören, sondern in der Hoffnung, den Hörnerv elektrisch wieder „anregen" die Taubheit also behandeln zu können. Es gab damit zwei unterschiedliche Zielsetzungen:

- Volta interessierte die Frage, ob man *auch* elektrisch hören konnte;
- die Gehörlosenlehrer wollten ihren Schülern mit Voltas Stromfluß zu einem *Wieder*hören verhelfen.

Die eigentliche Geschichte des CI beginnt mit dem Bemühen, das funktionell ausgefallene Innenohr durch elektrische Impulse zu ersetzen. Man ging von der Erkenntnis aus, daß an der Überleitung der akustischen Information vom Sinnesorgan zum Hörnerv bioelektrische Ströme beteiligt sind, die Mikrofonpotentiale (Wever u. Bray 1936). Sollte es gelingen, das Muster der durch sie ausgelösten Spikes im Hörnerv nachzubilden, dann dürfte auch über das tote Innenohr hinweg eine Hörempfindung zu erreichen sein. Die nächste Frage wäre dann erst, wie dieses Hören zu einem Verstehen aufgebaut werden kann, d. h. welche Sprachkodierungsstrategie für die Elektrostimulation notwendig ist.

1.1.2 Die Arbeit von Eyries und Djourno

Die ersten, die sich dieser Aufgabe stellten, waren der Otologe Eyries (Abb. 1.1) und der Physiker Djourno (Abb. 1.2) in Paris. Djourno beschrieb 1957 in La Presse Medicale die „Méthode des induits et ses applications", d. h. die Möglichkeit, durch die intakte Haut hindurch auf eine implantierte Drahtspule einzuwirken und durch Änderung des Magnetfeldes Potentiale auszulösen. So könne man weiter über Drähte, die mit dem Nerv verbunden sind, modulierte Wechselströme auslösen. Seine Abbildung (s. Abb. 1.3 a) stellt dar, was wir heute als transkutane Informationsübertragung von der äußeren Sende- zur inneren Empfängerspule bezeichnen. Es genüge nur „une fraction de millivolt pour déclencher l'énergie potentiellement mise en réserve dans les cellules vivantes". Die Empfängerspule könne auch sehr klein sein, etwa 1,5–2 cm im Durchmesser und nur 1 mm dick. Die Stromstärken für die Sendespule sollten bei einigen Watt und für das Implantat bei Bruchteilen von Milliwatt liegen.

In Tierversuchen hatte Djourno beobachtet, daß selbst nach Monaten die Nervensubstanz weder durch den Kontakt mit den Drähten noch durch zahllose Erregungen verändert war. Zusammen mit Guyon hatte er den N. ischiadicus monopolar gegen eine Masseelektrode stimuliert (s. Abb. 1.3 b).

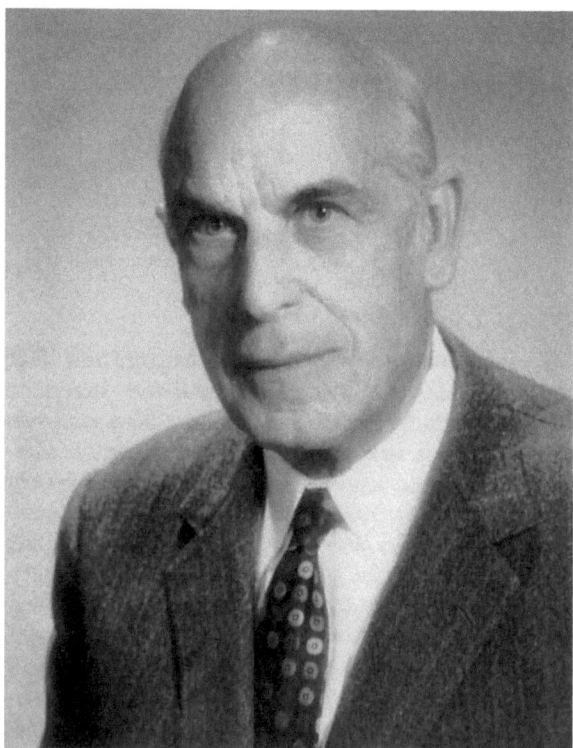

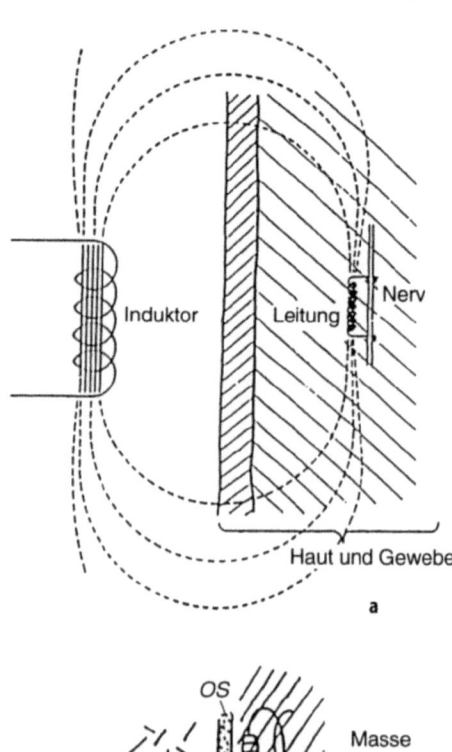

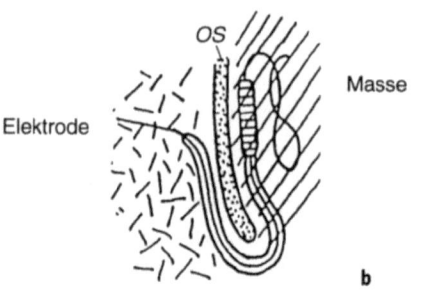

Abb. 1.3 a, b. Der Induktor sendet seine Kraftlinien durch Haut und Gewebe. Das Implantat transformiert die Magnetfeldschwankungen in verwertbare Potentialunterschiede: **a** bipolare Stimulation, **b** monopolare Stimulation

Er nahm an, daß man bei Gehörlosen den Hörnerv direkt mit solchen Potentialen versorgen könne, vorausgesetzt, daß die spezifischen Fasern noch funktionieren. Am Kaninchen war ihm dies gelungen, wie EEG-Registrierungen zeigten.

Erste Operationen

Nach diesen technischen und tierexperimentellen Vorbereitungen wurde der erste Patient am 25.02.1957 operiert. Er war durch Cholesteatom beidseits ertaubt. Djourno und Eyries berichteten ausführlich darüber (1957). Sie fanden eine Situation vor, die ihnen geeignet erschien, wie geplant die aktive Elektrode direkt an den umschrieben freigelegten Hörnerv zu plazieren; Die Masseelektrode wurde in den M. temporalis versenkt.

Die Hörempfindungen erschöpften sich in Grillenzirpen, Knirschen oder Trillerpfeifen und dies nur bei einer Pulsfrequenz von 50 Hz und Trägerfrequenzen

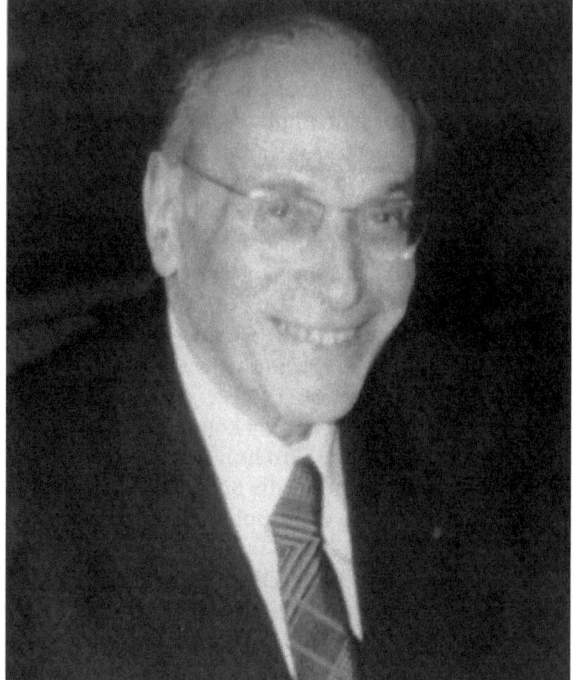

Abb. 1.2. André Djourno, Physiker in Paris

von nicht höher als einigen hundert Hz. Über Mikrofon waren einzelne Wörter verständlich wie „Papa", „Mama", „hallo". Durch intensive Übungen ließ sich das Vokabular erweitern, „Kodieren" war also möglich. Der Patient meinte, er würde besser verstehen können, wenn es gelänge, das begleitende metallische Schrillen zu vermeiden. Zusätzliches Lippenlesen lehnte er ab, es sei „Mogelei" – ein deutlicher Hinweis auf die verzweifelte Motivation und Begeisterung des Patienten. Das Ausschalten des – stationären – Gerätes empfand er als Rückfall in unerträgliche Stille.

Rossberg (1959) hat bald darauf im deutschen Schrifttum über seinen persönlichen Kontakt zu Eyries und Djourno berichtet. Der Patient habe das Gerät mindestens ein Jahr lang benutzt und unter der pädagogischen Fürsorge von Mme. Borel-Maisonny und Dr. Vallancien einige, wenn auch sehr begrenzte Fortschritte gezeigt. Immerhin wurde eine weitere Patientin operiert, diesmal von Dr. Maspetiol; darüber berichteten Djourno und Kayser (1958), ebenso über die Vorstellung, evtl. zwei gleichartige Systeme zu implantieren, um so „unterschiedliche Nervenfasern separat zu sensibilisieren" – weiterhin unmittelbar via *Hörnervenstamm*. Innerhalb des Hörnervs aber müsse es möglich sein, die Reizverteilung mit einer einzigen aktiven Elektrode entsprechend der elektrischen Dichte („densité éléctrique") zu modifizieren.

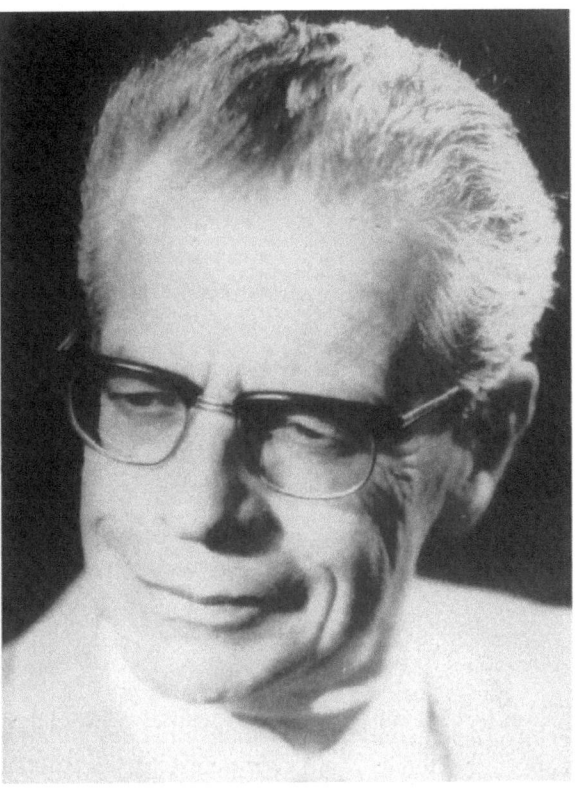

Abb. 1.4. Fritz Zöllner, Direktor der Universitäts-Hals-Nasen-Ohrenklinik Freiburg i. Br.

Dieses so enthusiastisch begonnene Projekt des späteren Cochlea-Implantats lief dann aber aus, bis Anfang der 70er Jahre ein Assistent von Eyries den Faden wieder aufnahm und ihn – ebenso enthusiastisch – weiterspann: Chouard. 1973 wurde sein erster Patient operiert, jetzt nicht mehr nur mit einer, sondern mit fünf Elektroden und diese nicht an den Hörnerv angelegt, sondern einzeln getrennt durch Bohrlöcher in die Cochlea eingeführt.

1.1.3
Die Arbeit von Zöllner und Keidel

Inzwischen hatten – schon 1963 – der Otologe Zöllner (s. Abb. 1.4) und der Sinnesphysiologe Keidel (s. Abb. 1.5) ihre eigenen Vorbereitungen getroffen – ausgehend von einem gänzlich anderen Konzept. Sie suchten den Weg durch das runde Fenster in das Innenohr, hielten es offenbar aber nicht für möglich, eines Tages sehr viele Elektroden ausschließlich entlang der Scala tympani bis in die mittlere Windung vorzuschieben. Jedenfalls ist einer handschriftlichen Skizze Zöllners zu entnehmen, daß ihm zusätzliche Wege vorschwebten als Zugang zu den tiefen Frequenzen (s. Abb. 1.6). Mindestens 20 bis möglichst 100 Elektroden würden notwendig sein, um eine für das Sprachverstehen hinreichende Information zu übertragen (Zöllner u. Keidel 1963).

Doch vorerst mußten sie sich mit *einer* Elektrode begnügen, durch das runde Fenster in die

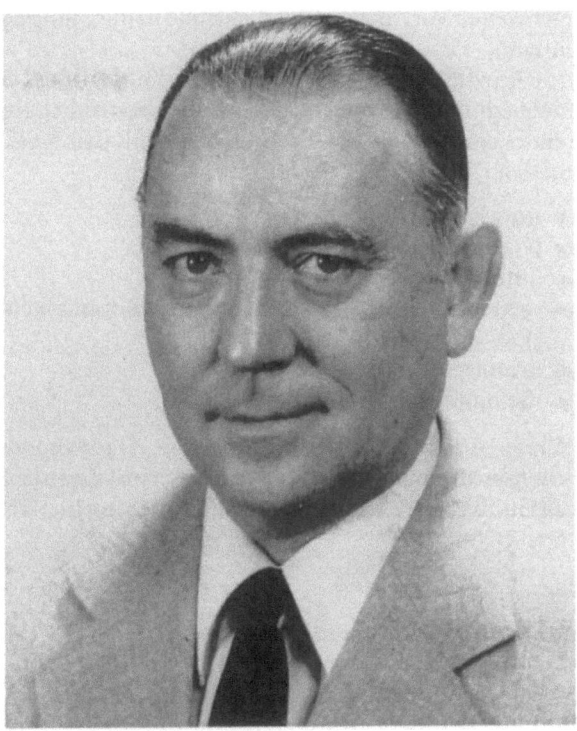

Abb. 1.5. Wolf Dieter Keidel, Direktor des Physiologischen Instituts der Universität Erlangen-Nürnberg

Abb. 1.6.
Handschriftliche Überlegungen Zöllners (1962) zur Lokalisation

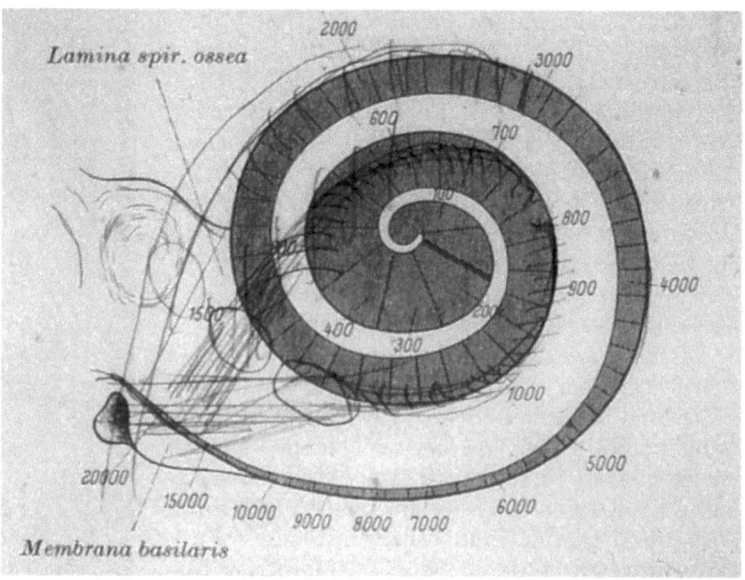

Schnecke eingeführt, um während einer vestibulären Labyrinthektomie bei zwei einseitig ertaubten Ménière-Patienten Höreindrücke auszulösen. Da die Operation in Lokalanästhesie erfolgte, konnten die Patienten ihre Hörempfindungen detailliert wiedergeben – in der Tonhöhe abhängig von der applizierten Stimulusfrequenz und von dem mehr oder weniger weiten Vorschieben der Elektrode in die Schnecke hinein.

Die wirkliche Pionierleistung von Zöllner und Keidel liegt in ihren Vorschlägen für die Verwirklichung eines *sprachvermittelnden* Implantats mit den Merkmalen:

- transkutane Übertragung,
- Platinelektroden von 0,35 mm $\emptyset$,
- intracochleär plaziert,
- verteilt über den Frequenzbereich von möglichst 300–3000 Hz,
- in einer Anzahl von 20 (–100),
- Betonung der Ortskodierung.

Diese Aufstellung verdeutlicht die frappierende Übereinstimmung ihrer Vorstellungen mit den heute allseits akzeptierten Prinzipien des Cochlea-Implantats.

1.1.4
Anfänge der klinischen Anwendung

Bald darauf begann man von Anfang an konsequent auf die klinische Anwendung hinzuarbeiten, nun aber in Kalifornien. Hier war es zunächst Simmons (1966) an der Stanford University, der Elektroden in den Modiolus implantierte; die Patienten hatten jedoch nur Geräuschempfindungen angegeben. Trotzdem von dem Vorgehen inspiriert, starteten House in Los Angeles (1961) sowie Michelson (1971) und Merzenich (1964) an der University of California in San Francisco mit ihren Arbeitsgruppen zielgerichtete Studien an Tieren und an Patienten. Simmons berichtet über diese Zeit:

... I contacted at least such of the most prominent researchers in speech coding and others in auditory psychophysics. None of these persons were willing or interested in suggesting experiments which might have helped define speech coding strategies for the future (1985).

Anfang der 70er Jahre wurden die ersten Patienten mit Langzeitimplantaten und tragbarem Sprachprozessor versorgt (Michelson 1971). House und Urban berichteten 1973: „... the electronic cochlea is now ready for more widespread testing and development ...".

Die Kliniker waren sich inzwischen einig in der Vorstellung, daß die Elektrostimulation vom Schneckeninneren her – also durch das runde Fenster – erfolgen müsse; während man aber in San Francisco an der Mehrkanalversion arbeitete, entschied sich House für die Einzelelektrode. Dieser Präferenz ist er bis in die jüngste Zeit treugeblieben.

Die Entscheidung zur *intra*cochleären Stimulation war offensichtlich schwergefallen, denn in Simmons' Aufzeichnungen heißt es:

... much of what I hear coming from the scientists and aimed at the clinician says, keep your hands out of our cochlea (Simmons 1985).

> Die frühe breite klinische Anwendung des Cochlea-Implantats – an Hunderten von Patienten – blieb House und Urban in Los Angeles vorbehalten. Sie hatten Erfolg in ihrer idealen Kombination eines begnadeten Operateurs und eines einfallsreichen Ingenieurs – und wohl auch, weil sie sich der damals allein realisierbaren Version von einkanaligen und transkutanen Implantaten verschrieben hatten.
>
> House und Urban dürfen deshalb als Väter des Cochlea-Implantats gelten, wenngleich die Großväter (Zöllner und Keidel) in ihrer Vision schon einen Schritt weiter tun wollten, nämlich den zum mehrkanaligen und transkutanen CI.

1.1.5 Weitere Arbeitsgruppen

Melbourne. Angeregt durch die Arbeiten von Simmons, begann 1967 Clark in Melbourne mit eigenen Studien eines intracochleären Implantats – zunächst ausschließlich experimentell. Er suchte noch nach einem geeigneten Zugang – auch über die Schneckenspitze –, entschied sich dann aber für den Weg durch das runde Fenster. Auch sein früher Entschluß zur mehrkanaligen Version weist wohl auf den Kontakt zu Simmons zurück. Clark brachte von seiner Vorbildung als Physiologe und Otochirurg optimale Voraussetzungen für das CI-Projekt mit. Auf seine Vorstudien verwendete er etliche Jahre, so daß seine ersten Patienten erst in den 80er Jahren zur Implantation anstanden, aber – mit einem deutlichen internationalen Vorsprung – von Anfang an mehrkanalig intracochleär versorgt und mit transkutaner Übertragung von einem tragbaren Sprachprozessor (Abb. 1.7).

Europa. Zur gleichen Zeit hatten sich in Europa etwa zwei Dutzend von Arbeitsgruppen für die Aussicht begeistern lassen, gänzlich tauben Patienten mit dieser speziellen Technik helfen zu können. Die Wege, die sie beschritten, waren recht unterschiedlich. Manche begannen sehr bald mit der breiten klinischen Anwendung, andere beschränkten sich auf die technische Entwicklung, auf Tierexperimente oder auf nur wenige Implantationen.

Paris. In Paris arbeitete Chouard mit einem Bündel von Elektroden, deren Anzahl bald auf 12 und schließlich – entlang einem Elektrodenträger – auf 15 stieg. Zur Sprachcodierung benutzte er eine Filterbank von 100–3000 Hz, die Rate für die Rechteckimpulse lag bei ≤ 300 Hz. Amplitude und Pulsdauer wurden von der Lautstärke bestimmt (MacLeod et al. 1985). Die Übertragung zum Keramik-Empfänger/

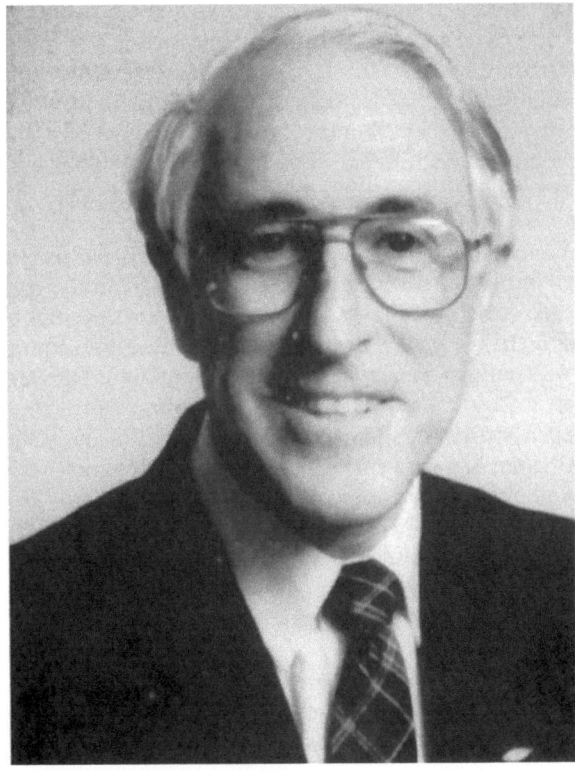

Abb. 1.7. Graeme M. Clark, Direktor des Australian Bionic Ear and Hearing Research Institute

Stimulator geschah jetzt transkutan. Schon bald hatte Chouard mehr als 200 Patienten mit seinen Implantaten versorgt.

Wien. In Wien entwickelten und transplantierten während der 70er Jahre Burian, Hochmair-Desoyer und Hochmair ein einkanaliges Implantat mit einer extracochleären Kugelelektrode oder wahlweise mit einem intracochleären Elektrodenträger; es war von Anfang an transkutan mit dem Sprachprozessor verbunden. Von den vier Elektrodenpaaren wurde nur das jeweils günstigste ausgewählt für die Breitbandanalogstimulation. Das Implantat wurde mehrfach weiterentwickelt, bis 1994 das „Combi 40" folgte.

Düren. Banfai in Düren implantierte seit 1975, zunächst das Housesche einkanalige Gerät und dann ein mehrkanaliges *extra*cochleäres Implantat der Fa. Hortmann. Dabei war er von der Vorstellung ausgegangen, extracochleär und doch frequenzspezifisch stimulieren zu können. Dies geschah vor allem in dem Bestreben, das Schneckeninnere nicht zu eröffnen, um auf keinen Fall seitens der Elektroden zusätzliche Schäden zu setzen.

Das Hortmann-System arbeite nach dem Vocoderprinzip mit schließlich 8 Kanälen (seit 1981) und sequentieller Stimulusfolge. Die Elektroden waren – leicht federnd – auf einem „Igel" angeordnet, der nach Ausräumen des Mittelohres auf das Promontorium aufgesetzt wurde. Den Kontakt zum Sprachprozessor vermittelte ein perkutaner Stecker. Banfai hat so mehrere hundert Patienten operiert, allerdings überwiegend taubgeborene Jugendliche und Erwachsene.

Zürich. Im Gegensatz zu diesen klinisch orientierten CI-Projekten wurde in Zürich seit 1974 vorwiegend theoretisch gearbeitet (Dillier et al. 1976). Dementsprechend erhielt der erste Patient eine perkutane Verbindung zum zweikanaligen Implantat, dessen eine Elektrode zunächst im Modiolus, dann aber auch am runden Fenster plaziert war. Die Züricher Gruppe benutzte eine pulsatile Stimulation mit einer Reihe variabler Parameter, um unterschiedliche Kodierungsstrategien testen zu können (Dillier u. Spillmann 1984). Zehn Patienten wurden auf diese Weise versorgt, später mit computerkontrollierter Software sowie stationären und tragbaren Sprachprozessoren.

Toulouse. In Toulouse entschied sich Fraysse schon 1979 ebenfalls für die einkanalige House-Prothese und blieb streng extracochleär. Als dortige Besonderheit darf die Plazierung des Empfängers/Stimulators an der Thoraxvorderwand gelten, ein Vorgehen, das helfen sollte, den Sprachprozessor „zu verstecken". Dazu arbeitete Fraysse mit dem Schrittmacherproduzenten Medtronics zusammen (Fraysse et al. 1987). Insgesamt 22 Patienten wurden bis 1988 auf diese Weise versorgt; die Ergebnisse waren jedoch so unbefriedigend, daß man auch in Toulouse die eigenen Anstrengungen aufgab und zum mehrkanaligen, intracochleären Implantat überging.

Prag. Auch in Prag war man lange Zeit mit der Entwicklung eines einkanaligen Implantats befaßt (Hrubý u. Tichý, persönliche Mitteilung 1994). Seit 1987 wurden jedoch nur 4 Patienten versorgt – teils extra-, teils intracochleär. Undichtigkeiten am Empfänger/Stimulator bedingten nur kurze Funktionszeiten, so daß das Projekt 1989 eingestellt wurde.

London. In London arbeiteten Fraser, Graham und Gray ursprünglich zusammen mit der San-Francisco-Gruppe, setzten sich dann aber – nach einem Intermezzo mit der Wiener Prothese – die Aufgabe, ein eigenes kostengünstiges europäisches CI zu entwickeln. Sie waren insofern erfolgreich, als das einkanalige Breitbandanalogsystem in Silastik eingebettet war und sich wohl deshalb als relativ dauerhaft erwies; es wurde bei etwa 70 Patienten implantiert (Fraser 1989).

USA und Australien. Während man also in Europa ein intracochleäres Vorgehen noch scheute und schon deshalb bei Geräten mit einer oder mehreren extracochleären Elektroden blieb, hatte man sich in den USA und in Australien schon früh für die intracochleäre Plazierung entschieden. Die intracochleäre und mehrkanalige Version setzte sich jedoch erst durch, als Clark die Fa. Nucleus für die professionelle Fertigung seines CI gewinnen konnte.

In der Versorgung *ertaubter Kinder* war es wieder House, der hier den ersten Schritt wagte. Er konnte mit der Einkanalelektrode – in der Rundfensternische plaziert – mit der Gewißheit aufwarten, jedenfalls keinen Schaden zu setzen und doch zugleich einen hinreichenden Erfolg erzielen. Groß war eben die Angst, eventuell noch vorhandene Hörreste durch ein intracochleäres Vorgehen zu zerstören. Deshalb auch tastete man sich nur zögernd zur Versorgung von Kleinkindern vor und scheute lange noch vor der Operation auch *taub geborener* Kinder zurück (House et al. 1981).

1.2 Das Cochlear Implant Centrum in Hannover

Das CI-Projekt in Hannover geht insofern mittelbar auf die Empfehlungen von Zöllner und Keidel (1963) zurück, als diese seinerzeit in Deutschland zwar große aufmerksame Beachtung gefunden hatten, man sich durch die Aktivitäten vor allem im House Ear Institute aber in gleicher Weise gelähmt fühlte. Die USA waren so rasch und so weit vorgestoßen, daß der Abstand nicht mehr aufzuholen schien. Deshalb gingen noch zwei Jahrzehnte ins Land, bis 1984 über Hirshorn und Money der persönliche Kontakt des Autors zu Clark in Melbourne und der Firma Nucleus in Sydney zustandekam. Zwar hatten wir in Hannover seit Mitte der 70er Jahre zusammen mit der Technischen Universität Hannover und der Max-Planck-Gesellschaft Göttingen intensive theoretische Vorarbeiten geleistet und eigene Konstruktionspläne entwickelt, doch ließen wir dies alles gern fallen, als wir uns von dem Vorsprung der Australier hatten überzeugen lassen.

1.2.1 Voraussetzungen für die Implantation an Kleinkindern

Bevor wir 1988 auch bei Kleinkindern mit Cochlea-Implantaten begannen (Lehnhardt 1988), mußte sich das System bei Erwachsenen als effektiv erwiesen haben.

Hierzu sei aus einer Übersicht über 187 Patienten ◄ zitiert: 75 % der Patienten erreichten ein „offenes Sprachverstehen", d.h. beim „Speechtracking" ohne Lippenlesen ein durchschnittliches Verstehen von

41 Wörtern pro Minute (W/M (Norm: 100–120 W/M). Diese Patienten waren im Durchschnitt nur 7 Jahre taub gewesen – ein prognostisch offensichtlich wichtiges Faktum. Doch auch die beiden Patientengruppen, deren Taubheit etwa 20 Jahre gedauert hatte, kamen auf ein Verstehen von 36 bzw. 26 W/M – allerdings nur bei gleichzeitigem Lippenlesen (Lehnhardt u. Aschendorff 1993).

Weiterhin mußten wir davon überzeugt sein, daß diese guten Ergebnisse auch anhielten und daß das Implantat seine Funktionsfähigkeit über viele Jahre behielt. Tatsächlich waren Dynamikbereich und Sprachverstehen nach zwei Jahren konstant geblieben oder hatten sich gebessert, die Ausfallrate lag während der 8 Jahre von 1985 bis 1993 bei nur ~1,8%.

Schließlich mußten wir einen Weg finden, um ein Herausschlüpfen des Elektrodenträgers aus der Schnecke während des Längenwachstums des Kopfes zu verhindern; dies gelang in Form der Zementfixation des Elektrodenträgers an der knöchernen hinteren Gehörgangswand, also nahe der Schnecke.

Außerdem wollten wir möglichst objektive Daten über die Stimulationsfähigkeiten des Hörnervs gewinnen, um entsprechende Anhaltswerte für die Anpassung des Sprachprozessors bei den kleinen Kindern zur Verfügung zu haben. Hierfür verwenden wir seit 1989 den Stapediusreflex mit der schon intraoperativ zu beobachtenden elektrischen Stimulationsschwelle (Battmer et al. 1990).

Wegen anfänglicher Skrupel, Kleinkinder intracochleär zu versorgen, hatten wir ein sogenanntes Kombi-Implantat entwickeln lassen, das eine zunächst extracochleäre einkanalige und erst sekundär – 1 oder 2 Jahre später – intracochleäre Implantation ermöglicht hätte (Lehnhardt 1990). Wir boten diese Alternative den Eltern an, doch alle waren von der vollständigen Taubheit ihrer Kinder so überzeugt, daß sie von vornherein um eine intracochleäre Plazierung der 22 Elektroden baten. Heute hoffen wir, wenn wirklich Hörreste bestünden, mittels der „soft surgery technique" diese erhalten zu können – auch bei intracochleärer Implantation (Lehnhardt 1993).

1.2.2
Aufbau des Cochlear Implant Centrums

Als diese Voraussetzungen gegeben erschienen, stellten wir uns drei Forderungen:

- nur Kinder mit dem Cochlea-Implantat zu versorgen, von denen alle Beteiligten überzeugt sind, daß sie beidseitig vollkommen taub sind,
- eine enge Zusammenarbeit mit den pädagogischen Betreuern am Heimatort zu pflegen und
- ein Cochlear Implant Centrum hier in Hannover zu etablieren.

Das Ausbleiben jeglicher auditiver Sprachperzeption mußte sich auch nach mehrmonatigem Tragen und Training mit zwei gut angepaßten Hörgeräten bestätigt haben. Der Kontakt zu den Lehrern, Sprachtherapeuten oder Kindergärtnerinnen wurde zunächst in Form gemeinsamer Vorträge mit dem Diplompädagogen Bodo Bertram aufgenommen, anschließend von Mitarbeitern im Cochlear Implant Centrum gepflegt und intensiviert.

Im Cochlear Implant Centrum (CIC) werden jetzt jeweils 18 Kinder pädagogisch und technisch versorgt, sie sind dort zusammen mit einem Elternteil für jeweils eine Woche stationär aufgenommen. Dies wiederholt sich 12mal während der ersten zwei postoperativen Jahre.

Das CI-Projekt in Hannover verdient sicher keine Erwähnung im Reigen der Pioniere in der technischen Entwicklung des Gerätes oder der frühen Erprobung. Wir hatten nur das Glück, zur rechten Zeit unter günstigen äußeren Gegebenheiten den Zugang zum ersten wirklich leistungsfähigen CI-System zu finden. Diese Situation haben wir zu nutzen gewußt und damit vielleicht einen Beitrag dazu geleistet, daß in Europa, wo einst die ersten behutsam tastenden Schritte getan wurden, heute das CI zur weit verbreiteten Hilfe für Taube – Erwachsene wie Kleinkinder – geworden ist.

Literatur

Banfai P, Hortmann G, Karczag A, Kubik S, Wustrow F (1984) Results with eight-channel cochlear implants. Adv Audiol 2:11–18

Battmer RD, Laszig R, Lehnhardt E (1990) Electrically elicited stapedius reflex in cochlear implant patients. Ear Hear 11:370–374

Burian K, Eisenwort B, Hochmair ES, Hochmair-Desoyer IJ (1984) Clinical experiences with the „Vienna cochlear implant". Adv Audiol 2:19–20

Chouard CH (1978) Entendre Sans Oreille. Laffont, Paris

Chouard CH, Meyer B, Fugain C, Chabolle F, Weber JC (1987) Introduction. In: Banfai P (ed) Cochlear implant: current situation. Proceedings from the International Cochlear Implant Symposium, Düren, West Germany, pp 327–330

Clark GM (1973) A hearing prosthesis for severe perceptive deafness – experimental studies. J Laryng Otol 87:929–945

Clark GM, Tong YC, Black R, Forster IC, Patrick JF, Dewhurst DJ (1977) A multiple electrode cochlear implant. J Laryngol Otol 91:935–945

Dillier N, Spillmann P (1984) Results and perspectives, with extracochlear round window electrodes. Acta Otolaryng Suppl 411:221–229

Dillier N, Leifer L, Fisch U (1976) Design of a portable system for chronic stimulation of the auditory nerve, a hearing aid for the sensory deaf. From the Proceedings of the 3rd Audio Symposium Zürich 6–7 February 1976, pp 57–69

Djourno A (1957) La „Méthode des induits" et ses applications. Presse Médicale 65:1353–1354

Djourno A, Eyries Ch (1957) Prothèse auditive par excitation électrique à distance du nerf sensoriel à l'aide d'un bobinage inclus à demeure. Presse Med 65:1417–1423

Djourno A, Kayser D (1958) Perspectives nouvelles en matière de prothèse sensorielle par action directe sur les fibres ou les centres nerveux. C R Soc Biol 152:1433–1434

Fraser JG (1989) The UCD/RNID cochlear implant programme and the need for European single and multi channel systems. In: Fraysse B (ed) Cochlear implant: acquisitions and controversies. Paragraphic, Toulouse, pp 385–394

Fraysse B, Soulier MJ, Urgell H, Levy P, Furia F, Defrennes V (1987) Extracochlear implantation: Technique and results. Ann Otol Rhinol Laryngol 96, Suppl 128:111–113

House WF (1994) Cochlear implants: it's time to rethink. Am J Otol 15:573–587

House WF, Berliner KI (1991) Cochlear implants: from idea to clinical practice. In: Cooper H (ed) Cochlear implants. A practical guide. Whurr Publishers, London, pp 9–33

House WF, Urban J (1973) Long term results of electrode implantation and electronic stimulation of the cochlea in man. Ann Otol Rhinol Laryngol 82:504–514

House WF, Berliner KI, Eisenberg LS, Edgerton BJ, Thielemeir MA (1981) The chochlear implant: 1980 update. Acta Otolaryngol 91:457–462

Lehnhardt E (1988) Cochlear Implant – Hilfe nun auch für taube Kinder. Kinderarzt 19:667

Lehnhardt E (1990) Cochlear-Implant-Mini-System 22 zur Versorgung ertaubter Kleinkinder. HNO 38:161–165

Lehnhardt E (1993) Intracochleäre Plazierung der Cochlear Implant Elektroden in soft surgery technique. HNO 41:356–359

Lehnhardt E, Aschendorff A (1993) Prognostic factors in 187 adults provided with the Nucleus Cochlear Mini-System 22. In: Fraysse B, Deguine O (eds) Cochlear implants. New perspectives. Karger, Basel (Adv ORL, vol 48, pp 146–152)

McLeod P, Chouard CH, Weber JP (1985) French device. In: Schindler RA, Merzenich MM (eds) Cochlear implants. Raven Press, New York, pp 111–120

Merzenich MM, Schindler RA, Sooy F (eds) (1974) Proceedings of the First International Conference on Electrical Stimulation of the Acoustic Nerve as a Treatment for Profound Sensorineural Deafness in Man. University of California, San Francisco

Michelson RP (1971) Electrical Stimulation of the human cochlea. Arch Otolaryngol 93:317–323

Portmann M, Cazals Y, Nevergne M (1986) Extracochlear implants. Otolaryngol Clin North Am 19:307–312

Rossberg G (1959) Elektrische Hörprothese bei peripherer Taubheit. Umschau Wissensch Techn 20:534

Simmons FB (1966) Electrical stimulation of the auditory nerve in man. Arch otolaryngol 84:24–76

Simmons FB (1985) History of cochlear implants in the United States: A personal perspective. In: Schindler RA, Merzenich MM (eds) Cochlear implants. Raven Press, New York, pp 1–7

Wever EG, Bray CW (1936) The nature of bone conduction as shown in the electrical response of the cochlea. Ann Otol Rhinol Laryngol 45:822

Zöllner F, Keidel WD (1963) Gehörvermittlung durch elektrische Erregung des Nervus acusticus. Arch klin exp Ohr Nas Kehlk Heilk 181:216–223

KAPITEL 2

Cochlea-Implantate – Physiologische Grundlagen und klinische Anwendung

T. Lenarz

2.1 Physiologische Grundlagen 10
2.1.1 Normaler Hörvorgang und Ursachen der Taubheit 10
2.1.2 Reifung der Hörbahnen 12
2.1.3 Das Cochlea-Implantat-System 14
2.2 Indikationen zur Versorgung mit einem Cochlea-Implantat und einem Hirnstammimplantat 15
2.2.1 Zeitpunkt der Ertaubung 15
2.2.2 Indikationsstellung einer CI-Versorgung bei Kindern 18
2.2.3 Einfluß der Ursache der Ertaubung 19
2.2.4 Mehrfachbehinderung 23
2.2.5 Resthörigkeit 23
2.3 Voruntersuchung 28
2.3.1 Untersuchungsprogramm 28
2.3.2 Audiologische Untersuchungen 28
2.3.3 Bildgebende Diagnostik 31
2.3.4 Pädagogische Beurteilung und Entwicklungsdiagnostik 31
2.4 Cochlea-Implantation 32
2.4.1 Cochlea-Implantat-Operation 33
2.4.2 Spezialprobleme 38
2.5 Komplikationen 42
2.5.1 Akute Komplikationen 42
2.5.2 Spätkomplikationen 43
2.6 Hirnstammimplantate 44
2.6.1 Funktionsweise und klinische Anwendung 44
2.6.2 Anwendung bei Neurofibromatose II-Patienten 45
2.7 Technische Neuentwicklungen 47

EINLEITUNG

Cochlea-Implantate werden seit mehr als 15 Jahren bei ertaubten und kongenital tauben Patienten mit Erfolg und zunehmender Akzeptanz eingesetzt. Dadurch wird das Spektrum technischer Hörhilfen vor allem für solche Patienten erweitert, denen mit konventionellen Hörgeräten oder durch eine Mittelohroperation aufgrund des Ausmaßes des Hörverlustes keine ausreichende Hörinformation vermittelt werden kann. Sprachverstehen und bei Kindern Spracherwerb sind mithin mit konventionellen Methoden nicht möglich.

Cochlea-Implantate sind elektronische Reizprothesen, die die Funktion der ausgefallenen Hörsinneszellen im Innenohr übernehmen. Dabei wird der Schall über ein Mikrofon aufgenommen und in eine Abfolge elektrischer Impulse codiert. Diese künstlichen Impulse werden auf den noch intakten Hörnerv übergeleitet. Die so ausgelösten Höreindrücke können vom Patienten allmählich verstanden und interpretiert werden. Auf diese Weise sind ein Sprachverstehen bei Erwachsenen und zusätzlich der Spracherwerb bei Kindern grundsätzlich möglich.

Mit der zunehmenden Erfahrung bei erwachsenen, nach dem Spracherwerb ertaubten Patienten (postlinguale Taubheit) wurde die Indikation für eine Cochlea-Implantation zunehmend zunächst auf ältere, später auf immer jüngere Kinder erweitert. Dabei werden nicht nur ertaubte, sondern auch taub geborene Kinder implantiert. Zu dieser Entwicklung haben wesentlich die niedrige Komplikationsrate, die geringe technische Ausfallrate der Implantate und die gut dokumentierte Biosicherheit beigetragen. Bei den Kindern besteht die Zielsetzung darin, einen auf Hören gestützen Spracherwerb zu ermöglichen. Die heute vorliegenden Erfahrungen haben dabei die Erwartungen bei weitem übertroffen. So können gehörlos geborene Kinder bei einer rechtzeitigen Cochlea-Implantation in den ersten Lebensjahren ein ausreichendes Hörvermögen erlangen, das für einen auf Hören gestützten, nahezu normalen Spracherwerb ausreichend ist. Die zunehmenden Erfahrungen haben in Verbindung mit Spezialimplantaten auch die Versorgung von Patienten mit Innenohrmißbildungen, Verknöcherungen der Schnecke und weiteren anatomischen Besonderheiten ermöglicht. Auch Kinder mit Mehrfachbehinderungen können heute gut mit einem Cochlea-Implantat rehabilitiert und in ihrer Gesamtentwicklung dadurch positiv gefördert werden.

Die Cochlea-Implantat-Versorgung setzt bei Kindern und Erwachsenen gleichermaßen eine adäquate Diagnostik und eine exakte Indikationsstellung voraus. Neben den medizinischen müssen vor allem die psychosozialen und pädagogischen Bedingungen abgeschätzt und in den Zusammenhang mit dem gesamten Entwicklungsstand des Kindes respektive der Gesamtsituation des Patienten gestellt werden. Adäquate operative Konzepte für die unterschiedlichen medizinischen Situationen sind Voraussetzung, um diese Implantation mit einem kalkulierbaren und vertretbar niedrigen Risiko vorzunehmen und dabei zukünftigen technischen Entwicklungen Rechnung zu tragen. Mit in die Bewertung müssen aber auch

Komplikationen und technische Defekte eingehen. In diesem Kapitel sollen aus der Erfahrung an mehr als 1100 an der Medizinischen Hochschule Hannover implantierten Patienten die physiologischen Grundlagen, die präoperative Diagnostik und Indikationsstellung, die operative Versorgung, die Komplikationen und technischen Defekte, die postoperative Rehabilitation sowie die Ergebnisse im Zusammenhang dargestellt werden.

2.1 Physiologische Grundlagen

Cochlea-Implantate sind elektronische Reizprothesen zum Ersatz des ausgefallenen Sinnesorganes Innenohr. Sie nutzen dabei das bereits von Johannes Müller 1822 formulierte Phänomen der spezifischen Sinnesenergien aus, welches besagt, daß durch elektrische Reizung des Hörnervs Höreindrücke ausgelöst werden können. Diese durch künstliche Reizung erzeugten Nervenaktionspotentiale werden im zentralen Hörsystem weiterverarbeitet und führen im Zusammenwirken mit kognitiven Vorgängen zum Verstehen des gehörten Sinneseindrucks. Im folgenden sollen einige der dabei ablaufenden Vorgänge im Vergleich zum normalen Hörvorgang beschrieben werden, sofern sie für das weitere Verständnis von Bedeutung sind und klinische Phänomene zu erklären vermögen.

2.1.1 Normaler Hörvorgang und Ursachen der Taubheit

Bei der überwiegenden Zahl tauber Menschen liegt eine Schädigung der Hörsinneszellen, sog. Haarzellen, vor. Dabei handelt es sich um eine sensorische Taubheit. Andere Taubheitsursachen wie eine Schädigung des Hörnervs (neurale Taubheit) oder eine zentrale Taubheit bzw. zentrale Verarbeitungsstörung in den höher gelegenen Abschnitten des Hörsystems sind dagegen sehr selten.

Normaler Hörvorgang
Die Funktion eines Cochlea-Implantates läßt sich am besten unter Betrachtung des normalen Hörvorganges verstehen. Daraus lassen sich auch die Indikationen und Kontraindikationen ableiten (Abb. 2.1).

Der über Ohrmuschel und Gehörgang aufgenommene Schall versetzt Trommelfell und Gehörknöchelchen in Schwingungen. Das Mittelohr überträgt die Schallwellen aus der Luft in das flüssigkeitsgefüllte Innenohr. Die dort entstehende sog. Wanderwelle breitet sich in der Schnecke aus und bildet an einem frequenzspezifischen Ort entlang der Basilarmembran ein Maximum aus (Frequenzdispersion). Die elastische Basilarmembran wird dabei verformt und ausgelenkt. Dies führt zu einer Miterregung der auf der Basilarmembran sitzenden Hörsinneszellen, der sog. Haarzellen (Abb. 2.2). Die Stereozilien werden dabei abgelenkt und apikal gelegene Ionenkanäle eröffnet. Aus der Endolymphe strömen Kaliumionen in das Zellinnere und führen an der Zellmembran zu einer Depolarisation. Das dabei entstehende Rezeptorpotential breitet sich bis zum basalen Ende der Zelle aus. Es kommt zusätzlich zum Einstrom von Kalziumionen, die die basal gelegenen Transmittervesikel zur Degranulation in den synaptischen Spalt anregen.

Auf der Seite der angekoppelten afferenten Hörnervenfaser induziert der in den synaptischen Spalt abgegebene Transmitterstoff (wahrscheinlich Glutamat) ebenfalls eine Depolarisation mit Ausbildung eines sog. Generatorpotentials. Bei Überschreiten eines bestimmten Schwellenwertes wird ein Aktions-

Abb. 2.1.
Übersicht über das Hörsystem.
(Aus Boenninghaus 1996)

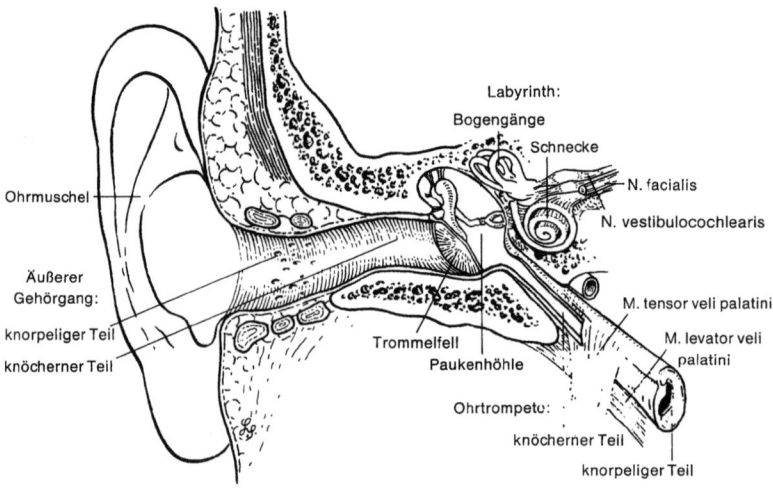

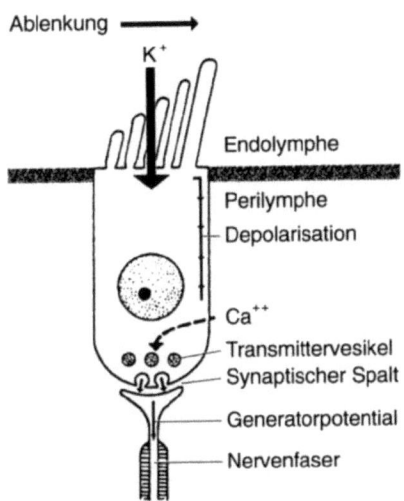

Abb. 2.2. Erregung einer Haarzelle durch Abscheren der Stereozilien mit Darstellung der Einzelvorgänge. (Aus Boenninghaus 1996)

potential in der Nervenfaser ausgelöst, das entlang der Membran zur bipolaren Ganglienzelle damit zur weiteren Verarbeitung geleitet wird. Von da aus kommt es dann zur Ausbildung von Aktionspotentialen, die in das zentrale Hörsystem zur weiteren Verarbeitung eingespeist werden.

Die afferenten Hörnervenfasern sind entlang der Basilarmembran mit ihren peripheren Dendriten frequenzspezifisch ausgebreitet. Die Dendriten ziehen zu den in der Schneckenachse (Modiolus) gelegenen Zellkörpern (Ganglienzellen). Von dort ziehen die zentralen Fortsätze (Axone) gebündelt als Hörnerv durch den inneren Gehörgang zu dem Hörkern (Nucleus cochlearis) im Hirnstamm.

> Die Aufgabe der Haarzellen besteht also in der Umwandlung mechanischer Schwingungsenergie in elektrische Energie (mechanoelektrische Transduktion).

Daneben gibt es einen reversen Vorgang, den man elektromechanische Transduktion nennt und der sich im wesentlichen an den äußeren Haarzellen abspielt. Aufgrund aktiver Bewegungseigenschaften können diese äußeren Haarzellen den oben beschriebenen passiven Erregungsvorgang entlang der Basilarmembran wesentlich verstärken und dabei die Auslenkung schärfer abstimmen. Dieser aktive cochleäre Verstärker führt zu einer erheblichen Empfindlichkeitssteigerung und besserer Frequenzauflösung. Eigentliche Hörsinneszellen mit dem Weitertransport afferenter Informationen sind lediglich die inneren Haarzellen. Die äußeren Haarzellen ermöglichen jedoch eine dem jeweiligen Schalldruckpegel angepaßte Erregung der inneren Haarzellen und führen somit zu einer erheblichen Verbreiterung des Dynamikbereiches.

Taubheit und Taubheitsursachen

Bei Ausfall der äußeren Haarzellen kommt es zu einem teilweisen Hörverlust. Zusätzlich wird der Dynamikbereich stark eingeschränkt, was sich vor allem bei lauten Schallsignalen als eine Überempfindlichkeit des Gehörs (sog. Recruitment) äußert. Beim zusätzlichen Ausfall der inneren Haarzellen kommt es zu einer hochgradigen Schwerhörigkeit oder zur kompletten Taubheit (Abb. 2.3 a, b).

Bei mehr als 95% aller Patienten liegt eine solche sensorische oder Innenohrtaubheit vor. Der Ausfall der Hörsinneszellen führt dazu, daß die ankommenden Schallwellen nicht mehr in Nervenaktionspotentiale umgesetzt werden können. Hörnerv und zentrale Hörbahn bleiben dagegen bei den meisten Fällen intakt. Lediglich bei beiderseitigen Tumoren des Hörnervs (sog. Akustikusneurinome bei Neurofibromatose oder Morbus Recklinghausen) oder im Rahmen von Unfällen kommt es zu einer Schädigung des Hörnervs. Auch entzündliche oder degenerative Erkrankungen wie die multiple Sklerose können dazu führen. Schädigungen des zentralen Hörsystems

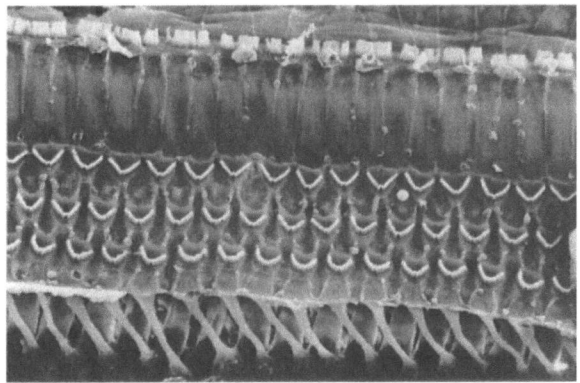

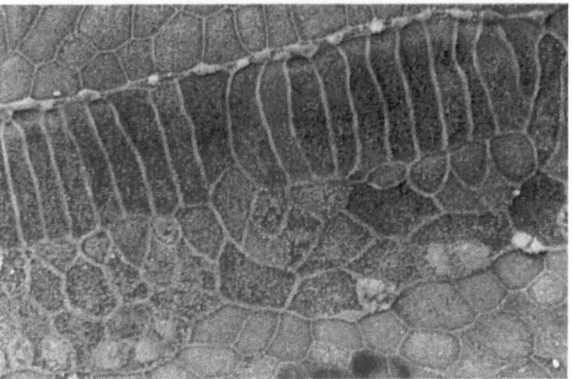

Abb. 2.3 a, b. Haarzellen des Innenohres der Katze. **a** Normal hörendes Tier, **b** nach Neomycin-Gabe

treten ebenfalls bei entzündlichen und degenerativen Erkrankungen des zentralen Nervensystems, bei Tumoren im Hirnstamm oder Zwischenhirnbereich sowie bei Durchblutungsstörungen oder traumatischen Schädigungen auf.

Ursachen einer Innenohrtaubheit sind sehr unterschiedlich und zahlreich, wie in der folgenden Übersicht dargestellt. Wirken Schädigungen während der 7. bis 12. Woche der Embryogenese auf die Ohranlage ein, kommt es zu Störungen in der Entwicklung des Innenohres und damit zu Innenohrmißbildungen. Die Innenohrstrukturen werden entweder gar nicht, teilweise oder fehlerhaft ausgebildet, so daß in der Regel keine Sinneszellfunktion vorhanden ist (vgl. Abb. 2.3).

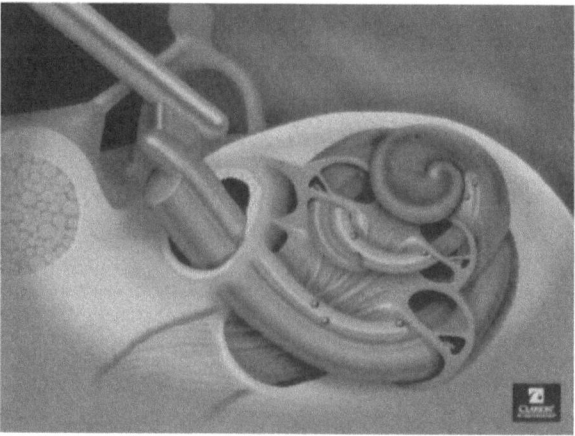

Abb. 2.4. Anzahl der Kanäle bei Verwendung eines Cochlea-Implantats. Elektrodenträger in der Cochlea. (Mit freundlicher Genehmigung von Advanced Bionics Corp., Sylmar, CA, USA)

Taubheitsursachen (Auswahl)

- Kongenitale Taubheit (ca. 30 %),
- postmeningitische Taubheit (ca. 16 %),
- Innenohrmißbildungen (ca. 4 %),
- Taubheit unbekannter Ursache (ca. 30 %),
- Taubheit im Rahmen von Syndromen (s. Tabelle 2.1, S. 21),
- Virusinfektionen (ca. 3 %),
- peripartale Asphyxie (ca. 4 %),
- Hyperbilirubinämie,
- Frühgeburt,
- Morbus Menière,
- Hörsturz,
- degenerative Innenohrschwerhörigkeit,
- chronisch progrediente Innenohrschwerhörigkeit,
- traumatische Ertaubung, (s. Tabelle 2.2, S. 22)
- Otosklerose,
- iatrogene Ertaubung,
- ototoxische Medikamente.

Frequenzanalyse

Das akustische Signal wird in der Cochlea nach Frequenz und Zeit analysiert. Die Frequenzanalyse geschieht zum einen nach dem Orts-, zum zweiten nach dem Zeitprinzip. Dem Ortsprinzip liegt eine Auftrennung der einzelnen Frequenzen im Schallsignal entlang der Basilarmembran zugrunde (s.o.). Die Auflösung ist dabei sehr fein, so daß benachbarte Frequenzen, die sich in der Regel nur um 3 Hz unterscheiden, aufgetrennt werden können. Zusätzlich zu dieser Frequenzortstransformation verfügt das Gehör jedoch über einen weiteren Mechanismus, die sog. Frequenzzeittransformation. Dabei wird die Frequenzinformation des Schallsignals durch die zeitliche Abfolge der einzelnen Aktionspotentiale in den zugehörigen Hörnervenfasern codiert.

Im Hinblick auf die Funktion des Cochlea-Implantates kommt diesem zweiten Mechanismus erhebliche Bedeutung zu. Während bei einem normalen Gehör Frequenzen zwischen 20 und 16 000 Hz entlang der Basilarmembran aufgetrennt werden können, also mehrere tausend Kanäle zur Verfügung stehen, reduziert sich die Anzahl der Kanäle bei den heute verfügbaren Cochlea-Implantat-Systemen um den Faktor tausend. Nach experimentellen Befunden können höchstens bis zu 10 sauber voneinander getrennte Kanäle realisiert werden. Dies ist vor allem für eine simultane Reizung mehrerer Elektroden von Bedeutung, wie dies z. B. bei der Verarbeitungsstrategie „Compressed Analogue" der Fall ist. Eine Separierung von Kanälen läßt sich durch eine teilweise Überlappung der Kanäle bei sequentieller Stimulation erzielen. Hiervon machen z.B. die SPEAK-Strategie und die CIS-Strategie („Continuous Interleaved Sampling") Gebrauch (s. Kap. 3 und 4) (Abb. 2.4). Entscheidend ist die wesentlich schlechtere Kanaltrennung bei Ausfall der Hörsinneszellen.

2.1.2
Reifung der Hörbahnen

Während der ersten Lebensjahre kommt es zu einer Ausbildung der Markscheiden um die einzelnen Axone sowie zu einer Ausbildung von synaptischen Verbindungen zwischen den einzelnen Neuronen in den auditorischen Kerngebieten. Dieser Prozeß schreitet von peripher nach zentral fort. Er ist entscheidend abhängig von einer ausreichenden auditorischen Stimulation. Bleibt diese aus oder fällt zu gering aus, kommt es zu einer Störung in diesem Reifungsprozeß, die im wesentlichen durch ein Ausbleiben der normalen synaptischen Verbindungen gekennzeichnet ist. Zusätzlich lassen sich morphologische Veränderungen der Zellvolumengröße und der Anzahl von Ganglienzellen nachweisen.

2.1 Physiologische Grundlagen

> Diese Auswirkungen akustischer Deprivation sind während der ersten Lebensjahre (teilweise) reversibel. Voraussetzung ist allerdings die ausreichende auditorische Stimulation. Dies kann sowohl durch eine natürliche akustische Reizung als auch eine künstliche elektrische Reizung erzielt werden.

Beispielhaft läßt sich dieser Reifungsvorgang an den sog. auditorisch evozierten Hirnstammpotentialen (FAEP) nachweisen. Hierbei zeigt sich innerhalb der ersten Lebensjahre eine Verkürzung der Latenzen und der Interpeak-Latenzen als Ausdruck einer Markscheidenreifung. Am Ende des 3. Lebensjahres werden in der Regel die Latenzwerte erwachsener Personen erreicht. Bleibt dagegen der akustische Stimulus aus, verläuft diese Reifung verzögert und unvollständig. Eine früh einsetzende elektrische Reizung kann dagegen ein solches Reifungsdefizit verhindern (Abb. 2.5 a–c).

Auch im auditorischen Cortex lassen sich die Folgen einer akustischen Deprivation nachweisen. Es kommt dabei zu einer im Vergleich zu normalhörenden Tieren dramatischen Reduktion großer Pyramidenzellen, die durch eine rechtzeitig einsetzende

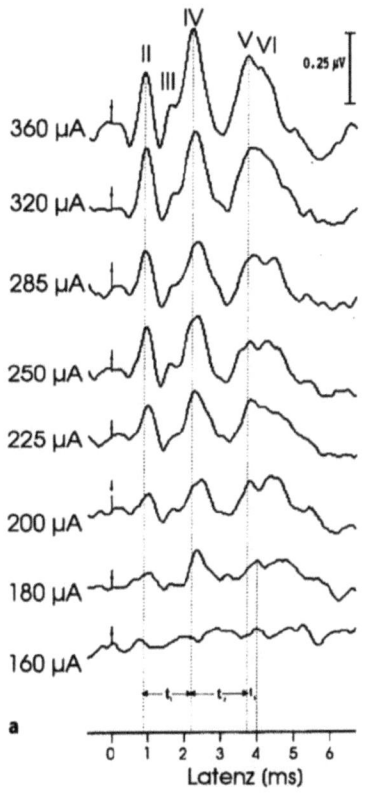
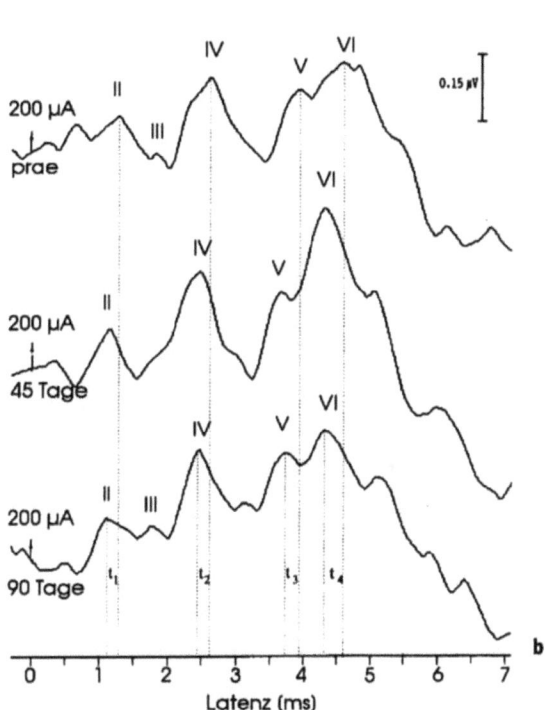
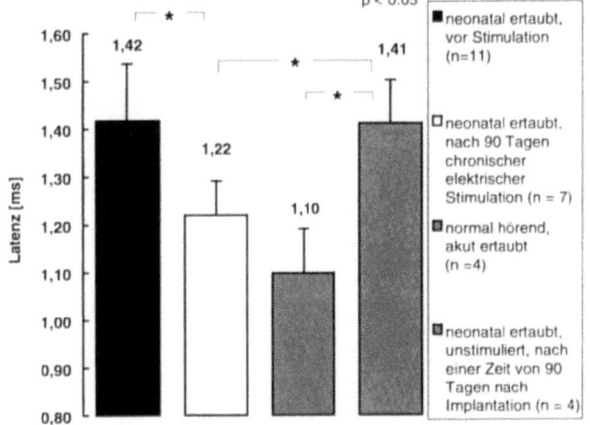

Abb. 2.5 a–c. Elektrisch evozierte Hirnstammpotentiale der neonatal ertaubten Katze; **a** bei verschiedenen Reizpegeln, **b** Reifung im Zeitverlauf 0–90 Tage, **c** Vergleich der Interpeaklatenz IV–V zwischen verschiedenen Gruppen von Tieren. Die mit * gekennzeichneten Vergleiche weisen signifikante Unterschiede aus

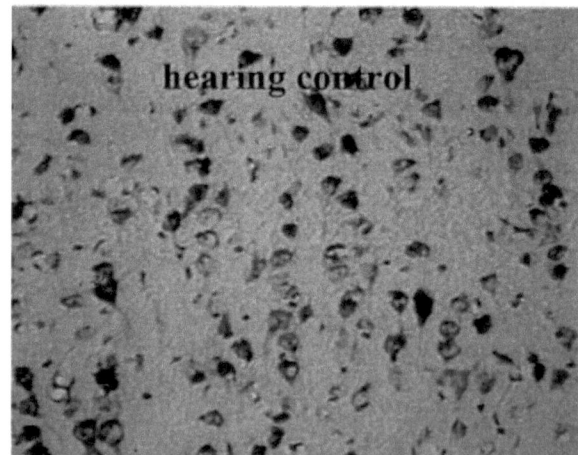
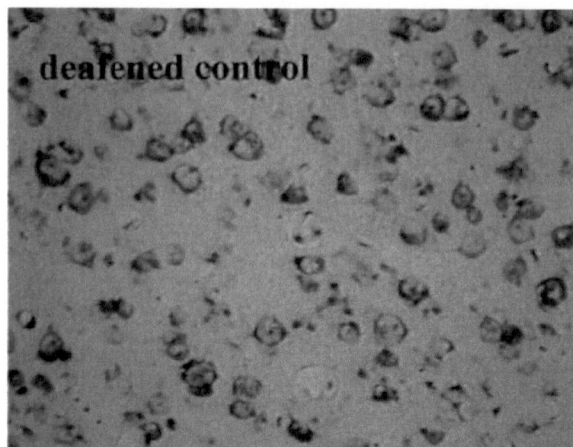
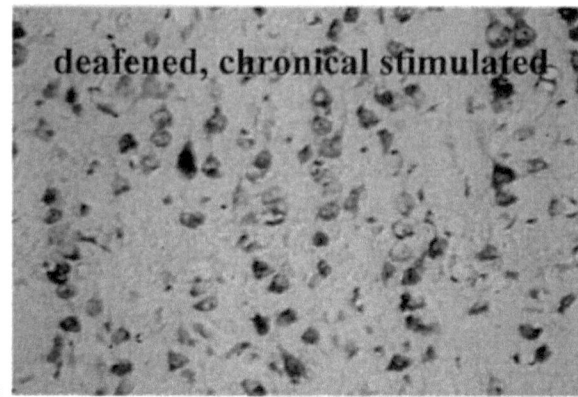

Abb. 2.6a–c. Histologischer Schnitt durch den Hörcortex der Katze im Feld A1 mit Darstellung der Lamina III (Nissl-Färbung, 20*). a Normal hörendes Tier, Pyramidenzellen deutlich erkennbar, b neonatal ertaubte Katze, Pyramidenzellen deutlich vermindert, c neonatal ertaubte Katze nach chronischer Stimulation mit Erhalt der Pyramidenzellen

chronische Elektrostimulation des Hörnervs weitgehend verhindert werden kann (s. Abb. 2.6 a–c).

2.1.3
Das Cochlea-Implantat-System

Das Cochlea-Implantat (Abb. 2.7) übernimmt die Funktion des ausgefallenen Innenohres. Der Schall wird über ein extern getragenes Mikrofon in Ohrnähe aufgenommen, einem Sprachprozessor zur Umwandlung in eine Abfolge elektrischer Impulse zugeleitet und weiterverarbeitet. Über eine Sendespule wird diese elektrisch codierte Information auf den eingebauten Teil des Cochlea-Implantat-Systems, den sog. Empfänger, übertragen. Dies geschieht drahtlos durch Radiowellen oder Induktion durch die geschlossene Haut (transkutane Übertragung).

Im Empfänger wird die Information decodiert und den einzelnen Elektroden entsprechend zugeleitet. Das Elektrodenkabel umfaßt dabei mehrere Kontaktpunkte, die entlang eines Arrays angeordnet sind. Dieses Elektrodenarray wird in der Regel in die Scala tympani der Schnecke eingeschoben und liegt dort in Nähe der Dendriten oder Ganglienzellen der Hörnervenfasern (Abb. 2.8).

Die künstlichen elektrischen Impulse induzieren in den zugehörigen Ganglienzellen Aktionspotentiale, die genauso wie die natürlichen Potentiale zur weiteren Verarbeitung an das zentrale Hörsystem weitergeleitet werden. Letzten Endes wird dadurch ein Höreindruck ausgelöst. Ist auch der Hörnerv zerstört, muß die Reizelektrode weiter zentral direkt am Hirnstamm plaziert werden, um Höreindrücke auslösen zu können (Hirnstammimplantat, auch „auditory brainstem implant", ABI) (Abb. 2.9).

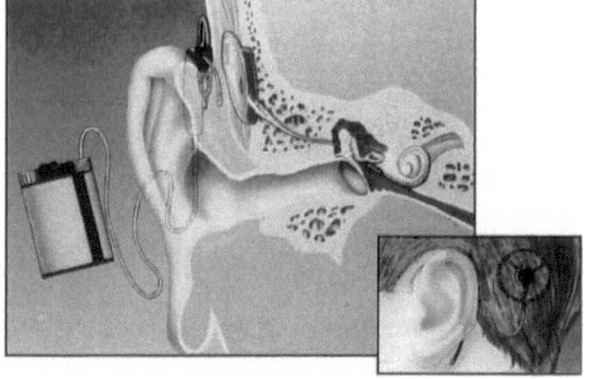

Abb. 2.7. Cochlea-Implantat-System im Überblick. (Mit freundlicher Genehmigung der Fa. Cochlear AG, Basel)

2.2 Indikation zur Versorgung mit einem Cochlea-Implantat und einem Hirnstammimplantat

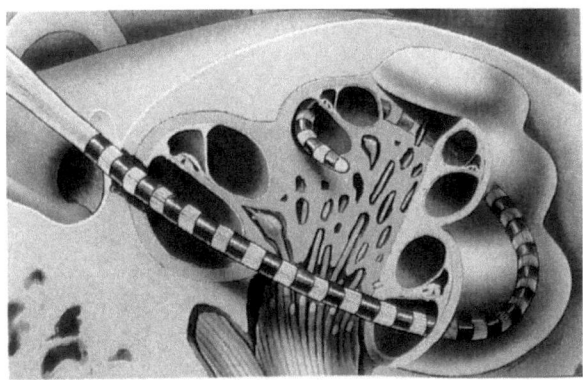

Abb. 2.8. Schematische Darstellung der intracochleären Lage einer Scala-tympani-Elektrode. Deutlich erkennbar sind die einzelnen Kontaktringe, die in Nähe der Dendriten oder Zellkörper der Hörnervenzellen im Modiolus liegen. (Mit freundlicher Genehmigung der Fa. Cochlear AG, Basel)

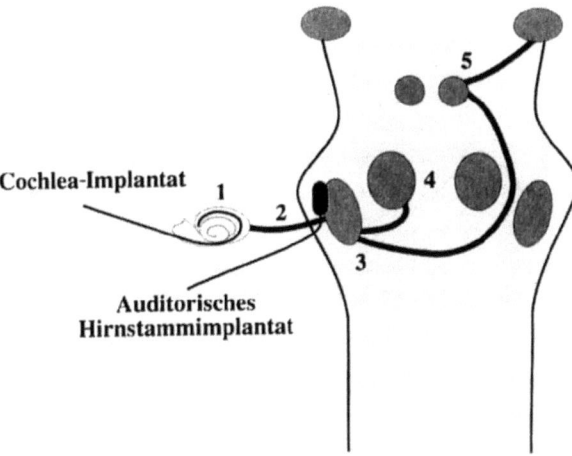

Abb. 2.9. Cochlea-Implantat und Hirnstammimplantat im Vergleich. Patienten mit erhaltenem Hörnerv können durch ein Cochlea-Implantat mit Elektrodenlage in der Schnecke, Patienten mit einem zerstörten Hörnerv dagegen nur mit einem Hirnstammimplantat mit Elektrodenlage am Nucleus cochlearis rehabilitiert werden. *1* Innenohr (Cochlea); *2* Hörnerv (Nervus cochlearis); *3* Hörnervenkern (Nucleus cochlearis); *4* Olivenkern (Nucleus olivaris); *5* Vierhügelplatte (Colliculus inferior)

2.2 Indikationen zur Versorgung mit einem Cochlea-Implantat und einem Hirnstammimplantat

> Grundsätzlich kommt ein Cochlea-Implantat immer dann in Frage, wenn
> - eine Innenohrtaubheit beiderseits vorliegt und
> - der Hörnerv und das zentrale Hörsystem funktionsfähig sind.

> Ein Hirnstammimplantat kommt dagegen dann in Frage, wenn
> - der Hörnerv beiderseits zerstört ist und
> - das zentrale Hörsystem funktionsfähig ist.

2.2.1 Zeitpunkt der Ertaubung

Mit zunehmender Dauer der Ertaubung kommt es zu einer Degeneration der Hörnervenzellen, jedoch verbleibt selbst nach jahrzehntelanger Taubheit immer noch eine ausreichende Zahl funktionstüchtiger Ganglienzellen übrig, die für eine Elektrostimulation mit Hilfe eines Cochlea-Implantates ausreichend ist. Die ursprüngliche Zahl von ca. 20 000 Ganglienzellen reduziert sich dabei auf ca. 10 %. Das zentrale Hörsystem behält seine grundsätzliche Funktionstüchtigkeit bei.

Postlinguale Taubheit
Tritt die Ertaubung nach dem siebten Lebensjahr ein, ist das Hörsprachsystem weitgehend ausgeformt, ein endgültiger Spracherwerb erreicht und eine dauerhafte synaptische Verbindung zwischen den beteiligten Nervenzellen etabliert. Bei erneuter Aktivierung durch ein Cochlea-Implantat werden diese Synapsen reaktiviert. Das durch Elektrostimulation induzierte Hören wird dabei mit den abgespeicherten Hörerinnerungen verglichen und allmählich über einen Lernvorgang eine zunehmende Übereinstimmung mit dem neuen Höreindruck erzielt. Dadurch kommt es zu einem zunehmenden Verstehen der künstlichen induzierten Höreindrücke.

> Bei der postlingualen Taubheit kann also auf ein funktionstüchtiges zentrales Hörsystem einschließlich der kortikalen Assoziationsfelder zurückgegriffen werden.

Prälinguale Taubheit
Bei der prälingualen Taubheit, die entweder prä-, peri- oder postnatal erworben ist oder bereits besteht (Gehörlosigkeit), liegt eine vollständig andere Situation vor. Das zentrale Hörsystem entwickelt sich, wie oben beschrieben, unter akustischer Deprivation nur unvollständig. Die Synapsen zwischen den einzelnen Neuronen werden nicht oder fehlerhaft ausgebildet. Die zentralen Anteile des Hörsystems werden zum Teil durch andere Sinnessysteme mitbelegt und stehen somit für den Aufbau zentraler Hörleistung nicht zur Verfügung. Die Folgen sind

- ein ausbleibender auf Hören gestützer Spracherwerb und damit
- eine verformte Sprache (Gehörlosensprache).

Erfolgt eine Cochlea-Implantation erst zu einem Zeitpunkt nach Abschluß der für den Spracherwerb kritischen Phase, also nach dem 7.–10. Lebensjahr, so kann dieser Prozeß nicht mehr oder nur unvollständig umgekehrt werden. Die Patienten können zwar hören, jedoch das Gehörte nicht analysieren und verstehen. Somit sind vor allem die höheren, zentralen Hörleistungen betroffen. Die Weiterleitung entlang des Hörnervs und die Verarbeitung im Hirnstamm geschehen dagegen weitgehend ungestört.

Erfolgt dagegen die Implantation sehr frühzeitig nach Eintritt der prälingualen Taubheit oder nach Geburt, kann diese fehlerhafte Entwicklung z. T. aufgehalten und in eine nahezu normale Entwicklungsrichtung gelenkt werden. Dabei sind die ablaufenden Prozesse teilweise mit denen bei akustischer Stimulation identisch, es kommt jedoch auch zur Ausprägung völlig eigenständiger, dem künstlichen Reizmodus entsprechender synaptischer Verbindungen im Bereich des zentralen Hörsystems.

> Aufgrund seiner ausgesprochenen Plastizität, d. h. der Fähigkeit, auf funktionelle Veränderungen zu reagieren und sich den durch die Art des Reizes aufgezwungenen Erregungsmustern anzupassen, ist das Hörsystem in der Lage, die künstliche Informationsvermittlung über ein Cochlea-Implantat so auszunutzen, daß daraus ein für den Spracherwerb ausreichendes Hörvermögen resultiert.

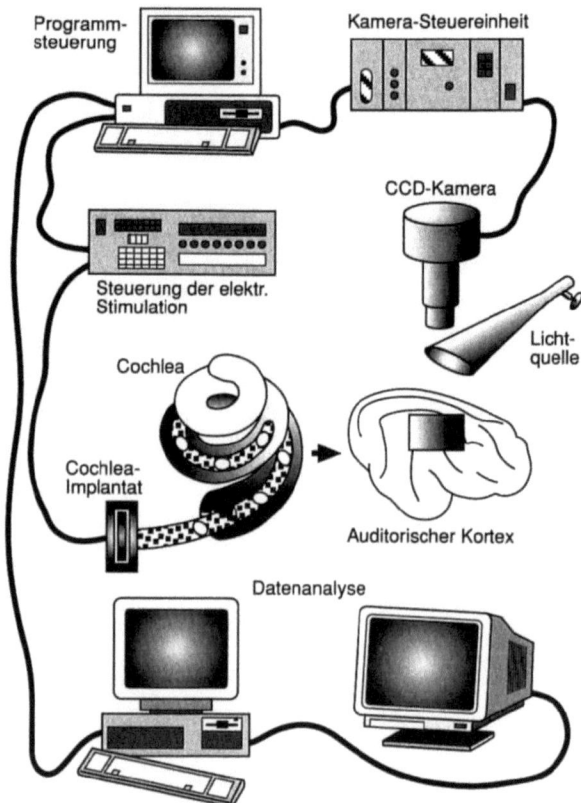

Abb. 2.10. Versuchsaufbau zum Nachweis der Aktivierung des auditorischen Cortex der Katze durch sog. „optical recording"

Die durch das Implantat vermittelten Höreindrücke werden durch das Hör-Sprachtraining, den täglichen Umgang der Eltern mit dem Kind sowie die pädagogische Betreuung zunehmend mit Bedeutungsinhalten gefüllt und die Assoziation mit der eigenen Sprache hergestellt. Wenn auch das mit dem Cochlea-Implantat vermittelte Hören in seinem Informationsgehalt deutlich reduziert ist und wahrscheinlich anders als natürliches Hören klingt, reicht diese künstliche Elektrostimulation aus, um eine annähernd normale Entwicklung der Hörbahn zu gewährleisten. Dadurch werden die wichtigen Voraussetzungen für einen auf Hören gestützten Spracherwerb geschaffen.

Die Plastizität des zentralen auditorischen Systems läßt sich durch entsprechende tierexperimentelle Untersuchungen belegen. Mit Hilfe des sog. „optical recording" läßt sich die Aktivität im auditorischen Cortex nachweisen (s. Abb. 2.10). Entsprechend der funktionalen Beanspruchung kommt es zur vermehrten Absorption eines auf die Hirnoberfläche applizierten Lichtes bestimmter Wellenlänge. Dabei unterscheiden sich aktivierte und nicht aktivierte Areale hinsichtlich ihrer Lichtabsorption. Dies kann bildlich zweidimensional dargestellt werden. Bei akustischer Reizung mit einzelnen Tönen ist eine selektive Aktivierung bestimmter cortikaler Areale zu erkennen. Dabei bildet sich die bereits in der Cochlea vorhandene Tonotopie auch im Cortex ab, d. h. es kommt zu einer Aktivierung lediglich derjenigen cortikalen Areale, die genau einer Reizfrequenz zugeordnet sind. Eine cortikale Aktivierung läßt sich auch bei akuter elektrischer Stimulation nachweisen. Das dabei stimulierte Areal fällt entsprechend der verschlechterten Kanaltrennung bei elektrischer Reizung breiter als bei akustischer Reizung aus (Abb. 2.11a–d). Bei chronischer elektrischer Reizung fällt das aktivierte Feld dagegen noch wesentlich breiter aus. Dies ist so zu interpretieren, daß die zwischen den einzelnen Elektroden gelegenen Cochlea-Abschnitte vermindert gereizt werden, die zugehörigen cortikalen Areale jedoch durch die stärker erregten Abschnitte im Laufe der Zeit mitaktiviert werden und somit eine funktionelle Reorganisation des auditorischen Cortex stattfindet (Abb. 2.12a–e). Dieser Befund belegt, daß aufgrund der Plastizität des auditorischen Systems eine Anpassung der zentralen Hörleistungen an die jeweilige Reizkonfiguration stattfindet.

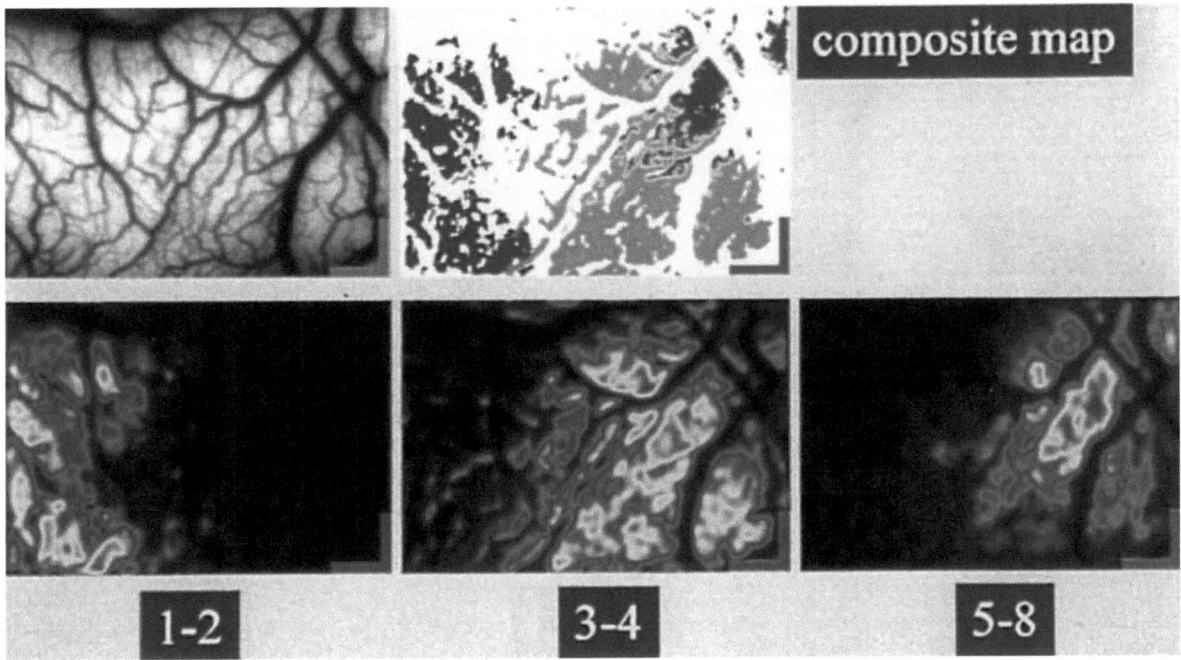

Abb. 2.11. Aktivierung verschiedener Anteile des primären auditorischen Cortex der Katze in Abhängigkeit von der Reizelektrode bei einem akut ertaubten Tier. *Links oben:* Oberfläche des auditorischen Cortex. *Rechts oben:* Composite Map. *Links unten:* Elektrodenpaar 1–2. *Unten Mitte:* Elektrodenpaar 3–4. *Unten rechts:* Elektrodenpaar 5–8

Perilinguale Taubheit

Liegt der Zeitpunkt der Ertaubung zwischen dem einer prälingualen und einer postlingualen Taubheit, so spricht man von einer perilingualen Taubheit, wobei dieser Begriff weniger scharf definiert wird.

> Generell kann gesagt werden, daß bei Vorliegen einer prä- oder perilingualen Taubheit mit zunehmendem Lebensalter die Bedingungen für eine erfolgreiche Cochlea-Implantat-Versorgung ungünstiger werden.

Bei kongenitaler Taubheit besitzt ein Kind bis zum Ende des 3. Lebensjahres nach den vorliegenden klinischen Erfahrungen optimale Chancen für einen nahezu normalen Spracherwerb. Bis zum Eintritt in die Schule sind die Voraussetzungen noch als günstig zu bezeichnen, jedoch kommt es hier bereits zu unvollständigem Spracherwerb oder zu einer bleibenden funktionellen Schwerhörigkeit. Jenseits des 6. Lebensjahres wird eine normale Sprachentwicklung nur noch in Ausnahmefällen erreicht. Im Einzelfall ist diese schematische Unterteilung sicherlich zu modifizieren. Weitere ausschlaggebende Faktoren sind:

- Liegen Hörreste vor?
- Wurden diese Hörreste durch eine adäquate Hörgeräteversorgung adäquat genutzt und damit das zentrale Hörsystem ausreichend trainiert (Bahnung)?
- Erfolgte eine lautsprachlich orientierte Früherziehung und hörgerichtete Spracherziehung, oder wurde Gebärdensprache genutzt?
- Ist die familiäre Situation für eine optimale Rehabilitation adäquat?
- Stehen adäquate pädagogische Einrichtungen für eine hörgerichtete Spracherziehung zur Verfügung?

So ist es unter günstigen Umständen im Einzelfall durchaus möglich, daß auch bei Kindern jenseits des 6. Lebensjahres die Cochlea-Implantation zu einem vollständigen Spracherwerb auf Hörbasis führen kann. Voraussetzung ist jedoch, daß das Hörsystem als solches gebahnt wurde, Hören also in seiner Bedeutung existent ist und bereits ein Sprachsystem in der zwischenmenschlichen Kommunikation etabliert wurde.

Der Sachverhalt soll an zwei Beispielen verdeutlicht werden.

1. Ein 12jähriges Kind mit beiderseitigem Hörrest wurde frühzeitig adäquat hörgeräteversorgt, dabei wurde konsequent eine lautsprachlich orientierte Hör-Spracherziehung durchgeführt. Das Kind besitzt eine ausreichende Sprachkompetenz und ver-

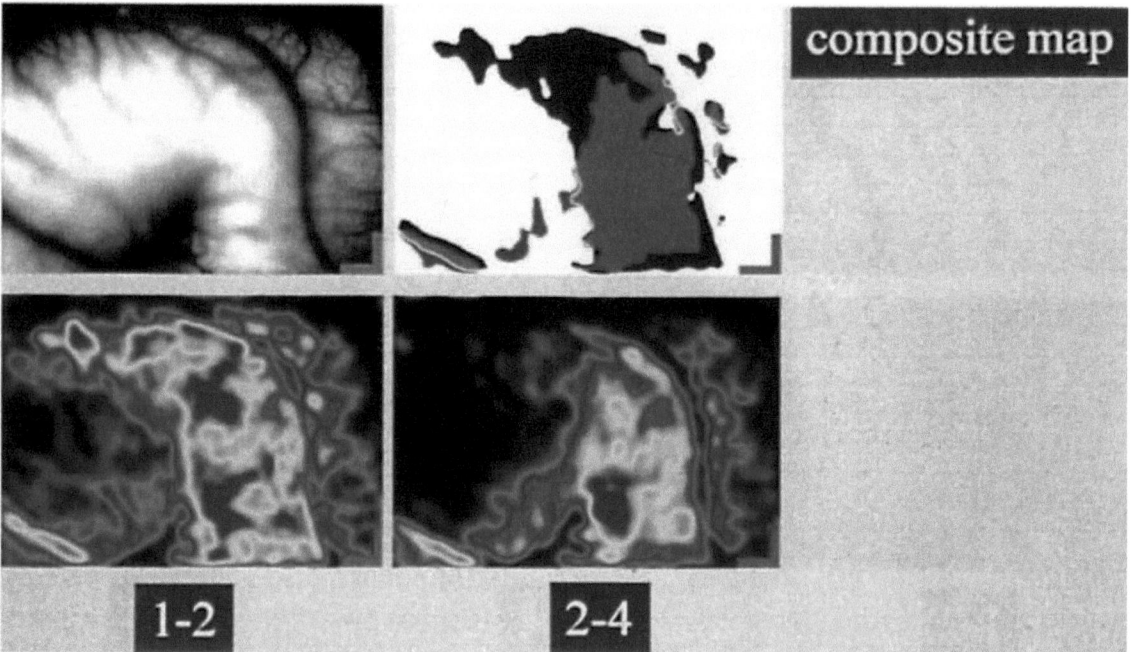

Abb. 2.12. Verbreiterung der kortikalen Aktivitätszone bei einem neonatal ertaubten, unmittelbar danach elektrisch langzeitstimulierten Tier. Verwendung unterschiedlicher Elektrodenpaare mit deutlichem Überlapp der Aktivierungszonen. *Links oben:* Aufblick auf den auditorischen Cortex der Katze. *Rechts oben:* Composite Map. *Links unten:* Elektrodenpaar 1–2. *Rechts unten:* Elektrodenpaar 2–4

ständliche Aussprache. Hier ist sicherlich die Cochlea-Implantation auch in diesem Alter noch gerechtfertigt, und die Erfolgschancen sind als gut zu bewerten.

2. Bei einem 3jährigen Kind wird erst zu diesem Zeitpunkt eine exakte Diagnose gestellt und die Hörgeräteanpassung erstmals begonnen. Da im Elternhaus eine konsequente Betreuung nicht gegeben ist und zusätzlich Zweisprachigkeit in der familiären Situation vorliegt, wächst das Kind ohne eine lautsprachlich orientierte Früherziehung und in einer ungünstigen psychosozialen Situation auf. Bei diesem Kind sind sicherlich die rehabilitativen Voraussetzungen für eine Cochlea-Implantat-Versorgung als ungünstig einzustufen und die mit einem Cochlea-Implantat zu erzielenden Ergebnisse unabhängig vom medizinischen Sachverhalt als ungünstig zu bewerten.

2.2.2
Indikationsstellung einer CI-Versorgung bei Kindern

Generell lassen sich unter Zugrundelegung der pathophysiologischen Ausführungen und der bisher vorliegenden Erfahrungen bei Kindern folgende allgemeine Indikationskriterien für eine CI-Versorgung aufstellen:

- Bei kongenitaler Taubheit (Gehörlosigkeit) sollte nach probeweiser Hörgeräteversorgung und intensiver Hör-Spracherziehung die Versorgung mit einem Cochlea-Implantat möglichst innerhalb der ersten beiden Lebensjahre, spätestens jedoch bis zum 3. Lebensjahr erfolgen.
- Gute Ergebnisse sind bis zum Eintritt in das Schulalter dann zu erzielen, wenn bei entsprechend intensiver Förderung und adäquater Hörgeräteversorgung im Vorfeld eine Bahnung des auditorischen Systems erreicht und eine Sprachkompetenz aufgebaut wurde.
- Bei älteren Kindern im Schulalter hängt die Indikationsstellung im Einzelfall wesentlich von dem Ausmaß von Hörresten, der adäquaten Ausstattung mit Hörgeräten und der erfolgten lautsprachlich orientierten intensiven Hör-Spracherziehung sowie der psychosozialen Situation ab. Ein normaler hörgestützter Spracherwerb ist nur in Ausnahmefällen zu erwarten.
- Bei jugendlichen und erwachsenen Patienten mit kongenitaler Taubheit sollte keine Cochlea-Implantation vorgenommen werden, da in der Regel die Erwartungen nicht erfüllt werden und ein Spracherwerb nicht möglich ist.
- Bei erworbener Taubheit (perilingualer Taubheit) sollte möglichst bald nach Eintritt der Ertaubung die Cochlea-Implantation vorgenom-

men werden, um die Phase auditorischer Deprivation und deren Folgen so gering wie möglich zu halten. Dies trifft vor allem für die Ertaubung nach Meningitis zu, da hier die Gefahr einer Verknöcherung der Schnecke besteht und somit die Bedingungen für eine Implantation deutlich schlechter werden.

Für die erworbene perilinguale Taubheit gilt, daß die Auswirkungen auf den weiteren Verlauf von Zeitpunkt und Dauer der Ertaubung abhängig sind. So wird eine bereits in den ersten Lebensjahren erworbene Taubheit in der Auswirkung ähnlich wie eine Gehörlosigkeit sein, während bei Beginn der Taubheit in den späteren Lebensjahren die bis dahin aufgebauten Hörerfahrungen und somit bereits abgelaufenen neurophysiologischen Reifungsprozesse zumindestens teilweise erhalten bleiben. Die ohne adäquate akustische Reizung auftretende Regression in der Entwicklung kann jedoch nur durch eine möglichst schnell durchgeführte Implantation vermieden werden.

2.2.3
Einfluß der Ursache der Ertaubung

In vielen Fällen kann die Ursache der Taubheit nicht eindeutig ermittelt werden. Einheitlich führen jedoch die unterschiedlichen Ursachen zu einer Schädigung und Zerstörung der Hörsinneszellen im Innenohr. Für die Cochlea-Implantation ist dies allein entscheidend, für die Indikationsstellung sind die Ursachen damit von untergeordneter Bedeutung. Hinsichtlich der Erregbarkeit der Hörnervenfasern, der Anzahl der verbliebenen Ganglienzellen sowie der funktionellen Integrität können sich jedoch Unterschiede ergeben, die zum heutigen Zeitpunkt noch nicht sicher diagnostisch erfaßt und verwertet werden können. Erste Ansätze hierzu bietet die weiter unten beschriebene „nerve response telemetry" (NRT). In Zukunft ist dies für die Auswahl des Implantattyps respektive der Sprachverarbeitungsstrategie jedoch von Bedeutung. Nur so läßt sich eine individuell optimale Implantatversorgung erzielen.

Nach dem heutigen Stand ergeben sich bereits für bestimmte Einzelursachen Besonderheiten, die im folgenden geschildert werden sollen:

- postmeningitische Ertaubung mit Obliteration,
- Innenohrmißbildung,
- traumatische Ertaubung,
- Otosklerose.

Postmeningitische Taubheit
Die postmeningitische Taubheit kann in jedem Lebensalter auftreten, stellt jedoch bei Kindern die häufigste Ursache der erworbenen Taubheit dar (ca. 22 % im eigenen Patientengut). Durch eine direkte Erregerinvasion des Innenohres über die Verbindungen zum Liquorraum (innerer Gehörgang, Aquaeductus cochleae) kommt es zu einer direkten Schädigung der Haarzellen. Zusätzliche Schädigungen des Hörnervs einschließlich der Ganglienzellen sowie weiterer auditorischer Zentren sind je nach Mitbeteiligung im Rahmen des Entzündungsgeschehen möglich. Zahlenmäßig führend ist die Infektion mit Pneumokokken, gefolgt von Hämophilus und Escherichea coli. Andere Keime können gelegentlich gefunden werden.

Da es sich um ein im allgemeinen schweres Krankheitsbild handelt, wird zunächst der sich entwickelnden Hörstörung nur bedingt Aufmerksamkeit geschenkt. Es kann entweder zu einem akuten oder sich über mehrere Tage entwickelnden Hörverlust kommen. Teilerholungen des Hörvermögens sind ebenfalls beschrieben worden. Inwieweit eine rechtzeitig einsetzende Kombinationsbehandlung mit Antibiotika und Cortison den Verlauf der Schwerhörigkeit letztlich beeinflussen kann, ist fraglich.

Die durch die Erreger ausgelöste Entzündungsreaktion in den flüssigkeitsgefüllten Räumen des Innenohres induziert zunächst ein entzündliches Infiltrat, das sich entweder zurückbildet oder in eine Neubildung von Bindegewebe mit anschließender Ossifikation einmündet (sog. Obliteration, später Ossifikation, s. Abb. 2.13a, b). Diese Obliteration der Schnecke verhindert das normale Einführen der intracochleären Elektrode in entscheidendem Maß. Zielsetzung muß es daher sein, nach Meningitis eine einsetzende Taubheit möglichst rasch zu erfassen und eine Implantation vor Eintritt dieser Obliteration vorzunehmen. Dies setzt eine sofortige Prüfung des Hörvermögens sowie eine kontinuierliche Kontrolle unter Einsatz objektiver audiometrischer Methoden voraus. Zusätzlich sollten ein hochauflösendes CT des Felsenbeines sowie ggf. eine Kernspintomographie durchgeführt werden, um die einsetzende Obliteration möglichst frühzeitig zu erfassen.

Ist die Obliteration bereits eingetreten, dann sind spezielle operative Verfahren sowie der Einsatz von Spezialimplantaten (sog. Double-Array oder Split-Array) erforderlich (s. u.).

Die postmeningitische Taubheit stellt eine häufige Ursache der erworbenen Ertaubung dar, die insbesondere bei Kindern eine rasche Diagnostik erfordert und im Hinblick auf die Versorgung mit dem Implantat einer *dringlichen Indikation* gleichkommt.

Kapitel 2 Cochlea-Implantate – Physiologische Grundlagen und klinische Anwendung

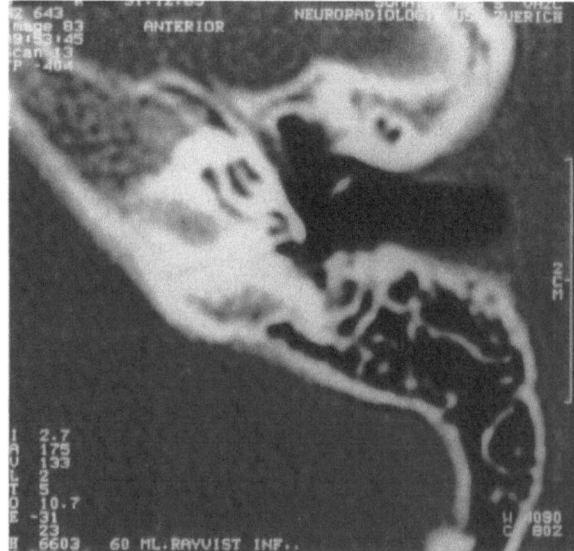

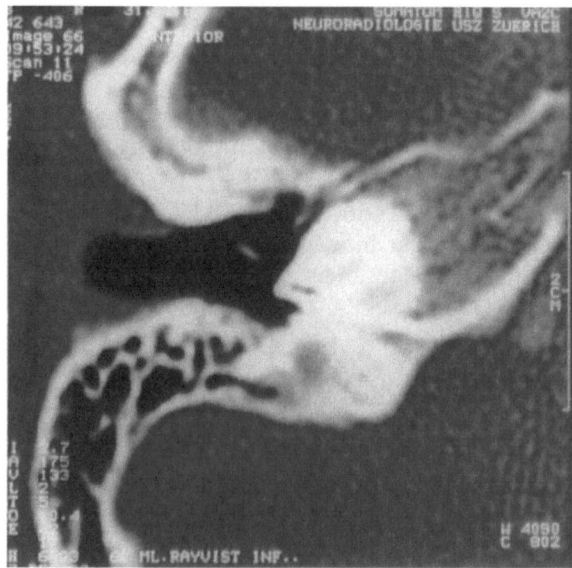

Abb. 2.13 a, b. Hochauflösendes CT des Felsenbeines: Ossifikation der Cochlea bei postmeningitischer Ertaubung. a Teilobliteration mit sichtbarer Unregelmäßigkeit des Innenlumens der Schnecke, b Totalossifikation, sog. weiße Cochlea

Zusatzschäden müssen durch eine entsprechende neuropädiatrische, neurologische und neuropsychologische Untersuchung erfaßt und bewertet werden.

Innenohrmißbildungen

Innenohrmißbildungen werden durch verschiedene Ursachen während der Embryogenese zwischen der 8. und 12. Schwangerschaftswoche verursacht. In Abhängigkeit von dem Zeitpunkt und der Dauer der Einwirkung der schädigenden Ursache kommt es zu unterschiedlichen Formen der Malformation, die je nach Beteiligung des vestibulären und cochleären Anteils in unterschiedliche Grade (nach Jackler 1987) unterteilt werden können. Diese Einteilung steht in unmittelbarem Zusammehang mit der Möglichkeit einer Versorgung mit einem Cochlea-Implantat:

- Aplasie des Innenohres: Eine Cochlea-Implantation ist nicht möglich.
- Erweiterte Anlage des Vestibulums (Common Sack): Der Hohlraum ermöglicht die Implantation einer Elektrode. Der Kontakt zu den Hörnervenfasern ist in der Regel herzustellen (Abb. 2.14).
- Mondini-Dysplasie: Es handelt sich um eine verkürzte Schnecke mit nur einer oder eineinhalb Windungen. Die Implantation ist in der Regel möglich und der bei einer normalen Cochlea vergleichbar (Abb. 2.15).
- Fehlbildung der häutigen Labyrinthanlage bei normaler knöcherner Form: Hier ist eine Implantation in der Regel ohne Probleme möglich. Die Anlage des Hörnervs ist normal ausgebildet.
- Vestibuläre Mißbildungen: Diese sind in der Regel mit einer Innenohrtaubheit assoziiert. Eine Implantation ist grundsätzlich möglich.

Die genaue Einteilung der vorliegenden Mißbildungen setzt ein hochauflösendes Felsenbein-CT sowie ggf. eine Kernspintomographie voraus. Folgende Beurteilungspunkte sind dabei von Bedeutung:

- Anatomie der Cochlea,
- abnorm weite Verbindung zum inneren Gehörgang mit ggf. fehlender medialer Wand des Vestibulums,
- Lage des N. facialis,
- Anatomie des Mittelohres mit Abflachung des Promontorium,

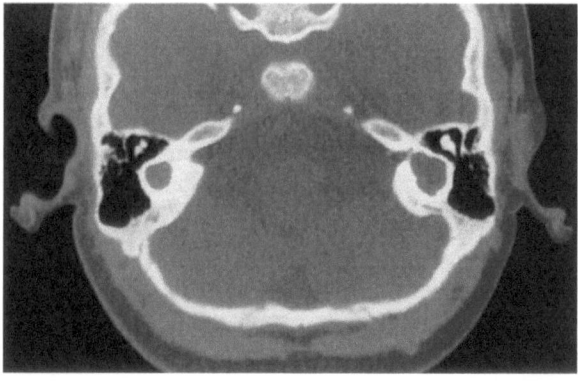

Abb. 2.14. Hochauflösendes CT des Felsenbeines: Mißbildung des Innenohres mit erweitertem Vestibulum, sog. Common Sack. Zusätzlich abnorm weite Verbindung zum inneren Gehörgang

2.2 Indikation zur Versorgung mit einem Cochlea-Implantat und einem Hirnstammimplantat

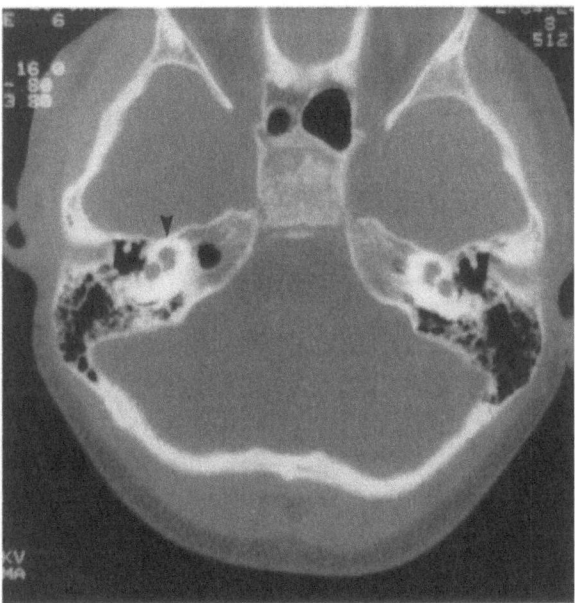

Abb. 2.15. Hochauflösendes CT des Felsenbeines: Mondini-Dysplasie mit deutlicher Verkürzung der Schnecke und Ausbildung nur einer Windung (▼)

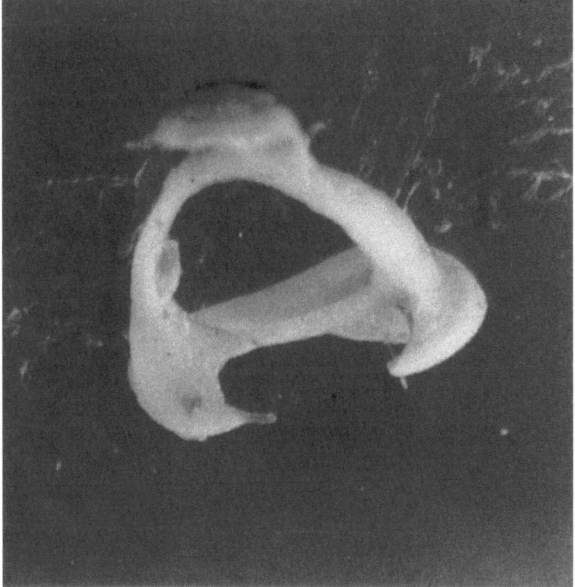

Abb. 2.16. Stapes mit Defektbildung im Bereich der Fußplatte. Durch diesen Defekt in der Fußplatte war es zu wiederholten Meningitiden gekommen. Intraoperativ zeigte sich eine sackartige Auswölbung des Endostes

- Weite des inneren Gehörgangs und Nachweis des Hörnervs (MRT),
- Größe des Mastoids sowie
- Lage des Sinus sigmoideus.

Bei einer Entwicklungsstörung des Innenohres kann es auch zu einer Fehlanlage des Hörnervs kommen. Deswegen ist unbedingt der Nachweis dieser Struktur mittels Kernspintomographie und der Ableitung elektrisch evozierter Hirnstammpotentiale (s. u.) erforderlich. Häufig findet sich in der Vorgeschichte bei diesen Kindern eine Meningitis als Ausdruck der besonderen Infektanfälligkeit. Dies läßt sich durch die abnorm weite Verbindung zwischen Innenohr und Hirnwasser sowie in zusätzlichen, besonders geeigneten Übertrittspforten zwischen Mittelohr und Innenohr erklären. Zu nennen sind hier Mißbildungen im Bereich des Steigbügels (Abb. 2.16) oder Perilymphfisteln im Bereich des runden Fensters.

Im Rahmen von Syndromen sind Innenohrmißbildungen gehäuft anzutreffen. Die Vielzahl der Syndrome kann hier im Detail nicht dargestellt werden, eine Übersicht gibt Tabelle 2.1. Es sei hierbei auf die entsprechende Literatur verwiesen (Konigsmark u. Gorlin 1996 sowie Gorlin et al. 1995). Im Hinblick auf die Cochlea-Implantat-Versorgung ist die Erfassung weiterer Organschäden von Bedeutung. Diese stellen unter Umständen Zusatzbehinderungen dar, die für eine CI-Versorgung relevant sind. Zu nennen sind hier zusätzliche Beteiligungen des visuellen, motori-

Tabelle 2.1. Übersicht über die wichtigsten Syndrome, die mit Taubheit einhergehen können

Name	Andere betroffene Organsysteme
Alport-Syndrom	Niere, Auge
Distale renale tubuläre Azidose	Niere
Waardenburg-Syndrom	Pigmentstörungen, kraniofaziale Dysplasien
Stickler-Syndrom	Gaumenspalte, Augen, Gelenke
Melnick-Fraser-Syndrom	Niere, branchiogene Fisteln
Usher-Syndrom	Auge
Pendred-Syndrom	Schilddrüse
Jervell/Lange-Nielsen-Syndrom	Herz
Norrie-Syndrom	Auge
Klippel-Feil-Syndrom	Halswirbelsäule
Cochayne-Syndrom	Auge, ZNS, Haut, Zähne
Steinfeld-Syndrom	Enzephalon, Herz, Niere, Gallenblase, Wirbelkörper, Gaumenspalte
Duane-Syndrom	Augen
MELAS-Syndrom	Kleinwüchsigkeit, Diabetes mellitus
Rosenberg-Chutorian-Syndrom	motorische Polyneuropathie, Optikusatrophie
Mulvihill-Smith-Syndrom	Immundefizienz, Mikrocephalie, Kleinwüchsigkeit, Senilität
CHARGE-Association	Auge, Herz, Nase, ZNS, Genitalien

schen oder kognitiven Bereiches. Die Störung weiterer Organe macht unter Umstände eine besondere Zeitplanung in Abstimmung mit den Nachbardisziplinen erforderlich. Nur aus der Gesamtanalyse aller vorliegenden Schädigungen kann eine Entscheidung zur Cochlea-Implantation getroffen werden. Eine humangenetische Betreuung ist anzuraten.

Traumatische Ertaubungen
Traumatische Ertaubungen sind häufig Folge von laterobasalen Frakturen. Folgende Mechanismen können dabei beteiligt sein:

- Felsenbeinquerfraktur,
- Felsenbeinlängsfraktur mit Einstrahlen in das Labyrinth,
- Einblutungen in das Labyrinth,
- Zerrung oder Zerreißung des N. acusticus,
- Schädigungen des zentralen auditorischen Systems im Bereich des Hirnstamms, des Zwischenhirns und des auditorischen Cortex.

In der Regel werden die traumatischen Ertaubungen erst in einem bestimmten Zeitintervall nach dem schädigenden Ereignis erkannt, da diese Patienten meistens polytraumatisiert sind. Neben Verkehrsunfällen stehen v. a. Arbeitsunfälle sowie Ertaubungen durch Kriegseinwirkungen an erster Stelle der Ursachenskala. Entscheidend ist eine umgehend eingeleitete Diagnostik und gegebenenfalls therapeutische Versorgung mit einem Cochlea-Implantat oder Hirnstammimplantat. Die Läsion des Labyrinthes birgt die Gefahr einer Obliteration in sich, so daß eine möglichst rasche Implantation das Ziel sein muß.

Die genaue Abklärung des Schädigungsortes erfolgt auf der Grundlage der bildgebenden Diagnostik und der Funktionsdiagnostik des auditorischen Systems. Die bildgebende Diagnostik umfaßt das hochauflösende Computertomogramm des Felsenbeines, die Kernspintomographie unter Darstellung des Innenohres, des Hörnervs und der Hörbahn sowie die Positronenemissionstomographie (PET).

Bei der CT-Darstellung sind zu beachten:

- Längs- oder Querfraktur (Abb. 2.17),
- Beteiligung der Innenohrkapsel und der Bogengänge,
- Verlaufsrichtung der Fraktur im Bereich des inneren Gehörganges,
- Zeichen einer Obliteration.

Bei der Kernspintomographie sind von Interesse:

- Flüssigkeitsgehalt der Cochlea,
- Kontinuität des Hörnervs,
- Läsionen im Bereich des Hirnstammes, des Zwischenhirns und des auditorischen Cortex.

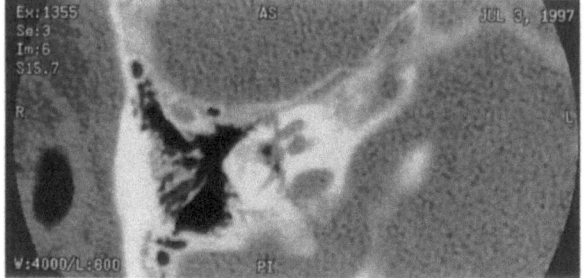

Abb. 2.17. Hochauflösendes CT des Felsenbeines: Querfraktur des Felsenbeines. Die Frakturlinie läuft durch das Labyrinth und streift die Basalwindung der Cochlea. Konsekutive Ertaubung

Tabelle 2.2. Traumatische Ertaubung und CI-Versorgung (n = 47)

Radiologische Befunde	Häufigkeit	Erfolgreich mit CI versorgt
Querfraktur	23	19
Längsfraktur	9	8
Ohne Frakturzeichen	15	14
Zusätzliche Zeichen der Hirnstammbeteiligung	4	1
Kortikale Läsion	2	0

Die Funktionsdiagnostik dient dem Nachweis der Integrität des Hörnervs sowie der zentralen Hörbahn. Auf der Basis des Promontoriumtestes kann dabei die Leitfähigkeit des Hörnervs einwandfrei nachgewiesen werden. Zusätzliche Verfahren stellen die Positronenemissionstomographie sowie die Ableitung der elektrisch evozierten Hirnstammpotentiale dar. Entscheiden für die Indikationsstellung zur Cochlea-Implantation ist der eindeutig positive Promontorialtest. Ist der Test negativ, setzt sich die Diagnostik aus den bildgebenden Verfahren und gegebenenfalls elektrisch evozierten Potentialen zusammen. Aus der Befundkonstallation kann auf den Ort der Läsion rückgeschlossen werden.

Bei insgesamt 47 Patienten mit traumatischer Ertaubung fand sich die in Tabelle 2.2 dargestellte Häufigkeitsverteilung. Bei einem Patienten konnte durch die präoperative Diagnostik keine ausreichende Lokalisation des Hörschadens durchgeführt werden, eine erfolgreiche CI-Versorgung war hier nicht möglich. Bei den übrigen Patienten mit eindeutig neuraler oder zentraler Ursache der Taubheit konnte diese durch die präoperative Diagnostik erkannt werden. Sie wurden daher keiner CI-Versorgung zugeführt.

> Die Cochlea-Implantation sollte möglichst rasch nach dem Trauma erfolgen, um einer Obliteration

zuvorzukommen. Da dieses sich ähnlich wie bei Meningitis relativ rasch entwickeln kann, ist eine Implantation in den ersten Wochen nach dem Trauma anzustreben.

Otosklerose

Die Otosklerose stellt eine Knochenumbaustörung des Labyrinthknochens dar, in deren Folge es zu einer Ertaubung, wahrscheinlich auf der Grundlage enzymatisch-toxischer Prozesse, kommt (sog. Otospongiose). Die Diagnose kann radiologisch anhand des Felsenbein-CT (Abb. 2.18) sowie anhand der cochleomeatalen Szintigraphie mit Nachweis einer erhöhten Stoffwechselaktivität des Labyrinthknochens gestellt werden.

In der Regel erfolgt der Hörverlust als chronisch progrediente kombinierte Schwerhörigkeit. Aufgrund des CT-Befundes ist zunächst eine Obliteration zu vermuten. Intraoperativ zeigt sich jedoch häufig ein weitgehend freies Cochlealumen mit auffällig weicher Knochenstruktur und nur gelegentlich ausgebildeter Einengung des Scala-tympani-Raumes. Die Implantation kann in der Regel problemlos vorgenommen werden. Allerdings sind aufgrund der geänderten elektrischen Leitfähigkeit des Knochens postoperativ Nebenwirkungen in Form von Fazialisreizungen und Schmerzsensationen bei einzelnen Elektroden möglich. Dies kann im weiteren Verlauf auch zunehmen (Weber et al. 1995). Nebenwirkungen können durch Umprogrammierungen oder Abschalten einzelner Elektroden beseitigt werden.

2.2.4
Mehrfachbehinderung

Zusatzbehinderungen treten nicht nur bei Syndromen, sondern auch unabhängig davon auf. Sie können durch verschiedene prä-, peri- oder postoperative Ursachen bedingt sein und sich später als Teilleistungsstörungen oder weitere Organstörungen manifestieren. Im Hinblick auf die Indikationsstellung für eine Cochlea-Implantat-Versorgung sind manche dieser Zusatzbehinderungen ohne grundsätzliche Bedeutung, während andere unmittelbaren Einfluß auf die Entscheidungsfindung haben (s. folgende Übersicht). Mögliche Kontraindikationen für eine CI-Versorgung sind häufig relativ und können sich im Verlauf der weiteren Entwicklung in ihrer Bedeutung verändern. Dies trifft vor allem für Verhaltensstörungen sowie maligne Erkrankungen zu.

> In Abhängigkeit von der Art der Zusatzbehinderung und deren Schweregrad muß eine Gesamtbeurteilung für die Indikationsstellung vorgenommen werden.

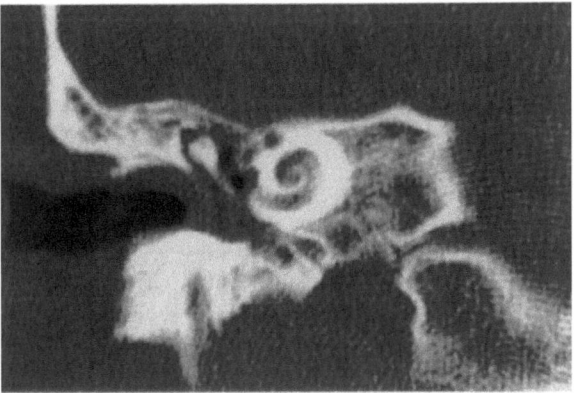

Abb. 2.18. Hochauflösendes CT des Felsenbeines: Otosklerose des Labyrinthknochens mit deutlicher Knochendichteminderung und Auflösung der regulären Innenohrstruktur. Die Grenzen zwischen knöcherner Struktur und Cochlealumen sind verwischt

Längerfristige Beobachtungsphasen sind unter Umständen indiziert. So können z. B. Störungen in der sensomotorischen Integration, d. h. der Zusammenführung und Umsetzung von Sinnesreizen in entsprechende Bewegungsmuster und Handlungen, den Zeitpunkt einer Cochlea-Implantat-Versorgung entscheidend beeinflussen. Werden solche Zusatzbehinderungen vor allem in den ersten Lebensjahren nicht erkannt und in den Gesamtbehandlungsplan vor allem in den ersten Lebensjahren einbezogen, ist der Erfolg der Implantation in Frage zu stellen.

Umgekehrt kann eine Zusatzbehinderung durch eine CI-Versorgung und die damit geschaffene Öffnung des auditorischen Sinneskanales positiv beeinflußt werden. Es werden zusätzliche Möglichkeiten zur Verhaltenssteuerung und den Aufbau einer auditiven Kommunikationsstruktur gegeben. Unstrittig ist die CI-Versorgung z. B. bei taubblinden Kindern, da hierdurch ein entscheidender Sprung in der Gesamtentwicklung erreicht wird und die ausschließliche Orientierung auf das Hören bei diesen Kindern besonders gute Erfolge aufweisen kann. Auch Störungen in der Motorik sind in der Regel keine Kontraindikation. Dies trifft auch für verschiedene weitere Organschäden, z. B. der Niere, der Leber und des Herzens zu. Hier ist der Allgemeinzustand ausschlaggebend für oder gegen die Cochlea-Implantation.

Entsprechende Richtlinien wurden von einem Expertenforum erarbeitet und als Konsensuspapier veröffentlicht (Lenarz et al. 1996a).

2.2.5
Resthörigkeit

Bei vielen Patienten und insbesondere bei Kindern lassen sich Hörreste nachweisen. Inwieweit es

> **Zusatzbehinderung und Syndrome bei implantierten Kindern mit Mehrfachbehinderung**
>
> *Somatische Störungen*
>
> | | |
> |---|---|
> | endokrinologisch: | Hypothyreoidismus, Hyperparathyreoidismus, Hyperkalzämie |
> | kardial: | Herzvitium |
> | motorisch: | Hypotonie, Entwicklungsverzögerungen |
> | visuell: | Retinitis pigmentosa, kongenitale Toxoplasmose, Rötelnembryopathie |
> | neurologisch: | Epilepsie, zerebelläre Ataxie, Zerebralparese, Koordinationsstörungen |
> | renal: | Niereninsuffizienz |
>
> *Zentrale Verarbeitungsstörungen*
> sensomotorische Integrationsstörungen
> psychomotorische Retardierung
> zentrale Fehlhörigkeit/Verarbeitungsstörung
>
> *Intellektuelle Retardierung*
> Teilleistungsstörungen
> allgemeine Entwicklungsverzögerung
>
> *Syndrome*
> Schwarz-Bartter-Syndrom
> Undine-Syndrom
> Landau-Kleffner-Syndrom
> Peutz-Jeghers-Syndrom
> Pendred-Syndrom
> Jervell-Lange-Syndrom
> Waardenburg-Syndrom
> Schwachmann-Syndrom
> CHARGE-Association
> Usher-Syndrom
> Alport-Syndrom
>
> *Zusatzbehinderungen, die eine Kontraindikation für eine CI-Versorgung darstellen können*
>
> Autismus
> schwere Verhaltensstörungen mit Autoaggressivität
> Hyperaktivität/Hypermobilität
> gestörtes soziales Umfeld
> schwerer Intelligenzdefekt
> neurale oder zentrale Schwerhörigkeit
> schwere auditive Wahrnehmungsstörung
> Dyssymbolie
> sensomotorische Desintegration
> eingeschränkte oder aufgehobene Lernfähigkeit
> Krampfleiden mit nicht therapierbaren Anfällen
> maligne Erkrankungen mit herabgesetzter oder kurzer Lebenserwartung

sich dabei um sog. Fühlwerte handelt, die durch eine Erregung der Gefühlrezeptoren der Haut und des Knochens ausgelöst werden, muß durch entsprechende audiometrische Verfahren geklärt werden. Bei Kindern kann dies unter Umständen schwierig sein.

> Entscheidend für die Indikationsstellung zum Cochlea-Implantat ist, ob diese Hörreste für eine Sprachentwicklung respektive Sprachperzeption unter optimaler Hörgeräteversorgung ausreichend sind oder lediglich eine stark reduzierte Information übertragen werden kann, die in ein Rhythmuserkennen oder eine Umweltwahrnehmung mündet.

Resthörigkeit bei Kindern

Bei Kindern können die Hörreste oftmals nur durch einen ausreichend langen Beobachtungszeitraum unter optimaler Hörgeräteanpassung und gleichzeitiger Hör-Spracherziehung beurteilt werden. In der Regel sind hierzu zwischen 6 und 12 Monate ausreichend. Grundsätzlich gilt, daß dieser Zeitraum um so sorgfältiger gewählt werden muß, je jünger die Kinder sind, um die Ansätze in der Sprachentwicklung ausreichend erkennen zu können. Die objektiven Hörprüfverfahren bieten zusätzliche Entscheidungshilfen für eine Indikation zur Cochlea-Implantation.

Zusammenfassend lassen sich dabei folgende Kriterien festlegen:

- Wenn bei den objektiven Hörprüfverfahren der Elektrocochleographie und Hirnstammaudiometrie keine Potentiale ableitbar sind, ist in der Regel der Hörverlust so ausgeprägt, daß mit keiner Sprachentwicklung zu rechnen ist.
- Im Hinblick auf den Tieftonbereich besteht eine Unsicherheit, da objektive Hörprüfverfahren hier keine zuverlässigen Antworten geben können.
- Ausnahmen stellen die postmeningitische Taubheit sowie schwere Innenohrmißbildungen dar.
- Ausbleibende Hörreaktionen beim Hörgeräteträgeversuch.

2.2 Indikation zur Versorgung mit einem Cochlea-Implantat und einem Hirnstammimplantat

- Ansätze für eine Sprachentwicklungen sind nicht oder nur marginal erkennbar.
- Die Sprachentwicklung bleibt weiter hinter dem altersgemäßen Stand zurück und zeigt ein reduziertes Entwicklungstempo.

In diesen Fällen ist davon auszugehen, daß die Hörgeräteversorgung allein in Kombination mit der Hör-Spracherziehung keine ausreichende Informationen übermittelt, um zu einer Sprachanbahnung zu kommen. Wichtig ist diese Vorphase dennoch, um eine Bahnung des auditorischen Systems zu erreichen.

Schwierig gestaltet sich die Entscheidung, wenn Ansätze für eine Sprachentwicklung erkennbar sind und das Kind bestimmte Fortschritte aufweist. Dann müssen die Fortschritte in Relation zu den altersabhängigen Stadien der Sprachentwicklung bei normalem Hörvermögen einerseits und den zu erwartenden Fortschritten mit einem Cochlea-Implantat andererseits gesehen werden. Die Beurteilung setzt große Erfahrung mit hörgeschädigten Kindern generell und speziell mit cochlea-implantierten Kindern voraus. Es müssen zusätzlich individuelle, psychische, soziale und familiäre Faktoren berücksichtigt werden. Weiterhin wird die Entscheidung durch den momentan erreichten technischen Stand sowie die bei Erwachsenen gemachten Erfahrungen mitbestimmt. Es handelt sich immer um Individualentscheidungen, die entsprechenden Cochlea-Implantat-Zentren vorbehalten bleiben sollten.

Resthörigkeit bei Erwachsenen

Bedingt durch die positiven Erfahrungen bei postmeningitisch ertaubten erwachsenen Patienten wurde der Indikationsbereich für das Cochlea-Implantat erweitert. Dies ist insbesondere vor dem Hintergrund der technologischen Entwicklung der Cochlea-Implantate mit ständiger Verbesserung der Ergebnisse zu sehen. So konnte allein durch mehrfache Verbesserung des Sprachprozessors die Hörleistung erwachsener Patienten signifikant verbessert werden (Lenarz u. Battmer 1995). Mit den heute verfügbaren Cochlea-Implantaten sind bei Patienten mit Resthörigkeit Ergebnisse zu erwarten, die besser liegen als mit konventioneller Hörgeräteversorgung. Diese sog. SHIP-Patienten („severely hearing impaired patients") können unter Beachtung bestimmter durch das Sprachaudiogramm abgeleiteter Kriterien mit einem Cochlea-Implantat bessere Resultate erreichen (Abb. 2.19). Folgende Indikationskriterien sind dabei relevant:

- mittlerer Hörverlust zwischen 500–4000 Hz ≥ 85 dB,
- Freiburger Zahlentest < 50 % („best aided conditions"),
- Freiburger Einsilbertest ≤ 10 %,
- Innsbrucker Satztest ≤ 30 %.

Sind 3 dieser 4 Kriterien erfüllt, dann ist mit mehr als 95 %iger Wahrscheinlichkeit damit zu rechnen, daß die Hörresultate mit dem Cochlea-Implantat besser liegen (Ruh et al. 1997).

In der Regel weisen diese Patienten eine rasche Gewöhnung an das Cochlea-Implantat und schnelle Hörerfolge auf. Dies ist im wesentlichen auf die bereits bestehende Bahnung des Hörsystems durch Ausnutzung der Hörreste mit Hilfe des zuvor verwendeten Hörgerätes zurückzuführen. Die Patienten sind es gewohnt, minimale Informationen zu nutzen und zu bewerten. Dies erleichtert das Hören mit dem Cochlea-Implantat erheblich, da die hierüber vermittelte Informationsmenge deutlich größer ist. Fremdartig ist zunächst der andersartige Höreindruck, der zusätzlich hochfrequente Sprachanteile vermittelt, die für die Sprachdiskrimination von besonderer Bedeutung sind. Weiterhin wird der Dynamikbereich erheblich erweitert, so daß die Anpassung an unterschiedliche Umgebungsbedingungen besser gelingt.

Auswahl der Seite für die Implantation

Die besondere Problematik bei der Indikationsstellung bei SHIP-Patienten ergibt sich aus der Tatsache, daß auf der implantierten Seite von einer Erhaltung des Resthörvermögens auch unter Verwendung der sog. „soft surgery technique" (Lehnhardt 1995) nicht ausgegangen werden darf. Die Eröffnung des Innenohres mit Einführung des Elektrodenträgers führt entweder zu einer direkten mechanischen Störung der Innenohrfunktion oder zu einem Ausfall der restlichen Haarzellen. Die infolge des Traumas auftretenden Gewebereaktionen sind als weiterer Grund zu nennen. Es müssen daher eindeutige Entscheidungskriterien (s.o.) beachtet werden. Dies trifft vor allem bei Kindern zu.

> **Die Seitenwahl für die Implantation hängt dabei von unterschiedlichen Kriterien ab:**
>
> - **Ausmaß des Hörverlustes,**
> - **Dauer der Ertaubung für die beiden Ohren,**
> - **Hörleistung mit dem Hörgerät auf dem besser hörenden Ohr,**
> - **Ursache der Ertaubung.**

In der Regel wird das schlechter hörende Ohr für die Implantation ausgesucht, wenn auf dieser Seite der Promontoriumtest (PT) positiv ausgefallen ist. Zielvorstellung ist dabei, das Hörvermögen auf der besser hörenden Seite zu erhalten und damit gegebe-

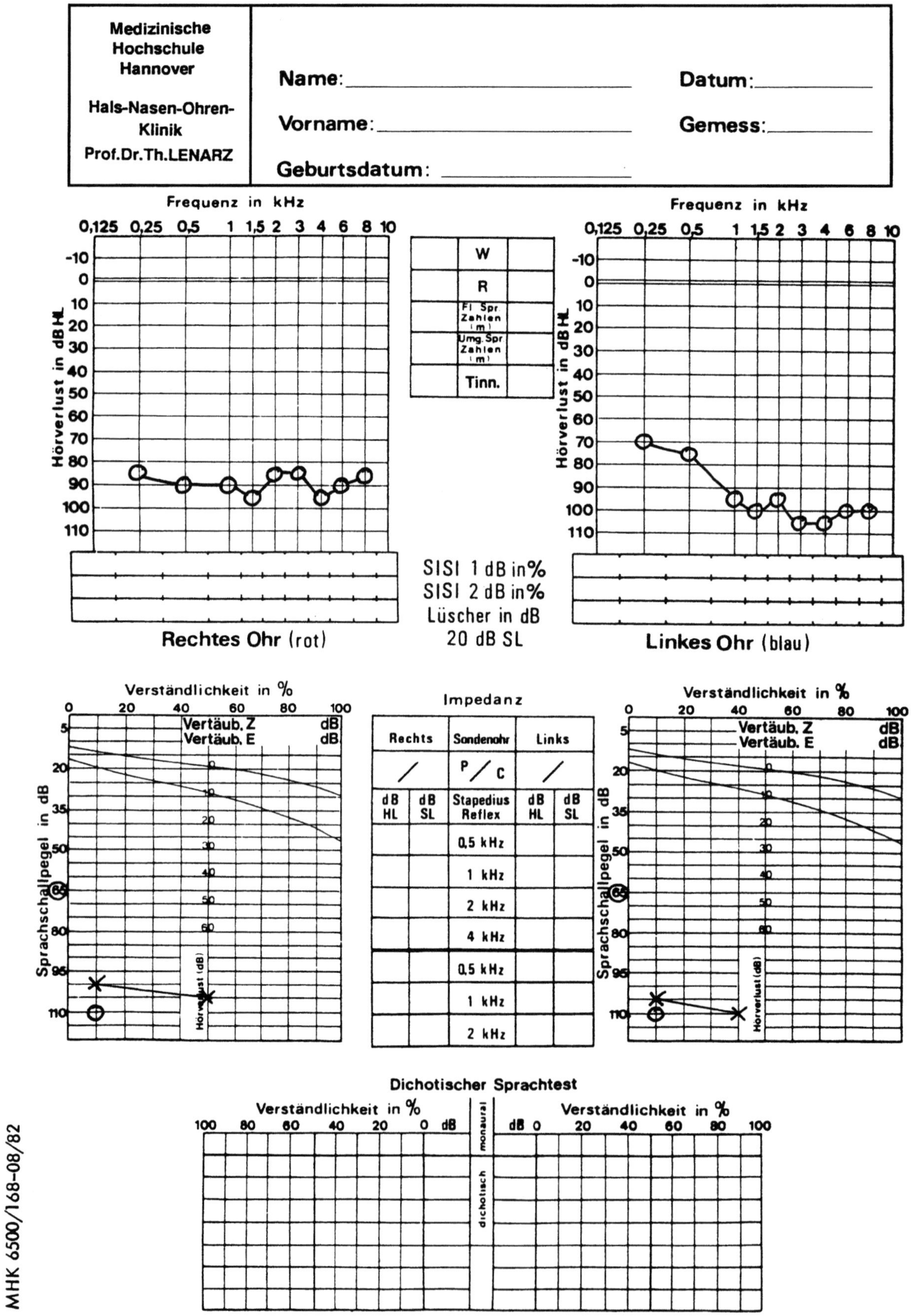

Abb. 2.19. SHIP-Patient: Tonaudiogramm mit Hörwerten um 90 dB im Hauptsprachbereich

nenfalls eine kombinierte Nutzung aus Cochlea-Implantat und Hörgerät zu ermöglichen. Die zusätzliche Hörgerätenutzung erleichtert dabei die postoperative Anpassung des Sprachprozessors und die Rehabilitation. Unter psychologischen Gesichtspunkten ist dies für den Patienten ebenfalls sehr wichtig, da die Furcht vor dem Verlust der gewohnten Kommunikationsmöglichkeit von besonderer Bedeutung ist.

Eine Implantation auf dem besser hörenden Ohr ist dann zu erwägen, wenn kontralateral bereits eine sehr lange Ertaubungsdauer besteht (länger als 10 Jahre). Es ist dann damit zu rechnen, daß bei Implantation dieses langertaubten Ohres die durch das Cochlea-Implantat erzielten Hörleistungen am Anfang gering ausfallen und somit die Erwartungen der Patienten enttäuscht werden können. Die lange Ertaubungsdauer führt wahrscheinlich zu einer funktionellen Reorganisation des zentralen auditorischen Systems in der Form, daß der auditorische Input von dieser Seite nicht mehr erwartet und damit auch nicht verwertet wird. Die neu einsetzende auditorische Stimulation stellt daher ein nicht erwartetes neues Ereignis dar, dessen Integration in die Hörleistung auf zentraler Ebene einer erneuten Reorganisation bedarf, was um so schwieriger ist, je länger die auditorische Deprivation besteht. Zusätzlich müssen das Ergebnis des Promontoriumstests sowie die Ursache der Ertaubung berücksichtigt werden. Ein negativer Promontoriumstest oder schlechter PT-Score (s.u.) auf dem schlechter hörenden Ohr sowie eine bestehende Obliteration oder Mißbildung fließen mit in die Entscheidung ein. Folgende Kriterien können daher für die Implantation des besser hörenden Ohres sprechen:

- lange Ertaubungsdauer auf dem schlechter hörenden Ohr,
- schlechter Promontoriumtest auf dem schlechter hörenden Ohr,
- Obliteration oder Mißbildung auf dem schlechter hörenden Ohr,
- kein offenes Sprachverstehen mit Hörgeräten auf dem besser hörenden Ohr.

Die letzte Bedingung kommt insbesondere dann zum Tragen, wenn Hörgeräte für den Patienten keinen erkennbaren Gewinn bringen und somit die Entscheidung auch unter psychologischen Gesichtspunkten erleichtert wird.

Bei Kindern ist die Seitenauswahl unter dem Gesichtspunkt der Resthörigkeit unter folgenden Kriterien zu treffen:

- Reaktion auf Schallreize bei einseitig eingeschaltetem Hörgerät,
- Zeichen der Obliteration oder Mißbildung,
- funktioneller Zustand des Hörnervs.

Die genannten Kriterien sind z. T. deckungsgleich mit denen bei erwachsenen Patienten, lassen sich aufgrund der besonderen Alterssituation aber nur mit größeren Schwierigkeiten testen. Die Entscheidung gründet sich dabei auf die Beobachtung des Kindes, die Bestimmung der Reaktionsschwelle mit und ohne Hörgerät (sog. Aufblähkurve) und die Entwicklung von Hörvermögen und Sprache. Starre Grenzen für die Aufblähkurve sind dabei allein nicht ausreichend. Sie gibt allenfalls Richtwerte für den tief- und mittelfrequenten Bereich, versagt jedoch in der Regel im hochfrequenten Bereich. Generell kann gesagt werden, daß eine Aufblähkurve schlechter als 50 dB für eine nicht ausreichende Vermittlung sprachrelevanter Information in den sprachbezogenen Lautstärkebereich des Hörfeldes spricht. Dieses Kriterium sollte nicht überbewertet werden, da lediglich die Reaktion auf tonale Prüfreize dargestellt wird.

Die Grenze zwischen Cochlea-Implantat-Versorgung und Hörgeräteanpassung ist fließend und wird durch die weitere technische Entwicklung auf beiden Gebieten beeinflußt und gegebenenfalls auch verändert. So sind bei weiterer Verbesserung der Cochlea-Implantate mit optimierter individueller Anpassung Ergebnisverbesserungen zu erwarten. Andererseits lassen aktuelle Entwicklungen vor allem bei implantierbaren Hörgeräten deutlich verbesserte Hörleistungen und damit optimierte Ausnutzung des Restgehörs erwarten.

Die Indikation zur Cochlea-Implantat-Versorgung wird von folgenden Faktoren bestimmt:

- Lebensalter,
- Ertaubungsalter und Ertaubungsdauer,
- Ausmaß des Hörverlustes und der Hörrestigkeit,
- Nachweis einer sensorischen Taubheit,
- Intaktheit des Hörnervs und der zentralen Hörbahnen,
- Anatomie des Innenohres,
- Ursache der Ertaubung,
- Vorliegen von Zusatzbehinderungen,
- allgemeiner Entwicklungszustand des Kindes,
- Allgemeinzustand bei Erwachsenen.

Es handelt sich unter Berücksichtigung dieser generellen Punkte immer um eine Individualentscheidung, die entsprechende Erfahrung und Verantwortungsbewußtsein verlangt. Nicht nur unter ökonomischen, sondern auch sozialen und pädagogischen Gesichtspunkten sind Fehlindikationen bei der CI-Versorgung zu vermeiden, da die so vorprogrammierten Mißerfolge in den meisten

Fällen zu einer erheblichen psychischen Belastung mit einer Verfestigung der Isolationssituation führen und die Methode generell in Mißkredit bringen können.

2.3 Voruntersuchung

Die Indikationskriterien müssen im Rahmen eines standardisierten diagnostischen Programmes erarbeitet und bewertet werden. Dabei handelt es sich immer um eine Teamentscheidung unter Einschluß von Hals-Nasen-Ohren-Ärzten, Pädaudiologen, Neuroradiologen, Ingenieuren, Audiologen, Pädagogen, Psychologen, Logopäden und Audiologieassistenten. Gegebenenfalls sind weitere Experten heranzuziehen und somit die Voruntersuchung zu ergänzen. Beispiele hierfür sind die neuropädiatrische und neuropsychologische Diagnostik bei Kindern mit Zusatzbehinderungen und Entwicklungsverzögerungen und die Erfassung weiterer Organschäden durch entsprechende medizinische Untersuchungen. Die so zusammengetragenen Detailinformationen müssen zusammenfassend beurteilt und in die Entscheidung eingebracht werden. Der Zusammenarbeit zwischen den einzelnen Fachgruppen und Institutionen kommt dabei entscheidende Bedeutung zu. Dies trifft in besonderem Maße für die Cochlea-Implantat-Versorgung beim Kind zu. Hier ist die Zusammenführung von medizinischen Experten, Pädagogen des Cochlea-Implantat Zentrums, der Pädagogen der betreuenden Einrichtung und insbesondere der Eltern von besonderer Wichtigkeit und Bedeutung. Nur so ist eine Integration des Cochlea-Implantates in den Gesamtprozeß der Rehabilitation des hörgestörten Kindes möglich. Ohne die aufeinander abgestimmte Zusammenarbeit ist die CI-Versorgung bereits im Ansatz in Frage gestellt. Je jünger das Kind ist, um so anspruchsvoller sind die Anforderungen an die entsprechende Diagnostik. Dies trifft sowohl für die Quantifizierung des Hörvermögens, die Abschätzung des Nutzens möglicher Hörreste, die Erkennung von Zusatzbehinderungen sowie die Einschätzung des allgemeinen Entwicklungsstandes und der Fähigkeit zur Kooperation einschließlich der Lernfähigkeit zu.

Bei Erwachsenen steht die Beurteilung der sozialen Beziehungen, der Sprachkompetenz sowie der Kommunikation im Vordergrund. Weitere wichtige Faktoren betreffen die Motivation zur Cochlea-Implantation, die kognitiven Fähigkeiten und die intellektuelle Leistungsfähigkeit sowie die Lernbereitschaft.

2.3.1 Untersuchungsprogramm

Die Voruntersuchung erstreckt sich über einen stationären Aufenthalt von 3–5 Tagen. Sie umfaßt eine HNO-ärztliche Untersuchung, eine ausführliche audiologische Diagnostik, die Bildgebung des Innenohres und des Hörsystems, die pädagogische Beurteilung des Patienten und die Information und Aufklärung (vgl. folgende Übersicht). Hierzu werden verschiedene Medien wie z. B. auch Videofilme eingesetzt.

2.3.2 Audiologische Untersuchungen

Die Hörprüfungen gliedern sich in subjektive und objektive Methoden. In Abhängigkeit vom Lebensalter müssen unterschiedliche subjektive audiometrische Testverfahren zum Einsatz kommen, die außerdem für den Einsatz bei hörgestörten Patienten geeignet sein müssen. Hierzu wurden spezielle Testbatterien entwickelt.

1. *Säuglinge und Kleinkinder bis zum Ende des 2. Lebensjahres:*

- Hörscreening mit otoakustischen Emissionen (OAE),
- Hirnstammaudiometrie bei Risikokindern,
- Quantifizierung und Topodiagnostik der Hörschädigung durch OAE, BERA und Stapediusreflexmessung,
- TAPS-Test („Test for Auditory Perception and Speech Production in Children") und Hannover-Hörprüfreihen zur Erfassung der Sprachperzeption und Produktion,
- Test zur Erfassung auditiver Wahrnehmungsstörungen und zentraler Verarbeitungsstörungen.

2. *Kinder zwischen 2 und 6 Jahren:*

- objektive Tests wie bei Säuglingen und Kleinkindern,
- Tests zur Beurteilung der Sprachperzeption und Sprachentwicklung,
- Tests zur Erfassung der zentralen Hör- und Wahrnehmungsstörungen,
- Tests zur Erfassung der Hörerfolge im Zeitverlauf, z.B. Hannover-Hörprüfreihen (s. Übersicht).

3. *Kinder zwischen 6 und 10 Jahren:*

- objektive Tests s. o.,
- Tonaudiometrie,
- Sprachaudiometrie,
- Sprachproduktion.

4. *Ältere Kinder und Jugendliche:*

- objektive Verfahren s. o.,

Cochlea-Implantat-Voruntersuchung

Kinder

1. Anamnese inkl. Sozialanamnese
2. HNO-ärztliche Untersuchung
3. (päd-)audiologische Untersuchung
4. objektive Audiometrie
   otoakustische Emissionen
   Impedanzaudiometrie
   Elektrocochleographie[1]
   BERA (Hirnstammaudiometrie)[1]
   Promontoriumstimulation (E-BERA)[1]
   = objektiver Promontoriumtest
5. bildgebende Diagnostik[1]
   HR-CT des Felsenbeins[1]
   Kernspintomographie[1]
   funktionelles MR[1]
6. Parazentese[1], evtl. Paukendrainage[1], Adenotomie[1]
7. pädagogische Evaluierung
   allgemeiner Entwicklungsstand
   Sprachentwicklungsstand
   Fähigkeit zur Mitarbeit
   Lernbereitschaft und Motivation
   Abschätzen der Erwartungshaltung
8. neuropädiatrische Diagnostik
   Motorik
   Senso-motorische Integration
   Zusatzbehinderungen
   kognitive Fähigkeiten u. a.

Erwachsene

1. Anamnese inkl. Sozialanamnese
2. HNO-ärztliche Untersuchung
3. audiologische Untersuchung
4. objektive Audiometrie
   otoakustische Emissionen
   Impedanzaudiometrie
   Elektrocochleographie
   BERA
   subjektiver Promontoriumtest
5. bildgebende Diagnostik
   HR-CT des Felsenbeins
   Kernspintomographie
   funktionelles MR
6. Sanierende Mittelohroperation
7. pädagogische Evaluierung
   familiäre Situation und soziales Umfeld
   kognitive Fähigkeiten
   intellektuelle Leistungsfähigkeit
8. Zusatzdiagnostik
   internistische Diagnostik
   neurologische Diagnostik
   ophthalmologische Untersuchung

[1] in Allgemeinnarkose.

Hannover-Hörprüfreihen (Nach Bertram 1996)

Subtest 1:
Entdecken (Detektion)

Subtest 2 („closed set"):
Diskrimination gehaltener Silbenmuster (prosodisches Merkmal)

Subtest 3 („closed set"):
Identifikation von Wörtern (Einsilber)

Subtest 4 („closed set"):
Identifikation von Wörtern (Zweisilber)

Subtest 5 („closed set"):
Phonematische Differenzierung von Wörtern
a) Zweisilber/Vokalunterscheidung
b) Zweisilber/Konsonantenunterscheidung
c) Einsilber/Konsonantenunterscheidung

Subtest 6 („closed set"):
Identifikation von Sätzen bei Änderung des Verbs

Subtest 7 („open set"):
Wörter (Einsilber/Zweisilber/Dreisilber)

Subtest 8 („open set"):
Sätze (geringer Schwierigkeitsgrad)

Subtest 9 („open set"):
Sätze (höherer Schwierigkeitsgrad)

Subtest 10 (auditiv-visuell):
Inhaltliches Erfassen von Sätzen (geringer Schwierigkeitsgrad; Satzmaterial aus Subtest 8)

Subtest 11 (auditiv-visuell):
Sprachproduktion (geringer Schwierigkeitsgrad; Satzmaterial aus Subtest 8)

- Erwachsenentests,
- Adaptation an die Sprachkompetenz.

5. *Erwachsene:*

- objektive Tests s. o.,
- Tonaudiometrie,
- spezielle Tests zur Erfassung des Resthörvermögens wie
  - Vokalverstehen,
  - Konsonantenverstehen,
  - Freiburger Zahlentest,
  - Innsbrucker Satztest,
  - Göttinger Satztest,
  - Freiburger Einsilbertest,
- Sprachtests ohne Störgeräusche,
- Sprachtests mit Störgeräuschen.

Die Patienten werden anhand des Testergebnisses in verschiedene Gruppen eingeteilt (postoperativ):

Gruppe I: Einsilberverstehen < 10 %,
Gruppe II: Einsilberverstehen = 10 – 50 %,
Gruppe III: Einsilberverstehen > 50 %.

Diese Testverfahren werden im Zeitverlauf nach Implantation zur Beurteilung des Rehabilitationserfolges, des Upgradings der Sprachprozessoren oder bei Einführung neuer Sprachverarbeitungsstrategien eingesetzt.

Dazu zählt auch das sog. Speechtracking. Dieses kann in den Konditionen

- nur Hören,
- nur Lippenlesen,
- Lippenlesen und Hören

durchgeführt werden (s. Kap. 9).

Objektive Hörprüfungen. Sie dienen der Objektivierung eines angegebenen Hörverlustes, seiner Quantifizierung und der Topodiagnostik, d. h. der Lokalisation der Hörstörung entlang des Hörsystems (s. Tabelle 2.3). Sie werden routinemäßig bei allen Patienten eingesetzt.

Hierzu zählen:

- Impedanzaudiometrie,
- otoakustische Emissionen,
- Elektrocochleographie,
- Hirnstammaudiometrie,
- CERA (Ableitung kortikaler Potentiale).

Objektiver Promontoriumtest. Er dient dem objektiven Nachweis der Funktionstüchtigkeit des Hörnervs. Die bei der elektrischen Stimulation am Promontorium, dem runden Fenster oder in der Scala tympani ausgelösten elektrisch evozierten Hirnstammpotentiale (E-BAEP, s. Abb. 2.20) können ebenso wie die elektrisch ausgelösten Summenaktionsantworten des Hörnervs (E-CAP) zur Bewertung herangezogen werden.

Subjektiver Promontoriumtest. Siehe hierzu die Ausführungen in Kapitel 8 und Abb. 2.21.

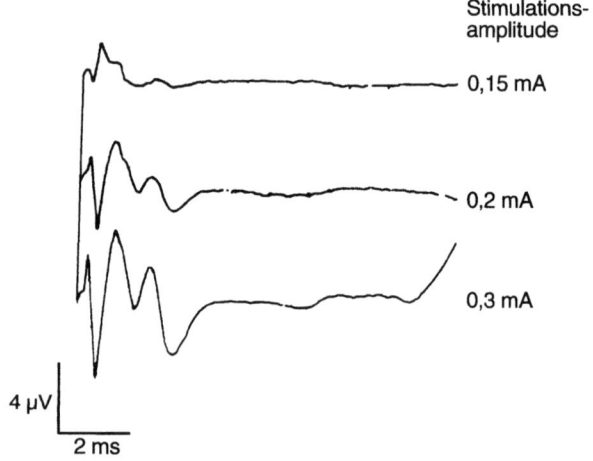

Abb. 2.20. E-FAEP, abgeleitet im Rahmen des objektiven Promontoriumstests. Clickreiz 150 µs, 1000 Mittelungen pro Intensitätseinstellung

Tabelle 2.3. Topodiagnostik der Taubheit mit Hilfe objektiver audiometrischer Verfahren und deren Ergebnisse. (Zur Erläuterung der einzelnen Meßmethoden s. Hoth u. Lenarz 1993, 1994)

Emission bzw. Potential	Innenohr (sensorisch)	Hörnerv (neural)	Hirnstamm	Hörrinde (cortical)
OAE	–	+	+	+
CM	–	+	+	+
CAP	–	–	+	+
FAEP	–	–	–	+
SAEP	–	–	–	–
Promontoriumtest objektiv (E-FAEP)	+	–	–	+

+ normales oder positives Testergebnis; – abnormes oder negatives Testergebnis; *OAE* otoakustische Emissionen; *CM* cochleäre Mikroponpotentiale; *CAP* compound action potential; *FAEP* frühe akustisch evozierte Potentiale; *SAEP* späte akustisch evozierte Potentiale; *E-FAEP* elektrisch evozierte FAEP.

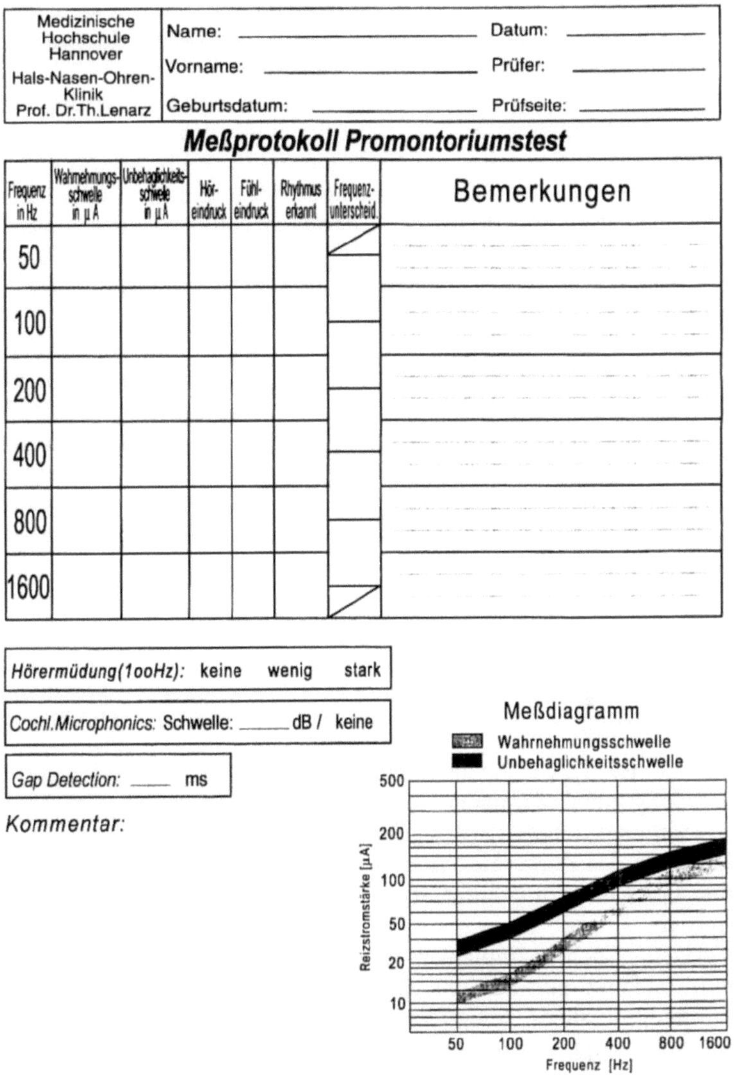
Medizinische Hochschule Hannover Hals-Nasen-Ohren-Klinik Prof. Dr.Th.Lenarz	Name:	Datum:
	Vorname:	Prüfer:
	Geburtsdatum:	Prüfseite:

Meßprotokoll Promontoriumstest

Frequenz in Hz	Wahrnehmungs-schwelle in µA	Unbehaglichkeits-schwelle in µA	Hör-eindruck	Fühl-eindruck	Rhythmus erkannt	Frequenz-unterscheid	Bemerkungen
50							
100							
200							
400							
800							
1600							

Hörermüdung(1ooHz): keine wenig stark

Cochl.Microphonics: Schwelle: ____ dB / keine

Gap Detection: ____ ms

Kommentar:

Abb. 2.21.
Subjektiver Promontoriumtest. Ergebnisdiagramm mit Eintragung der Schwellen- und Unbehaglichkeitswerte, des Dynamikbereiches, des subjektiven Höreindruckes und der Hörermüdung

2.3.3 Bildgebende Diagnostik

Auf die besondere Rolle der bildgebenden Diagnostik im Voruntersuchungsprogramm wird ausführlich in den Kapiteln 6 und 8 dieses Buches eingegangen.

2.3.4 Pädagogische Beurteilung und Entwicklungsdiagnostik

Der dritte Teil der Voruntersuchung umfaßt die pädagogische Beurteilung des Patienten. Eine ausführliche Darstellung findet sich in den Kapiteln 6, 7, 8 und 9 dieses Buches. In enger Zusammenarbeit mit dem Cochlear Implant Centrum erfolgt die Beurteilung des allgemeinen Entwicklungsstandes des Kindes, seines erreichten Sprachentwicklungsstandes, seiner Fähigkeit zur Konzentration und Mitarbeit und seiner psychosozialen und familiären Situation. Entscheidend ist dabei auch die Aufklärung der Eltern über die Rolle des Cochlea-Implantates. Es stellt eine besondere technische Hörhilfe dar, die neue Möglichkeiten in der Rehabilitation einer bestimmten Gruppe hörgeschädigter Kinder ermöglicht. Das Cochlea-Implantat ersetzt jedoch nicht die erforderliche intensive Tätigkeit der Eltern im Rahmen dieses Rehabilitationsprozesses.

Werden bei der medizinischen und pädagogischen Beurteilung eventuelle Zusatzbehinderungen aufgedeckt, können diese wahrscheinlich gemacht werden oder liegt eine Entwicklungsverzögerung vor, so wird eine sich anschließende zusätzliche neuropädiatrische und neuropsychologische Diagnostik für erforderlich gehalten. Diese Entwicklungsdiagnostik kann in bestimmten, dafür qualifizierten Zentren vorgenommen werden. Diese Zentren sollten jedoch ausreichende Erfahrung in der Beurteilung kindlicher

Hörstörungen einschließlich der Möglichkeiten und Grenzen des Cochlea-Implantates besitzen. Diese Zusatzdiagnostik vermag mögliche Störungen in der Intelligenz, den kognitiven Fähigkeiten, der sensomotorischen Integration oder der Lernfähigkeit des Kindes aufzudecken. Es können daraus Schlüsse für den Zeitpunkt der Cochlea-Implantat-Versorgung und ein ggf. erforderliches Therapiebegleitprogramm gezogen werden. In Zusammenarbeit mit der betreuenden pädagogischen Einrichtung vor Ort muß dann ein Gesamtbehandlungsplan erstellt werden.

Weiterhin müssen beurteilt werden:

- die Erwartungshaltung und realitätsbezogene Einschätzung der Möglichkeiten des CI,
- die Motivation des Patienten (Eigen- oder Fremdmotivation),
- die Lernfähigkeit und Lernbereitschaft des Patienten,
- das soziale Umfeld (Kontakte, Freundeskreis, Familie),
- die Kommunikationsmethoden (Lautsprache, Gebärde, „total communication"),
- die psychosoziale Situation und Verarbeitung der Taubheit.

Im Rahmen der CI-Voruntersuchung ist auch die beurteilung einer adäquaten Hörgeräteversorgung ein wesentlicher Punkt. Neben der Überprüfung der Funktion des Hörgerätes müssen auch die Reaktionen des Kindes mit eingesetzter Hörhilfe beurteilt werden.

Das Cochlea-Implantat-Voruntersuchungsprogramm kann nur auf der Basis einer intensiven Kooperation aller beteiligten Experten durchgeführt werden. Dieses Team setzt sich zusammen aus

- Hals-Nasen-Ohrenarzt,
- Audiologe,
- Ingenieur,
- Pädagoge,
- Psychologe,
- Neuropädiater.

Die Zusammenarbeit und die genaue Kenntnis der Teampartner ist Voraussetzung für eine sichere Beurteilung des einzelnen Patienten und der sich darauf gründenden Entscheidung für eine Cochlea-Implantation. Dabei müssen die individuellen Gegebenheiten des einzelnen erwachsenen Patienten und Kindes berücksichtigt und im Hinblick auf die Umsetzung in der Rehabilitation mit einem Cochlea-Implantat ausgeschöpft werden. Bei Kindern sind die Eltern wichtigster und unverzichtbarer Partner zugleich. Auch die Pädagogen am Heimatort müssen sinnvoll in die Entscheidungsfindung integriert werden. Sie sind im weiteren Verlauf entscheidend an der Erfolgsbestimmung der Gesamtmaßnahme beteiligt.

2.4 Cochlea-Implantation

Ist die Indikation zum Cochlea-Implantat gestellt und haben sich die Eltern respektive der Patient dafür entschieden, ist eine gute Vorbereitung auf die Implantation selbst, einschließlich der Beratung über das zu verwendende Implantat sowie die Seitenwahl, sehr wichtig. Der Kontakt zu bereits implantierten Patienten und der Besuch im Cochlear Implant Centrum für Kinder stellen hierzu wichtige Hilfen dar. Bereits in dieser Phase kann der spätere Umgang mit dem Cochlea-Implantat auch auf der emotionalen psychologischen Ebene vorbereitet werden. Ängste können abgebaut, Erwartungshaltungen realistisch gestaltet werden.

Die Cochlea-Implantation geschieht in der Regel stationär. Die vorausgehende Untersuchung auf Operations- und Narkosefähigkeit erfolgt meist durch den betreuenden Kinderarzt oder Hausarzt. Die Patienten werden einen Tag vor der Operation stationär aufgenommen und anästhesiologisch sowie HNO-ärztlich vorbereitet. Entscheidend ist hierbei Infektfreiheit und ein Normalbefund des Trommelfelles. Nicht selten kommt es aufgrund der hohen Infekthäufigkeit bei Kindern zu vorübergehenden Entzündungen des Mittelohres, bei deren Vorliegen aktuell keine Implantation durchgeführt werden sollte. In diesem Fall ist eine Verschiebung des Operationstermins um wenige Wochen zu empfehlen. Da es sich um einen geplanten Eingriff handelt, sollten auch unnötige Gefährdungen durch Narkose bei bestehendem Infekt der oberen Atemwege vermieden werden.

Zur Vorbereitung erhalten die Patienten am Tag der Operation eine Prämedikation. Am Morgen müssen die Kindern nüchtern bleiben. Die Eltern können das Kind mit in den Operationsbereich begleiten. Dort werden sie dann von dem OP-Personal in Empfang genommen und im Operationssaal für die Operation vorbereitet. Nach durchgeführter Implantation können die Eltern die Kinder im sog. Aufwachraum sofort betreuen, so daß eine vertraute Person in unmittelbarer Nähe des Kindes ist.

Der stationäre Aufenthalt beträgt in der Regel zwischen 7 und 10 Tagen und hängt von dem Fortgang der Wundheilung ab. Meistens können die Fäden nach 10 Tagen entfernt werden. In der postoperativen Heilungsphase erfolgt auch eine nochmalige Funktionskontrolle des Gerätes und eine Vorstellung im Cochlear Implant Centrum zur probeweisen Anpassung des sog. Headsets. Dadurch werden die Patienten bzw. Kinder und Eltern bereits auf die bevorstehende postoperative Rehabilitationsphase vorbereitet. Ein Röntgenbild zur Bestimmung der korrekten Lage der Elektrode in der Cochlea und des Implantates schließt diese Phase ab.

Der Zeitablauf der CI-Versorgung stellt sich damit folgendermaßen dar:

- Kontaktaufnahme mit der Klinik oder dem Cochlear Implant Centrum,
- Cochlea-Implantat-Voruntersuchung (3–5 Tage stationär),
- ggf. Zusatzuntersuchungen wie Neuropädiatrie oder Hörgerätetrageversuch,
- gemeinsame Entscheidungsfindung,
- Cochlea-Implantat-Operation,
- Voranpassung im Cochlear Implant Centrum,
- Sprachprozessoranpassung und -einstellung 4–6 Wochen postoperativ,
- Rehabilitationsphase über mehrere Jahre mit regelmäßigen Aufenthalten im Cochlear Implant Centrum,
- Rehabilitation und Fortsetzung der Hör-Spracherziehung in der betreuenden pädagogischen Einrichtung bzw. durch speziell ausgebildete Logopäden und Rehabilitationskliniken für Hörgeschädigte.

2.4.1
Cochlea-Implantat-Operation

Das Cochlea-Implantat stellt einen Fremdkörper dar, der möglichst reaktionslos und sicher in das Bett des Schädelknochens einheilen muß. Dazu trägt die Verwendung von sog. biokompatiblen Werkstoffen bei, aus denen das Implantat gefertigt ist. Es handelt sich hierbei um verschiedene reaktionslose oder reaktionsarme Metalle wie Titan, Platin, Iridium, Niobium, Silikon als Oberflächenmaterial und verschiedene Keramikarten. Biokompatibel bedeutet, daß es im Kontakt mit dem Körpergewebe oder den Körperflüssigkeiten zu keinen toxischen Reaktionen oder Abstoßungsreaktionen kommt. Die Materialien werden durch den Körperkontakt nicht angegriffen oder aufgelöst.

Weitere Voraussetzungen für ein reaktionsloses Einheilen sind die sichere Bedeckung mit einem gut durchbluteten Hautlappen, eine sichere Befestigung des Implantates in einem Knochenbett sowie eine stabile Fixation der Elektrode nahe der Cochlea.

> Im Kindesalter liegen besondere biologische Bedingungen vor, die erhöhte Anforderungen an die biologische Sicherheit stellen. Dazu zählen:
> - das Kopfwachstum,
> - die hohe Rate an Mittelohrentzündungen,
> - die gesteigerte körperliche Aktivität der Kinder.

Bei den bisher über 650 implantierten Kindern konnte im Laufe der Zeit folgendes Konzept an der Medizinischen Hochschule Hannover entwickelt werden, das diesen besonderen biologischen Risiken Rechnung trägt.

1. Schnittführung

Auf der betroffenen Schädelseite müssen die Haare weitgehend entfernt werden, um die Infektionsgefahr auf ein Minimum zu reduzieren. Die Haare sind immer keimbesiedelt und können daher schwerwiegende Infektionen im Bereich des Implantatbettes auslösen. Entscheidend für die Schnittführung ist die Erhaltung einer ausreichenden Blutversorgung des Hautbereiches, der das Implantat bedeckt. Das Hauptgefäß stellt die Arteria occipitalis dar. Daher verwenden wir einen Schnitt, der am Oberrand des Gehörgangs beginnt und leicht nach oben und hinten ansteigend verläuft. Weiterhin wichtig ist die vollständige Bedeckung des Implantates durch einen Hautlappen. Die Schnittführung darf das Implantat an keiner Stelle kreuzen. Daher verläuft der Schnitt in einem Abstand von ca. 1,5 cm zum Implantat (Abb. 2.22).

Der Schnitt geht durch die Haut und Muskulatur bis auf den Knochen. Anschließend wird die Haut vom Knochen gelöst. Später wird der Hautlappen über das Implantat zurückverlagert und wieder vernäht. Er wächst mit dem darunter liegenden Knochen wieder fest zusammen und bildet um das Implantat eine sichere, aus Bindegewebe bestehende Schutzhülle.

2. Mastoidektomie

Um einen Zugang zum Mittel- und Innenohr zu gewinnen und ausreichend Platz für das Elektrodenkabel zu schaffen, wird der Warzenfortsatz ausgebohrt. Dabei werden wichtige Leitstrukturen wie der Labyrinthblock, der Gesichtsnervenverlauf, der Sinus sigmoideus und der Amboß identifiziert und geschont. Um das Elektrodenkabel zu schützen, wird

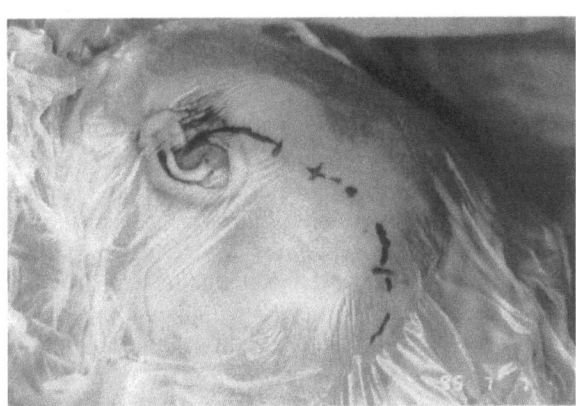

Abb. 2.22. Cochlea-Implantat-Operation. Schnittführung

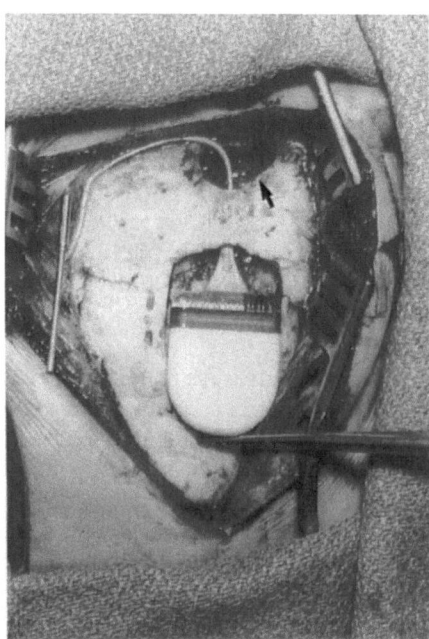

Abb. 2.23. Cochlea-Implantat-Operation. Mastoidektomie und Anlage des Knochenbettes für das Implantat. Der Verbindungskanal zur Aufnahme der Elektrode ist angelegt. Clarion-Implantat in situ (→ Mastoid)

ein Corticalisüberhang hinten, oben und unten belassen (Abb. 2.23).

Während das Innenohr und das Mittelohr bereits bei Geburt voll ausgewachsen sind, nimmt die Schädelgröße erheblich vor allem innerhalb der ersten beiden Lebensjahre zu. Dabei vergrößert sich der Abstand zwischen Innenohr und dem Implantat hinter dem Mastoid bis zu 2 cm. Um ein Herausziehen der Elektrode aus dem Innenohr zu vermeiden, muß also zwischen diesen beiden Punkten eine ausreichend lange Elektrodenkabelreserve liegen, die sich ziehharmonikaartig auseinanderziehen kann. Da das Mastoid ausgebohrt ist und lufthaltig bleibt, verwächst dort das Elektrodenkabel nicht, so daß es sich dem Kopfwachstum anpassen kann.

3. Knochenbett für das Implantat

Das eigentliche Implantat mit der Empfangselektronik, der Empfangsantenne und dem Magneten wird in ausreichendem Abstand hinter dem Mastoid in den Schädelknochen eingelassen. Dazu muß ein entsprechend geformtes Knochenbett gefräst werden, das die sichere langzeitstabile Fixierung des Implantates ermöglicht. Anderenfalls kommt es zur Migration des Implantates und z. T. zum Durchtreten des Implantates durch die diesen Belastungen nicht standhaltende Haut (Abb. 2.23; s. a. Abschnitt 2.5).

Da vor allem bei jungen Kindern der Schädelknochen unter Umständen nur wenige Millimeter dick ist, muß zum Teil der Knochen bis auf die Hirnhaut im Bereich des Knochenbettes abgetragen werden. Da die Hirnhaut jedoch unverletzt bleibt, ergeben sich daraus keine Komplikationen. Zur Fixation im Knochenbett werden seitlich vom Implantat Knochenkanäle ausgebohrt, durch die gekreuzte Fixationsfäden geführt werden. Zum Schutz des Elektrodenkabels am Austritt aus dem Gehäuse legen wir einen Knochenkanal zwischen Mastoid und Implantatbett an. Wie Erfahrungen der vergangenen Jahre gezeigt haben, waren die Gründe für mechanisch bedingte Ausfälle des Implantates in dieser Auslaßstelle aus dem Gehäuse lokalisiert.

4. Posteriore Tympanotomie

Um einen direkten Zugang vom Mastoid zum Mittelohr zu schaffen, wird unter Belassung des Amboß und der Brücke eine posteriore Tympanotomie zwischen dem Fazialiskanal und der hinteren Gehörgangswand angelegt (Abb. 2.24). Diese knöcherne Barriere kann mit Hilfe feiner Diamantbohrer unter dem Mikroskop abgetragen werden, um damit einen ausreichend weiten Zugang zum Mittelohr und der dort erreichbaren Schnecke zu erzielen. Dabei muß das Trommelfell nicht aus seiner Verankerung gelöst werden, die Gehörknöchelchenkette bleibt intakt, und die wichtigen anatomischen Strukturen wie Gesichtsnerv, Gleichgewichtsorgan und der aus dem Gesichtsnerv abgehende Geschmacksnerv, die Chorda tympani, können sicher geschont werden. Alternative Zugangswege durch den äußeren Gehörgang wurden aufgrund auftretender Komplikation wie Hautnekrosen, Trommelfellperforation oder der Bildung von Cholesteatomen wieder verlassen.

Der Durchgang zum Mittelohr ist auch aus implantationstechnischen Gründen als ideal zu bezeichnen. So hat der Operateur einen direkten Aufblick auf

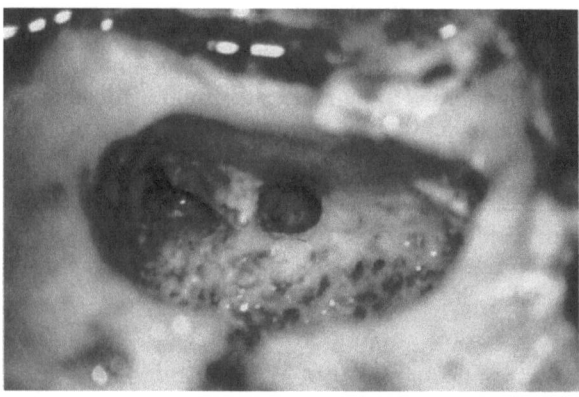

Abb. 2.24. Posteriore Tympanotomie mit Blick auf das Promontorium (rechtes Ohr)

da sog. Promontorium. Es handelt sich dabei um den Knochen der Schnecke, der die Basalwindung bedeckt. Weiterhin sind die Membran des runden Fensters, Steigbügel, die Sehne des M. stapedius und der Amboß voll einsehbar. Diese Strukturen sind für den weiteren Verlauf der Operation von besonderer Bedeutung. Weiterhin kann der Operateur über diese Blickrichtung den genauen Verlauf der basalen Schneckenwindung erkennen und eine Öffnung in die Schneckenwand, die sog. Cochleostomie (s.u.) anlegen. Die Verlaufsrichtung dieser Öffnung entspricht auch der optimalen Einführungsrichtung der Elektrode.

5. Cochleostomie (Eröffnen des Innenohres)

Nachdem die Vorbereitungsarbeiten der Schritte 1 bis 4 abgeschlossen wurden, kann unter mikroskopischer Kontrolle die gezielte Eröffnung des flüssigkeitsgefüllten Innenohres erfolgen (Abb. 2.25). Neben der Einführung der Elektrode durch die runde Fenstermembran hat sich das Anlegen einer speziellen Öffnung vor dem runden Fenster bewährt. Da das runde Fenster etwas tiefer liegt und daraus beim Einführen der Elektrode eine ungünstige Knickbildung resultieren würde, ergibt sich bei der Anlage einer Cochleostomie vor dem runden Fenster anschließend eine gerade Einführung für die Elektrode in die Cochlea. Mit Hilfe eines Diamantbohrers kann der Knochen des Promontorium vorsichtig so weit abgetragen werden, bis die innere Knochenhaut, das sog. Endost der Basalwindung sichtbar wird. Anschließend wird dieses Endost vorsichtig mit Hilfe eines kleinen Messerchens eingeschnitten. In der Regel tritt Flüssigkeit aus der Schnecke aus. In diesen Schnitt kann dann die Elektrode eingeführt werden.

Das Anlegen der Cochleostomie muß besonders sorgfältig geschehen, um eine weitere Schädigung des Innenohres zu vermeiden („soft surgery"). Zielsetzung ist dabei nicht so sehr die Erhaltung eventuell noch vorhandener Hörreste (falls diese ausreichend wären, wäre eine Cochlea-Implantation sowieso nicht indiziert), sondern vielmehr das Vermeiden von erheblichen Folgereaktionen, wie z.B. Entzündungen, massive Bindegewebs- und Narbenbildung oder eine Verknöcherung im Bereich der Einführungsstelle. Dies hat v.a. im Hinblick auf später erforderliche Reimplantationen Bedeutung.

6. Einbau des Implantates

Das Implantat wird in das Knochenbett eingelegt, das Elektrodenkabel durch den Knochenkanal in Richtung Mastoid vorgeführt und der Receiver (Implantatkörper) im Implantatbett mit den gekreuzten Fäden fixiert. Anschließend wird unter mikroskopischer Kontrolle die Elektrode in die Cochlea über die Cochleostomie eingeführt (Abb. 2.26).

Im Fall des Nucleus-Implantates geschieht dies mit Hilfe einer sog. Klaue, die ein vorsichtiges Vorführen ermöglicht. Um das Vorführen zu erleichtern, werden sowohl Elektrode als auch die Schnecke selbst mit Healon (Hyaluronsäure) angefüllt. Es handelt sich hierbei um ein Gleitmittel, das ein besonders schonendes und tiefes Einführen der Elektrode ermöglichen soll. Dieses Einführen darf nur bis zum Auftreten eines Widerstandes vorgenommen werden. Wird die Elektrode weiter mit Gewalt vorgeschoben, so resultieren daraus Knickbildungen oder Zerstörungen der sehr empfindlichen Basilarmembran und der angrenzenden knöchernen Membran, der sog. Lamina spiralis ossea, die bereits Dendriten der Hörnervenzellen enthält. Bei deren Zerstörung kommt es unweigerlich auch zu einem Absterben der zugehörigen Ganglienzellen.

Für das Clarion-Implantat wurde ein spezielles Einführungsinstrument geschaffen, das es ermög-

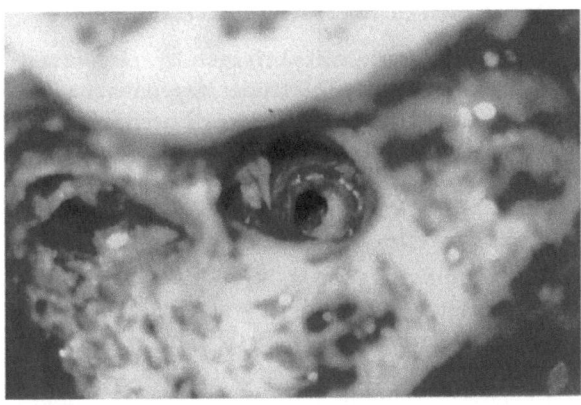

Abb. 2.25. Cochleostomie (rechtes Ohr)

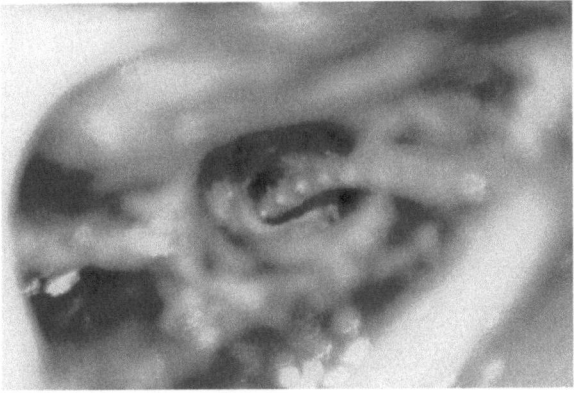

Abb. 2.26. Einbau des Implantates mit in die Cochlea eingeführter Elektrode

licht, die vorgeformte, sich automatisch um die Schneckenachse legende Elektrode sicher einführen zu können. Mit Hilfe eines Einführungstubes wird die Elektrode gestreckt, der Tube wird auf die Cochleostomie aufgesetzt und anschließend die Elektrode aus dem Tube in das Innenohr vorgeschoben (Abb. 2.27 a, b). Dieser Mechanismus erfordert eine etwas größere Cochleostomie, kann jedoch ebenfalls sehr schonend und sicher durchgeführt werden. Vorteilhaft ist die Verwendung eines „insertion tools", da die Elektrode selbst nicht berührt werden muß oder in Kontakt mit Blut kommt.

Nachdem die Elektrode in optimaler Länge eingeführt wurde, muß sie möglichst sicher in Nähe der Cochleostomie befestigt werden. Hierzu bietet sich der untere Rand der posterioren Tympanotomie an, da dieser nur ca. 2 mm von der Cochleostomie entfernt ist. Die Fixation kann hier v.a. bei der Nucleus-Elektrode am besten mit Knochenzement erfolgen. Bei der Clarion-Elektrode ist eine Fixation nicht erforderlich, da diese sich aufgrund der vorgeformten Elektrode selbst in der Cochlea festhält. Für andere Implantattypen mit nicht vorgeformter Elektrode gilt Entsprechendes wie für die Nucleus-Elektrode.

Die Öffnung in der Cochlea wird zusätzlich mit Hilfe von Bindegewebsstückchen abgedichtet. Die Abdichtung kann durch Fibrinkleber unterstützt werden. Es kommt im Laufe der nachfolgenden Tage zur Ausbildung einer Bindegewebsmanschette um die Elektrode herum, die zusätzlich mit Schleimhaut überwachsen wird. Diese Manschette stellt einen sicheren Abschluß gegenüber dem Mittelohr dar, so daß es nicht zum Auftreten von Infektionen im Bereich des Innenohres, einer sog. Labyrinthitis kommt. Allerdings sind die ersten Tage kritisch, so daß eine ausreichende antibiotische Abschirmung erforderlich ist. Ist diese Schutzschicht einmal ausgebildet, können die bei Mittelohrentzündungen auftretenden Bakterien nicht in die Cochlea übertreten.

Das Elektrodenkabel wird in dem ausgebohrten Mastoid s-förmig verlegt, um so einen optimalen Verlängerungsmechanismus für die Kompensation des Kopfwachstums zu ermöglichen. Zusätzlich kann die Elektrode nahe dem Implantatgehäuse am Oberrand des Mastoides mit einem Haltefaden aus Dacron befestigt werden. Damit existiert eine Zweipunktfixation des Elektrodenkabels zwischen dem Implantatgehäuse einerseits und der Cochleostomie andererseits. Dazwischen ist das Kabel frei beweglich und kann sich dem Kopfwachstum anpassen (expansiles Elektrodensystem).

7. Intraoperative Funktionsprüfung des Implantates und des Hörnervs

Trotz der sorgfältigen Vortestung des Implantates kann bedingt durch Transport oder andere Einflüsse eine Funktionsstörung auftreten. Um diese zu erkennen, ist eine intraoperative Funktionsüberprüfung erforderlich. Zusätzlich sollte die Möglichkeit zur Funktionskontrolle des Hörnervs bestehen, um bereits hier Näherungswerte für die T- („threshold") und C- („comfortable) Level für die Implantateinstellung zu ermitteln (s. Kap. 5).

> Dazu haben sich zwei Methoden etabliert:
> - die Telemetrie mit Abfragen der Implantatfunktion und der Elektrodenimpedanzen und
> - die Registrierung des Stapediusreflexes und der Hirnstammpotentiale.

Die eigentliche Implantatfunktion, d.h. die Elektronik des Implantates einschließlich der Übertragungsstrecke kann am besten mit Hilfe eines Testsignales überprüft werden. Dieses wird durch ein Headset per Induktion auf das Implantat übertragen. Das Implantat reagiert auf dieses Testsignal und sendet über einen eingebauten Sender ein Signal an das außen aufgelegte Testgerät zurück. Diese Zweiwegetelemetrie

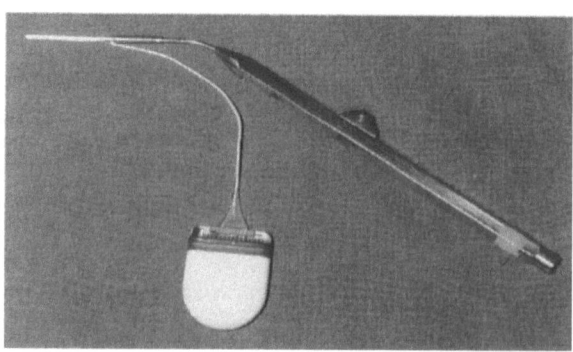

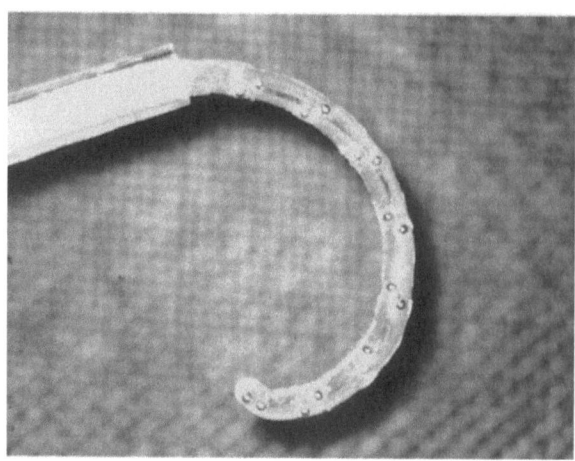

Abb. 2.27a, b. Clarion Cochlea-Implantat. a Einführungsinstrument mit Tube und b herausgeschobener Elektrode

2.4 Cochlea-Implantation

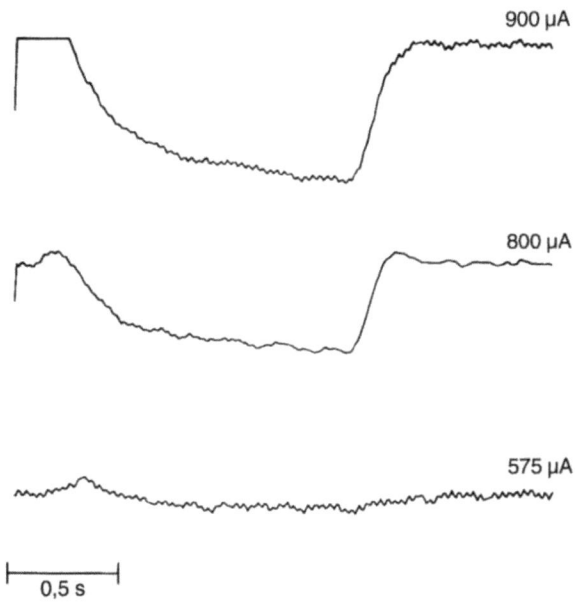

Abb. 2.29. Intraoperativ gemessener, elektrisch ausgelöster Stapediusreflex

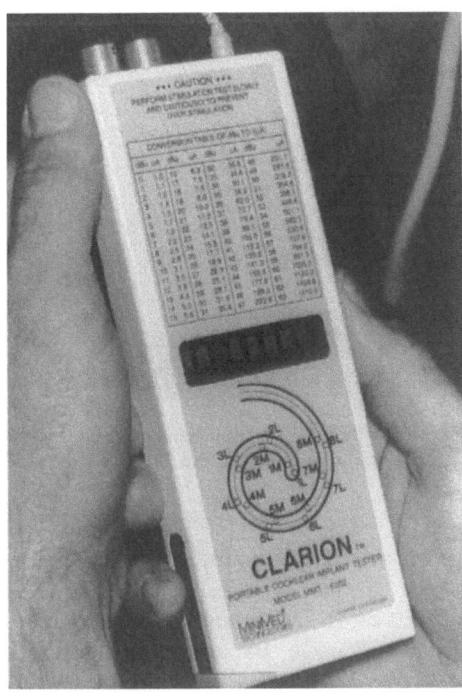

Abb. 2.28. PCIT („portable cochlear implant tester") zur telemetrischen Funktionskontrolle des Implantates und intraoperativer Stapediusreflexmessung

kann selbstverständlich postoperativ zu jedem Zeitpunkt für die einfache Implantatüberprüfung eingesetzt werden. Alle modernen Implantate besitzen eine solche Einrichtung. Auch das neue Nucleus-Implantat CI 24 M ist damit ausgestattet, während dies bei dem Vorläufermodell CI 22 Mini noch nicht möglich war. Gleichzeitig können der Übergangswiderstand der einzelnen Elektroden zum Gewebe gemessen und die Funktionstüchtigkeit jeder einzelnen Elektrode ermittelt werden. Dies hat für die spätere Einstellung des Sprachprozessors wesentliche Bedeutung (Abb. 2.28).

Neben dieser technischen Überprüfung ist die biologische Testung der neu geschaffenen Einheit Implantat, Hörnerv und Hörsystem von besonderer Bedeutung. Hierzu können verschiedene elektrisch ausgelöste Reaktionen des Hörsystems herangezogen werden.

Stapediusreflex. Genauso wie bei akustischer Reizung kommt es bei elektrischer Reizung des Hörnervs im überschwelligen Bereich zur Auslösung des Stapediusreflexes (Abb. 2.29). Die Auslösung erfolgt bei solchen Stromstärken, die zu einem angenehmen Lautheitseindruck führen. Der Stapediusreflex stellt einen Reflexbogen im Hirnstammbereich unter Einschluß von N. acusticus und N. facialis dar.

Der elektrische Reiz wird von den Hörnervenfasern aufgenommen. Es kommt zur Auslösen sog. Nervenaktionspotentiale, die den Kerngebieten im Hirnstamm zugeleitet werden. Dort werden neue Aktionspotentiale generiert, die z. T. über Verschaltungen auf die Kerne des N. facialis, des Gesichtsnervs, übergehen. Dort lösen die ankommenden Nervenimpulse Nervenaktionspotentiale des Gesichtsnervs aus, die dann über den Nerv in Richtung Gesichtsmuskulatur geleitet werden. Einzelne dieser Fasern gehen dabei auch zum M. stapedius, einem kleinen Mittelohrmuskel, der mit der Sehne am Kopf des Steigbügels ansetzt. Bevor es nun zu sichtbaren Zuckungen der Gesichtsmuskulatur kommt, reagiert bereits dieser kleine Muskel im Mittelohr mit einer Kontraktion. Dieses Zusammenziehen des Muskels bewirkt eine unter dem Operationsmikroskop sichtbare Bewegung des Steigbügels. Durch systematische Veränderung der auslösenden Stromstärke des Cochlea-Implantates kann dabei die sog. Stapediusreflexschwelle bestimmt werden, also der minimale Strompegel, bei dem gerade noch eine Steigbügelbewegung registriert werden kann. Diese Stromstärke stimmt sehr gut mit dem subjektiven Höreindruck angenehmer Lautheit (sog. C-Level) überein. Voraussetzung ist jedoch eine genaue Anästhesieführung zur Vermeidung relaxierender Wirkungen der eingesetzten Anästhetika (Gnadeberg et al. 1994). Dieses Vorgehen hat sich bei mehr als 1000 Operationen an der Medizinischen Hochschule Hannover bestens bewährt und wird bereits an vielen anderen Stellen eingesetzt.

> Der C-Level stellt eine wichtige Einstellhilfe für die postoperative Anpassung des Sprachprozessors dar. Aus den intraoperativ ermittelten Werten kann der ungefähre Stromstärkebereich abgeschätzt werden, der einerseits zu einer effektiven Stimulation des Hörnervs führt und damit die Auslösung eines Höreindrucks sicherstellt, der andererseits aber auch eine Überstimulation und damit ggf. schwer korrigierbare Abwehrreaktionen bei Kindern gegenüber dem Implantat vermeiden hilft.

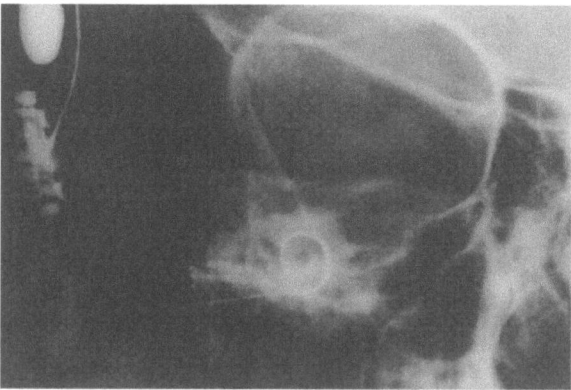

Abb. 2.30. Transorbitale Röntgenaufnahme des Felsenbeines zur postoperativen Lagekontrolle des Elektrodenbündels

Hirnstammpotentiale. Zur Überprüfung der höher gelegenen Hörbahnabschnitte können zusätzlich die elektrisch evozierten Hirnstammpotentiale eingesetzt werden. Dabei kommt es analog zur akustischen Reizung zur Auslösung von objektiven Hörantworten aus dem Bereich der Hörbahnen bis in den oberen Hirnstammbereich bzw. den Zwischenhirnbereich. Aus diesen Potentialen (vgl. Abb. 2.20) kann auch der sog. T-Level abgelesen werden. Es handelt sich dabei um die minimale Stromstärke, bei der gerade ein Höreindruck ausgelöst wird. Allerdings haben mehrere Studien gezeigt, daß der Zusammenhang zwischen der subjektiven Hörschwelle beim Hören über das Implantat und dieser Potentialschwelle recht unsicher ist, so daß die Abschätzung des T-Levels nur schwer gelingt. Somit ist auch der Wert für die postoperative Einstellung des Implantates begrenzt.

„Nerve response telemetry" (NRT). Eine neue Option der intra- und postoperativen Integritätsprüfung des Hörnervs bietet die „nerve response telemetry", wie sie im Nucleus 24M-Implantat realisiert ist. Die durch elektrischen Reiz ausgelösten Summenaktionspotentiale benachbarter Hörnervenfasern können durch die der Reizelektrode benachbarten Elektroden abgegriffen und entsprechend verstärkt werden. Spezielle Reizkonfigurationen und Signalverarbeitungsschritte sind erforderlich, um Hörnervenantwort und Reizartefakt zu trennen (vgl. Abb. 2.43). Die NRT ermöglicht in Zukunft wahrscheinlich eine abschnittweise objektive Funktionsprüfung des Hörnervs und kann bei der Selektion und Optimierung der Reizelektroden bzw. Reizkonfiguration eingesetzt werden.

8. Wundverschluß und postoperative Nachsorge

Nach erfolgreicher Testung des Implantates erfolgt der Wundverschluß mit Vernähen des Hautlappens und Anlegen eines Verbandes. Postoperativ ist die Gabe eines Antibiotikums erforderlich, um auftretende infektiöse Komplikationen zu verhindern. Weiterhin müssen sorgfältig mechanische Manipulationen im Wundbereich vermieden werden. Dazu eignen sich entsprechende Kopfverbände. Nach ca. 10 Tagen können die Fäden entfernt werden, die Wunde ist ausreichend stabil. Zur Kontrolle der Elektrodenlage wird eine transorbitale Röntgenaufnahme des Schädels angefertigt (Abb. 2.30).

Etwa 5 Wochen nach Implantation kann dann mit der Anpassung des Sprachprozessors und der Rehabilitation begonnen werden. So lange braucht es, bis die operativ bedingte Schwellung des Hautlappens zurückgegangen ist und eine sichere Einheilung erreicht ist. Erst nach dieser Zeit kann das Ohrpaßstück angelegt, die erforderliche Stärke des Magneten bestimmt sowie die Form des Ohrpaßstückes in der Ohrmuschel bestimmt werden. Da die Haut dann keine operativ bedingten Irritationen mehr aufweist, ist sie auch ausreichend belastungsfähig, um das tägliche Tragen der Sendespule und des Headsets zu tolerieren. Auch bleiben dann die eingestellten T- und C-Level ausreichend stabil, so daß eine Über- oder Unterstimulation vermieden wird. Die normale Hautlappendicke gewährleistet darüber hinaus einen sicheren Sitz des Implantates.

2.4.2 Spezialprobleme

Nicht immer ist die Cochlea-Implantation in typischer Weise möglich. Dennoch versucht man, auch in diesen Fällen eine sichere Implantation ohne unnötige Risiken zu gewährleisten.

> Ziel ist die Insertion möglichst vieler Elektroden, um eine optimale Voraussetzung für die Stimulation des Hörnervs zu gewährleisten und ein Maximum an Information zu vermitteln.

Zu den operativen Sondersituationen zählen:

- die obliterierte Schnecke,
- die Mißbildung des Innenohres,
- die Reimplantation,
- die chronische Otitis media und Radikalhöhle.

Obliteration der Schnecke

Die Obliteration der Schnecke tritt nach Meningitis, Trauma oder Labyrinthitis auf (s. o.). Im Anfangsstadium handelt es sich um lockeres Bindegewebe, das allmählich das flüssigkeitsgefüllte Lumen der Scala tympani, später auch der Scala vestibuli ausfüllt. Dieser Vorgang schreitet dabei von der Schneckenbasis (Aquaeductus cochleae) zur Schneckenspitze fort. Nachfolgend kommt es dann zu einer Verfestigung des lockeren Bindegewebes und zur zunehmenden Knochenneubildung bis hin zur totalen Ossifikation, d. h. Verknöcherung der Schnecke. Entscheidend ist also hier die möglichst frühe Diagnose, um diesem Spätstadium nach Möglichkeit mit der Implantation zuvorzukommen.

Ist es dennoch zu einer weitgehenden Obliteration (mit Ossifikation) gekommen, so stehen heute verschiedene operative Techniken sowie Spezialimplantate zur Verfügung, um eine möglichst große Anzahl von Elektroden intracochleär plazieren zu können bei gleichzeitig minimalem Risiko für Komplikationen.

In Abhängigkeit vom Ausmaß der Obliteration bieten sich dabei folgende Vorgehensweisen an:

- *Partielle Obliteration der Basalwindung* (ca. 10% aller Patienten)
  Hier ist es in der Regel möglich, das neu gebildete Bindegewebe oder Knochengewebe aus dem Anfangsteil der Basalwindung unmittelbar hinter der Cochleostomie zu entfernen und ein freies Schneckenlumen zu erreichen. Die Elektrode kann dann in normaler Weise vollständig eingeführt werden. Sollten im weiteren Verlauf der Schnecke jedoch weitere Obliterationsherde vorliegen, so ist dieses Verfahren nicht anwendbar, es muß dann wie bei einer Totalobliteration vorgegangen werden (s. u.) (Abb. 2.31).
- *Implantation in die Scala vestibuli*
  Manchmal zeigt sich eine Obliteration der Scala tympani, die unmittelbar hinter dem runden Fenster liegt, während die Scala vestibuli, die sich dem Steigbügel anschließt, noch frei ist. Man sollte also immer die Scala vestibuli aufsuchen, um zu prüfen, ob eine Implantation dort möglich ist. Ist die Scala vestibuli frei, so können in der Regel bis zu 15 oder 16 Elektroden des Nucleus-Implantates respektive 6 Elektrodenpaare des Clarion-Implantates eingeführt werden.
- *Totalobliteration der Schnecke*
  In der Regel handelt es sich dabei um eine weitergehende Obliteration, die zumindest die Basalwin-

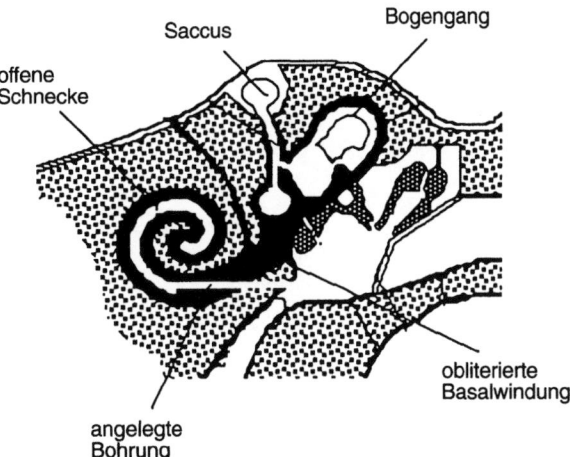

Abb. 2.31. Teilobliteration der Schnecke im Anfangsteil der Basalwindung. Nach Entfernung des neugebildeten Gewebes wird das freie Cochlealumen erreicht, eine normale Implantation ist möglich

dung der Schnecke umfaßt. Inwieweit auch die zweite und die apikale Windung der Schnecke betroffen sind, läßt sich unter Umständen durch kernspintomographische Aufnahmen klären. Eine wirkliche Totalobliteration der Schnecke ist sehr selten. Unabhängig von diesem Befund bietet sich folgendes Verfahren an: Es wird zunächst eine Cochleostomie angelegt und der in der Basalwindung gelegene neugebildete Knochen bis zum Vorderrand der Schnecke entfernt (Abb. 2.32). Ein weiteres Entfernen ist mit den heute verfügbaren Instrumenten leider nicht möglich, so kann vor allem nicht um die Ecke gearbeitet werden. Die vordere Begrenzung des Tunnels ist durch die A. carotis interna gegeben. Es können in der Regel in diesen so ausgebohrten Tunnel der Basalwindung bis zu 11 Elektroden des Nucleus-Implantates eingeführt werden. Um weitere Elektroden plazieren zu können, ist eine zweite Cochleostomie erforderlich. Diese kann in der Regel im Anfangsteil der zweiten Windung angelegt werden. Ist die zweite Windung noch offen, so lassen sich auch hier bis zu 10 Elektroden einführen.

Diese Befunde und Überlegungen haben zur Konstruktion eines Spezialimplantates, des sog. Double-Array geführt (Abb. 2.33). Dieses Spezialimplantat verteilt die aktiven 22 Elektroden des Nucleus-Implantates auf 2 Elektrodenträger mit je 11 und 10 Elektroden sowie eine zusätzliche Gehäuseelektrode. Auf diese Weise sind vielfältige Stimulationsvarianten möglich, z.B. können alle Elektroden wie bei einem Standardimplantat benutzt werden, es kann aber auch zwischen den beiden Elektrodenarrays stimuliert werden.

40 Kapitel 2 Cochlea-Implantate – Physiologische Grundlagen und klinische Anwendung

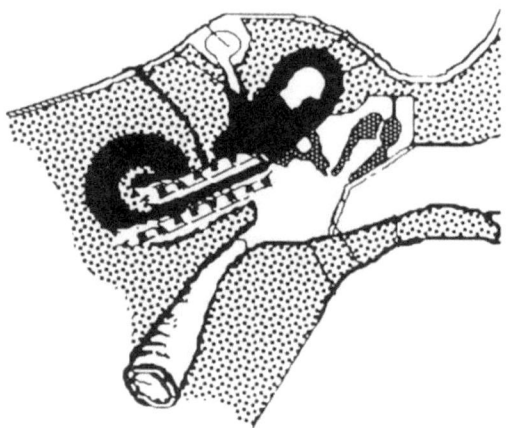

Abb. 2.32. Totalobliteration der Cochlea. Es kann in der Basalwindung ein Tunnel angelegt werden. Eine zweite Cochleostomie wird in der zweiten Windung angebracht. Dadurch ist die Möglichkeit zur Aufnahme von zwei Elektrodenträgern gegeben

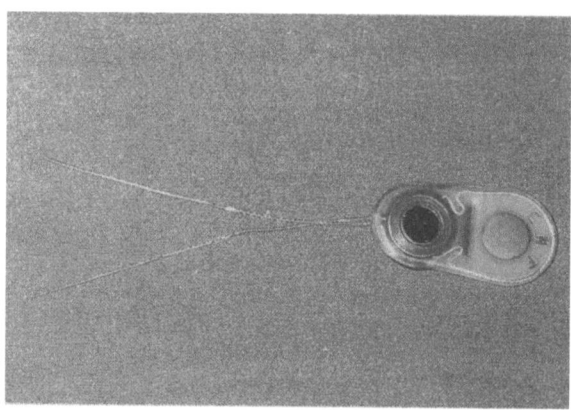

Abb. 2.33. Double-Array. Die aktiven Elektroden sind auf 2 Elektrodenträger mit 11 bzw. 10 aktiven Elektroden verteilt

Mißbildung des Innenohres

Wie im Abschnitt 2.2.3 dargestellt, kann auch bei Innenohrmalformationen eine Cochlea-Implantation erfolgreich durchgeführt werden, wenn ein ausreichendes Lumen zur Verfügung steht und ein Hörnerv angelegt ist, vgl. auch Abb. 2.14 und 2.15. Von Bedeutung ist der eventuell abnorme Verlauf des Gesichtsnervs, der auf keinen Fall verletzt werden darf. Hierbei ist das intraoperative Fazialismonitoring hilfreich. Je nach morphologischem Befund muß das operative Vorgehen modifiziert werden.

In der Regel wird man sich an denselben Richtlinien wie bei einer normalen Cochlea orientieren. Meist gelingt es, die Innenohrrudimente zu identifizieren und eine Cochleostomie anzulegen. Die Elektrode kann unterschiedlich tief eingeführt werden. Allerdings ist aufgrund der abnormen Anatomie mit undefinierter Anordnung der Hörnervenfasern eine tonotope Positionierung der einzelnen Elektrodenkontakte nicht möglich. Da der innere Gehörgang oder der Aquaeductus abnorm weit sind und die knöcherne Begrenzung zum Vestibulum fehlen kann, kommt es in der Regel zu einem Gusher, d. h. Liquoraustritt in das Mittelohr über die Cochleostomie. Daher sollte die Cochleostomie möglichst klein gehalten werden und durch die eingeführte Elektrode abgedichtet sein. Zusätzlich ist Bindegewebe mit Fibrinkleber hilfreich. Nur so läßt sich eine postoperative Liquorrhoe vermeiden. Bei bisher über 30 durchgeführten Implantationen bei Mißbildungen konnte dies sicher erreicht werden. Eine Lumbaldrainage ist nicht erforderlich. Die exakte Elektrodenpositionierung sollte intraoperativ durch Anfertigung einer Röntgenaufnahme kontrolliert werden, um eine Fehllage, z. B. im inneren Gehörgang, zu vermeiden und Korrekturen vornehmen zu können (Abb. 2.34).

Wie die bisherigen Ergebnisse zeigen, kann mit Erhöhung der intracochleären Elektrodenanzahl eine Verbesserung der Hörleistungen bei Erwachsenen erzielt werden. Entsprechendes ist bei den Kindern zu erwarten.

In den meisten Fällen läßt sich auch bei diesen Mißbildungen bei vorhandenem Hörnerven eine ausreichende auditorische Stimulation erzielen, so daß bei den Kindern allmählich ein Höreindruck aufgebaut und für die Sprachanbildung ausgenutzt werden kann. Selbstverständlich sind die hiermit erzielten Ergebnisse schlechter als bei normaler Cochlea.

Weitere Spezialelektroden betreffen das Med-El- und das Clarion-Implantat. Hierbei wird der Abstand der einzelnen Elektroden vermindert, so daß auch bei einer reduzierten Einführungstiefe eine höhere Anzahl von Elektroden im Vergleich mit dem Standardimplantat eingeführt werden kann.

2.4 Cochlea-Implantation

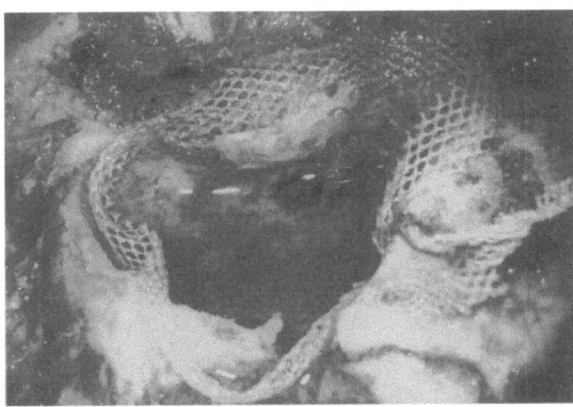

Abb. 2.34. Cochlea-Implantation bei Mißbildung. Intraoperativer Gusher

Reimplantation

Bei einigen Patienten wurden früher ältere Implantattypen eingesetzt, oder es ist eine Reimplantation aufgrund eines technischen Defektes erforderlich. In der Regel sind die heute eingesetzten Implantate, v.a. das Nucleus- und das Clarion-Implantat, ohne Schwierigkeiten gegen denselben Elektrodentyp austauschbar. Wenn auch die äußere Form des Implantatgehäuses sich ändern sollte, kann das Implantatbett ohne Schwierigkeiten angepaßt werden.

Allerdings ist die Elektrode von besonderer Bedeutung, da es in der Schnecke um die Elektrode zur Ausbildung eines feinen Bindegewebsschlauches kommt. Wurde bei der Erstimplantation eine dünne Elektrode verwendet, so sollte bei der Zweitimplantation mit besonderer Vorsicht vorgegangen werden und keine wesentlich dickere Elektrode Verwendung finden. Besondere Probleme ergeben sich bei Elektroden mit hervorspringenden ballartigen Elektrodenkontakten wie z. B. dem früher eingesetzten Inner Aid-Implantat. Hier kommt es bei der Explantation gelegentlich zum Abreißen der Kugelelektroden und damit sicherlich auch zu in der Schnecke gelegenen Zerreißungen des Bindegewebshäutchens. Solche Fälle lassen sich jedoch auch erfolgreich mit modernen Standardelektroden reimplantieren.

> Die postoperativen Hörresultate sind bei Verwendung desselben Implantat- und Elektrodentyps praktisch unverändert. Geringe Anpassungen sind erforderlich, jedoch nicht entscheidend.

Bei Verwendung eines komplett unterschiedlichen Elektroden- oder Implantattyps muß jedoch mit einer unterschiedlich langen Eingewöhnungsphase gerechnet werden, da sich die zentralen Hörbahnen auf diese neuen Formen der Informationsvermittlung einstellen müssen und ein entsprechender Lernprozeß über die neuronale Plastizität erforderlich ist.

Chronische Otitis media und Radikalhöhle

Bei der chronisch serösen Otitis media im Kindesalter (Serotympanum) sollte als Vorbereitung im Rahmen der Cochlea-Implantat-Voruntersuchung eine Parazentese mit Einlage von Paukendrainagen vorgenommen werden. In der Regel führt dies zur Ausheilung der Mittelohrschleimhaut, so daß nach ca. 3 Monaten eine Implantation risikolos vorgenommen werden kann. Die zusätzliche Verminderung der sezernierenden Schleimhautoberfläche durch die Mastoidektomie führt zu einer anhaltenden Sanierung des Mittelohres. Die eingesetzten Paukendrainagen können dann entfernt werden.

Liegt eine chronische Otitis media mit einer mesotympanalen Perforation vor, ist zunächst eine Tympanoplastik angezeigt. Zusätzlich sollte die Tubenbelüftung verbessert werden, um eine Trommelfellretraktion zu vermeiden. Dies führt in der Regel zu einem Kontakt des Trommelfells mit der Elektrode im Bereich des Mittelohres. Im

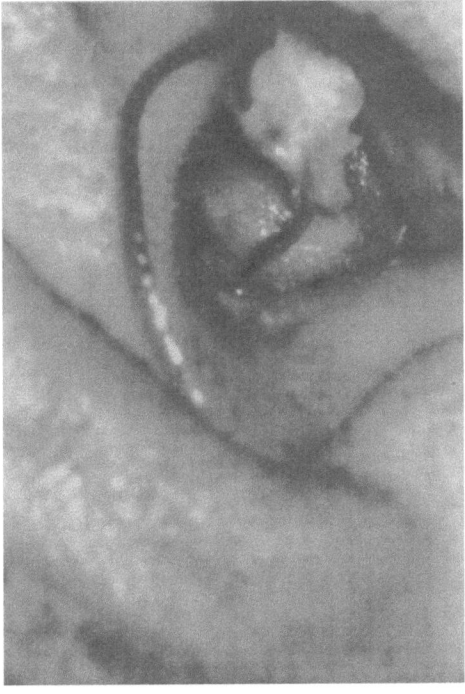

Abb. 2.35. Elektrodenextrusion aus einer Radikalhöhle. Der Patient hatte sich die Elektrode selbst beim Reinigungsversuch der Radikalhöhle mit einem Q-tip herausgezogen

weiteren Verlauf kommt es unter Umständen zur Extrusion der Elektrode und den damit vorprogrammierten Komplikationen eines Cholesteatoms oder einer Infektion.

Läßt sich die Paukenabdeckung nicht herstellen und eine gesicherte Belüftung garantieren, so ist ebenso wie bei Vorliegen einer Radikalhöhle ein anderes Vorgehen zur Vermeidung der Komplikationen erforderlich. Hierzu bietet sich die Totalobliteration des Mittelohres an. Der äußere Gehörgang wird dabei doppelschichtig verschlossen, eine subtotale Petrosektomie mit Entfernung sämtlicher Schleimhautareale sowie des Resttrommelfells durchgeführt, das Implantat nach Anlage der Cochleostomie eingeführt und im Knochenbett verankert und die Operationshöhle mit Bauchfett aufgefüllt. Dieses Verfahren trägt zur Vermeidung der postoperativen Elektrodenextrusion, der Cholesteatombildung sowie der Infektion des Implantates bei. Es ist nach eigener Erfahrung als wesentlich zuverlässiger zu beurteilen als jede Form der Elektrodenabdeckung mit Hilfe von Knorpelchips und anderen Materialien (Abb. 2.35) (Issing et al. 1996).

2.5 Komplikationen

Bei der Betrachtung der Komplikationen muß streng zwischen technischen Defekten und medizinischen Komplikationen unterschieden werden.

> Grundsätzlich kann gesagt werden, daß die Cochlea-Implantation ein sehr risikoarmes Therapieverfahren ist. Im Vergleich zu anderen operativen Methoden ist eine hohe Erfolgsgarantie gegeben bei gleichzeitig minimaler Komplikations- und Ausfallrate.

Bei den technischen Komplikationen konnte durch kontinuierliche Verbesserung des Designs und der Produktionsverfahren eine deutliche Absenkung der Ausfallrate respektive der Funktionsstörungen erzielt werden. Hierzu zählen v. a. Verbesserungen des mechanischen Designs wie z. B. Verstärkung der Empfangselektrode, Verbesserung des Elektrodenauslasses oder Verstärkung des Gehäuses. So gibt die Fa. Cochlear für ihre Implantate eine über die Zeit kumulativ ermittelte Ausfallrate von 1–2 % bei Kindern an. Sicherlich sind diese Zahlen nicht in allen Bereichen der Welt gleich, so werden aus New York oder aus Nottingham sehr viel höhere Ausfallraten als aus Hannover berichtet. Sicherlich gehen hier auch die Auswirkungen eines entsprechenden Implantationskonzeptes ein. Gerade die oben geschilderte Vorgehensweise mit einer optimalen Protektion der empfindlichen Implantatanteile durch die Verwendung möglichst körpereigener Materialien wie z. B. Knochen oder Muskulatur trägt hierzu sicherlich wesentlich bei. Weiterhin spielen die Lebensumstände und die Lebensgewohnheiten der Patienten eine Rolle.

Tabelle 2.4. Komplikationen bei Cochlea-Implantation im Kindesalter (n = 336)

	Frühkomplikationen	Spätkomplikationen
Hautlappen	3,6 %	0,27 %
Elektrodendislokation	0 %	0,27 %
Stimulation des N. facialis	1,12 %	1,89 %
Verletzung des Gesichtsnervs	0 %	0 %
Fehlerhafte Elektrodenlage	0 %	0 %

Von seiten der Hersteller sollte ausreichend Sorge getragen werden für eine möglichst ungestörte Implantatfunktion über einen mehr als 10jährigen Zeitraum. Im Vergleich zu anderen aktiven Bioimplantaten wie z. B. Herzschrittmachern, ist diese Ausfallrate dennoch sehr gering. Entscheidend hierfür ist die stabile Fixation im Knochengewebe und die geringe mechanische Beanspruchung im Vergleich zu den Herzschrittmachern. Äußere Gewalteinwirkungen auf den Implantatkörper spielen eine wesentliche Rolle.

Die medizinischen Komplikationen sind in ihrer Summe ebenfalls abhängig von der Erfahrung der implantierenden Klinik, des Chirurgen sowie dem Implantattyp. Aufgrund der großen Erfahrung der Medizinischen Hochschule Hannover können die von uns ermittelten Komplikationsraten medizinischer Art sicherlich als repräsentativ gelten und zeigen im internationalen Vergleich günstige Werte. Unterschieden werden muß hierbei zwischen akuten, d. h. unmittelbar in Zusammenhang mit der Implantation auftretenden Komplikationen und erst im späteren Zeitverlauf, also nach Abschluß der Wundheilung auftretenden Komplikationen (s. Tabelle 2.4).

2.5.1 Akute Komplikationen

Bei den akuten Komplikationen; handelt es sich in erster Linie um Wundinfektionen, transiente Fazialisschwächen sowie Störungen der Geschmacksfunktion. Im Bereich des Hautlappens kann es zusätzlich zu Hämatomen und Seromen kommen, die jedoch in der Regel durch konservative Maßnahmen beherrschbar sind. Bei auftretenden Wundinfektionen kommt es auf das Ausmaß der Infektion an. Beschränkt sich dies lediglich auf den oberflächlichen Anteil des Hautlap-

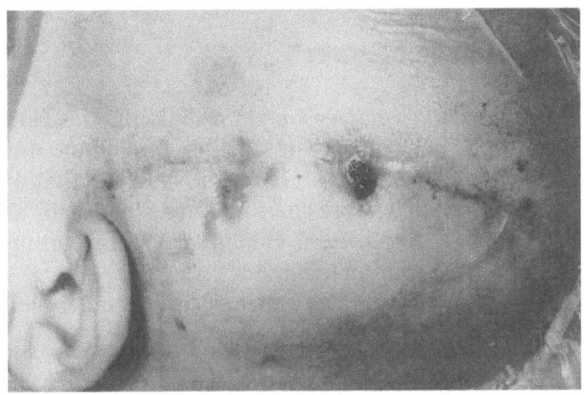 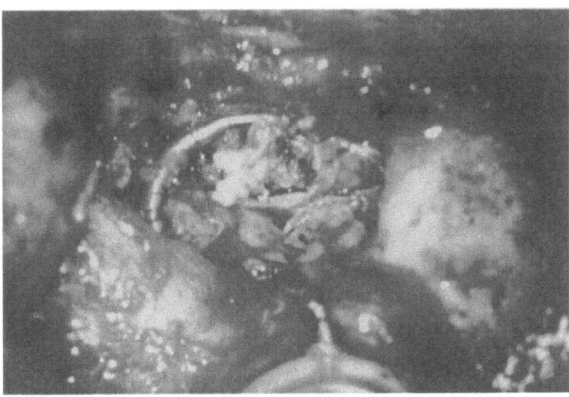

Abb. 2.36. Akute postoperative Infektion des Implantates, die eine Explantation erforderlich machte. Erfolgreiche Reimplantation 6 Monate nach Ausheilen des Infektes

Abb. 2.37. Cholesteatomentwicklung im Mittelohr nach Cochlea-Implantation durch Defekt in der hinteren Gehörgangswand. Erfolgreiche Reimplantation und Obliteration des Mittelohres

pens, sind konservative Maßnahmen ausreichend. Anders sieht dies bei tiefergehenden Infektionen mit Ausdehnung auf das Implantat, das Mastoid oder gar das Innenohr aus. In der Regel muß das Implantat dann entfernt werden (Abb. 2.36). Glücklicherweise ist diese Komplikation selten, lediglich bei 3 von über 1000 Patienten war dies erforderlich.

Bei der Explantation sollte der Elektrodenträger in der Cochlea verbleiben. Er kann im Implantat abgetrennt werden. Nach Ausheilen des Infektes kann nach mehreren Monaten eine Reimplantation vorgenommen werden. Der verbliebene Elektrodenträger garantiert ein Offenbleiben des Cochlealumens und verhindert eine durch die Entzündung induzierte Obliteration. Vorübergehende Fazialisparesen traten selten auf, dies ist im wesentlichen auf die große Erfahrung, das intraoperative Monitoring sowie die Bildgebung zurückzuführen.

2.5.2
Spätkomplikationen

Diese treten nach Abschluß der Wundheilung auf und umfassen im wesentlichen Probleme im Bereich des Hautlappens, Gesichtsnervenreizungen sowie Infektionen des Innenohres. Zusätzlich finden sich Elektrodenextrusionen und die Bildung von Cholesteatomen im Bereich des Gehörgangs und des Mittelohres (Abb. 2.37). Diese Komplikationen sind heute aufgrund der gewonnenen Erfahrungen zum großen Teil vermeidbar. So konnte die Rate der Cholesteatome und der Elektrodenextrusion, d.h. das Herausarbeiten der Elektroden aus dem Bereich des Gehörganges oder des Trommelfelles, deutlich durch entsprechende Modifikation des operativen Vorgehens reduziert werden.

Das Auftreten von Spätinfektionen kann in der Regel nicht verhindert werden. Hier spielen sicherlich lokale Ernährungssituationen des bedeckenden Hautlappens ebenso eine Rolle wie Manipulation des Patienten oder die besondere Abwehrlage bei Vorliegen anderer Krankheiten.

Das Auftreten von Gesichtsnervenreizungen sowie einer Labyrinthitis, d.h. Infektion des Innenohres, stellen dagegen bisher nicht hinreichend geklärte Probleme dar. Wenn sie auch selten auftreten, so sind sie doch für die betroffenen Patienten von einer besonderen Bedeutung. Meist führt dies zu einer abnehmenden Implantatfunktion mit Ansteigen der Stromschwellenstärken, bei der Gesichtsnervenreizung zusätzlich zum Abschalten bestimmter Elektroden. Welche Mechanismen im einzelnen dafür verantwortlich sind, läßt sich z.T. nur schwer ermitteln. Bei Knochenveränderungen des Innenohres wie der Otosklerose kann dies auf eine Veränderung der Knochensubstanz zurückgeführt werden. Bei anderen Krankheiten liegt dies jedoch nicht vor. Hier muß eine schleichende Infektion oder eine Elektrodendislokation angenommen werden. Dadurch kommt es über Bindegewebsneubildung zu einer Erhöhung der Stromschwellenstärken und damit zu einer weniger gezielten Reizung des Hörnervs. Der sich dann in verschiedene Richtungen ausbreitende Strom führt leicht zu Mitreaktionen der in der Nähe liegenden nervalen Strukturen wie z.B. im Gesichtsnerv. Auch Schmerzreaktionen können dabei angegeben werden.

Zunächst kann über entsprechende diagnostische Verfahren der Nachweis einer lokalisierten Infektion geführt werden. Hier sind v.a. die Computertomographie, die Szintigraphie und die Inspektion des Trommelfells von besonderer Bedeutung. Die entzündlichen Veränderungen können zunächst konservativ mit Hilfe von Antibiotika oder Kortison behandelt werden. Sollte dies nicht zu einem dauerhaften Erfolg führen, so muß unter Umständen eine Explantation und Reimplantation erwogen werden.

An diesem Problem wird auch die Schnittstelle zwischen der Technik und der Medizin deutlich. So kann in manchen Fällen nicht sicher entschieden werden, ob es sich um ein technisches oder medizinisches bzw. biologisches Problem handelt. Gerade die Teil- oder die intermittierend auftretenden Funktionsstörungen des Implantates sind hier zu nennen. Dabei kann aufgrund der heute verfügbaren diagnostischen Möglichkeiten einschließlich der Telemetrie eine weitgehende Eingrenzung des Fehlers erfolgen, jedoch sind unter Umständen weitergehende Untersuchungen in der Klinik erforderlich, um eine genaue Diagnose stellen zu können. Auch hier wird wiederum deutlich, wie wichtig ein ausreichender Erfahrungsschatz an einem etablierten Zentrum ist.

> Abschließend sei nochmals betont, daß die Komplikationsrate auch medizinischer Art sehr gering ist. Die Rate von Revisionsoperationen zur Behebung solcher medizinischen und technischen Komplikationen liegt über einen Zehnjahreszeitraum bei ca. 5 % aller Patienten. Unter Berücksichtigung des sog. Lerneffektes, also der zunehmenden Erfahrung, und der technologischen Verbesserung, ist in der letzten Zeit dieser Prozentsatz deutlich unter 2 % gesunken.
>
> Dennoch sollte die Notwendigkeit einer eventuellen Reoperation aufgrund technologischer Verbesserungen nicht außer acht gelassen werden. Gerade die intensive Zusammenarbeit zwischen einer implantierenden Klinik, einem Cochlear Implant Centrum und den Herstellerfirmen stellt eine unbedingt notwendige Voraussetzung dar, um zu einer weiteren Qualitätsverbesserung und damit zu einer erhöhten Sicherheit dieser Therapiemethode beizutragen. Obwohl eine zunehmende Zahl von Kindern hiermit versorgt wird, sollte zum jetzigen Zeitpunkt noch immer berücksichtigt werden, daß wir die Langzeiteffekte über Zeiträume von mehr als 10 Jahren bei Kindern zur Zeit noch nicht überblicken können. Daraus folgt, daß wir mit verallgemeinernden Darstellungen im Hinblick auf die Langzeiteffekte und die wünschenswerten Erfolge zurückhaltend sein müssen.

2.6
Hirnstammimplantate

Bei wenigen Patienten ist eine Schädigung des Hörnervs Ursache der Taubheit. Cochlea-Implantate sind in solchen Fällen nicht für die auditive Rehabilitation indiziert, da die elektrischen Impulse nicht mehr an das zentrale auditorische System zur Verarbeitung weitergeleitet werden können.

Ursachen der neuralen Taubheit sind zum Beispiel:

- bilaterale Akustikusneurinome, besonders bei Neurofibromatose Typ II,
- traumatische Ertaubung durch Zerreißung oder Zerrung des Hörnervs,
- entzündliche Erkrankungen des ZNS, z. B. multiple Sklerose,
- Aplasie des Hörnervs im Rahmen von Mißbildungen.

2.6.1
Funktionsweise und klinische Anwendung

Bereits Ende der 70er Jahre wurden am House Ear Institute in Los Angeles sog. auditorische Hirnstammimplantate (ABI) entwickelt, bei denen der Reizort vom Hörnerv zentral an die Oberfläche des Nucleus cochlearis verlegt wird. Die so stimulierten Neurone nehmen die elektrischen Reize auf, die dann in weiteren Stationen des zentralen auditorischen Systems verarbeitet werden. Die anfänglich nur einkanaligen Geräte wurden im Laufe der 80er und Anfang der 90er Jahre zu Mehrelektrodensystemen weiterentwickelt. Vom House Ear Institute wurde eine 8-kanalige Elektrodenplatte entwickelt, während die Arbeitsgruppe um Laszig, Hannover, jetzt Freiburg, eine 21-Kanal-Elektrode zu realisieren wußte. Bei der oberflächigen Reizung des Nucleus cochlearis müssen jedoch verschiedene Sicherheitskriterien im Hinblick auf die maximale Ladungsmenge und Ladungsdichte beachtet werden.

> **Ist der Hörnerv zerstört, kommt es zu einer Degeneration der zugehörigen Axone, die bis zum Nucleus cochlearis im Hirnstamm ziehen. Eine auditorische Informationsvermittlung ist dann nur möglich, wenn der Nucleus cochlearis elektrisch gereizt wird.**

Da interstitielle Elektroden, die in das Gewebe eingestochen werden, sich noch in der Entwicklung befinden, können zur Zeit nur Oberflächenelektroden Verwendung finden. Im Gegensatz zum Cochlea-Implantat sind dabei die Elektroden auf einer Platte von ca. 3 × 8 mm Größe angeordnet. Die verschiedenen Elektrodentypen weisen Elektrodenzahlen zwischen

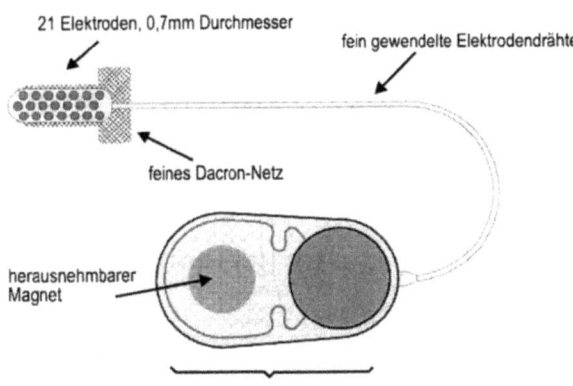

Abb. 2.38. Auditorisches Hirnstammimplantat (ABI) der Firma Nucleus mit der auf einer flexiblen Silikonträgerplatte angeordneten kreisförmigen Elektrode

8 und 21 auf. Die Größe der kreisförmig konstruierten Elektroden muß ausreichend groß sein, um eine Schädigung des stimulierten Nervengewebes durch zu hohe Ladungsdichte respektive Stromstärke zu verhindern (Abb. 2.38).

Der Nucleus cochlearis wölbt sich mit seiner Oberfläche in den vierten Ventrikel vor. Über das Foramen Luschkae kann vom Kleinhirn-Brückenwinkel aus der Recessus lateralis erreicht werden. Die Elektrodenplatte kann dann auf der Oberfläche des Nucleus cochlearis unter Sicht plaziert werden. Leitnerv in Richtung Foramen Luschkae ist der Nervus glossopharyngeus, dessen Eintrittspunkt in den Hirnstamm kaudal zum achten Hirnnerv gelegen ist.

2.6.2
Anwendung bei Neurofibromatose II-Patienten

Bei Patienten mit Neurofibromatose II führen bilaterale Akustikusneurinome (Abb. 2.41a) zu einer neuralen Taubheit. Die Patienten weisen in der Regel zum Zeitpunkt der Operation einen weitgehenden Hörverlust auf, oder dieser tritt während der Operation als Folge der Tumorentfernung ein. Dabei findet sich häufig ein Einwachsen des Tumors in den N. acusticus, so daß eine komplette Tumorentfernung unter Erhaltung des Nervs nicht möglich ist. In den meisten Fällen sind die Patienten bereits auf einer Seite voroperiert und kommen zur Operation auf der zweiten Seite. Dabei ist es wichtig, die Patienten präoperativ bereits über die Möglichkeit eines Hirnstammimplantates zu informieren. Ausnahmsweise kommt bei diesen Patienten auch die Versorgung mit einem Cochlea-Implantat dann in Frage, wenn es intraoperativ gelingt, die Struktur des Hörnervs weitgehend zu erhalten und dies auch durch die intraoperativ durchgeführte Elektrostimulation mit Ableitung der elektrisch evozierten Hirnstammpotentiale zu belegen. Folgendes Vorgehen hat sich bewährt:

1. suboccipitaler oder translabyrinthärer Zugang,
2. Tumorexstirpation unter Monitoring der Hörfunktionen und der motorischen Hirnnerven,
3. intraoperative Elektrostimulation des Hörnervs,
4. Präparation des Foramen Luschkae mit Aufsuchen des Nucleus cochlearis,
5. Plazierung einer Reizelektrode auf dem Nucleus cochlearis und Ableitung der elektrisch evozierten Hirnstammpotentiale,
6. Plazierung der Elektrodenplatte und Implantation des ABI.

Die Operation sollte nur gemeinsam mit einem Neurochirurgen durchgeführt werden, der in der Chirurgie der Kleinhirnbrückenwinkeltumoren, speziell der Akustikusneurinome, bei Neurofibromatose II-Patienten Erfahrungen hat. Weitere Voraussetzung ist ein hochwertiges intraoperatives Monitoring sowohl zur Überwachung der Hörfunktion, der Funktion der motorischen Hirnnerven als auch des somatosensorischen Systems einschließlich der langen Bahnen. Dazu ist ein entsprechendes Equipment sowie speziell geschultes Personal (Neurophysiologen) erforderlich.

Intraoperativ können dann bei Reizungen der Oberfläche des Nucleus cochlearis die zu erwartenden Hirnstammpotentiale III–V abgeleitet werden, wenn die Elektrode richtig auf der Oberfläche des Nucleus cochlearis plaziert ist (Abb. 2.39). Die Lage kann mit Hilfe des multimodalen Monitoring jederzeit korrigiert werden. Die Überwachung der motorischen Hirnnerven sowie des somatosensorischen Systems erlaubt dabei das Erkennen einer Fehlplazierung und die Optimierung der Positionierung.

Ziel ist es, daß möglichst viele Elektroden eine elektrisch evozierte Antwort aus dem auditorischem System erzeugen. Diese Elektroden führen in der Regel postoperativ auch zu einem Höreindruck, während andere Elektroden ohne intraoperative Antwort entweder Nebenwirkungen auslösen oder keine auditorische Information übermitteln. Die postoperativen Ergebnisse zeigen dann Elektroden, bei denen Nebenwirkungen auftreten (Abb. 2.40) und Elektroden, mit denen Höreindrücke ausgelöst werden können. Dabei können Tonhöhenunterschiede festgestellt werden, wobei die tonotope Reihenfolge der Elektroden interindividuell sehr stark variiert und keine Regelmäßigkeit aufweist. Erklärbar ist dies durch die parallel zur Oberfläche des Nucleus cochlearis verlaufende Anordnung der frequenzspezifischen Neuronenschichten im Nucleus cochlearis. Die Verwendung interstitieller Elektroden dürfte hier eine wesentliche Verbesserung der Frequenzselektivität bringen.

46 Kapitel 2 Cochlea-Implantate – Physiologische Grundlagen und klinische Anwendung

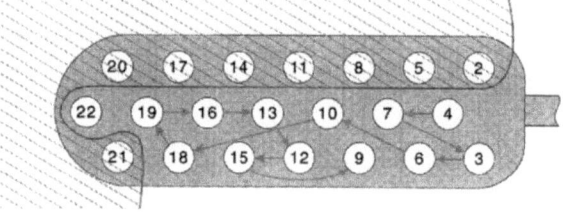

Abb. 2.40. Hirnstammimplantat: postoperative Aktivierung der einzelnen Elektroden. Die mit *Schraffur* überlagerten Elektroden lösen Nebenwirkungen bei elektrischer Reizung aus. Die mit *Pfeilen* verbundenen Elektroden können für die Hörfunktion benutzt werden. Die Fortführung der Pfeilrichtung zeigt dabei die Tonhöhenreihenfolge an

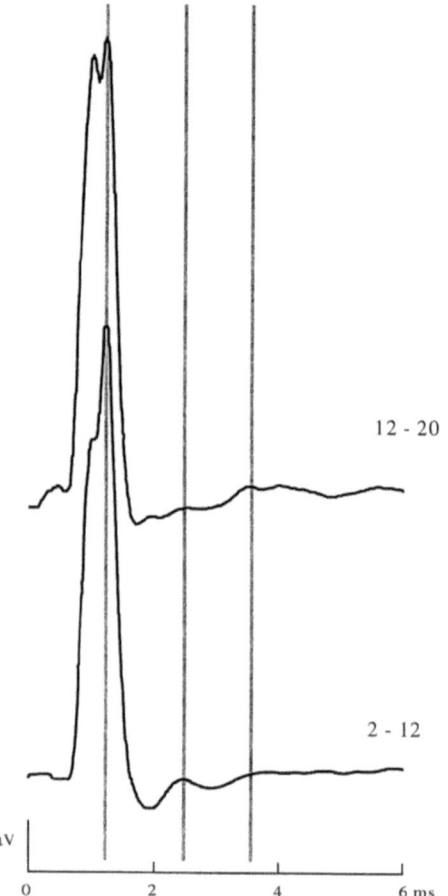

Abb. 2.39. ABI: Intraoperativ elektrisch evozierte Hirnstammpotentiale mit eingesetzter Elektrodenplatte auf dem Nucleus cochlearis. Deutlich erkennbar sind 3 Potentialgipfel (durch *senkrechte Linien* gekennzeichnet), die sich z. T. mit dem großen Stimulusartefakt überlagern. Reizung zwischen den Elektroden 12 und 20 (obere Spur) und 2 und 12 (untere Spur)

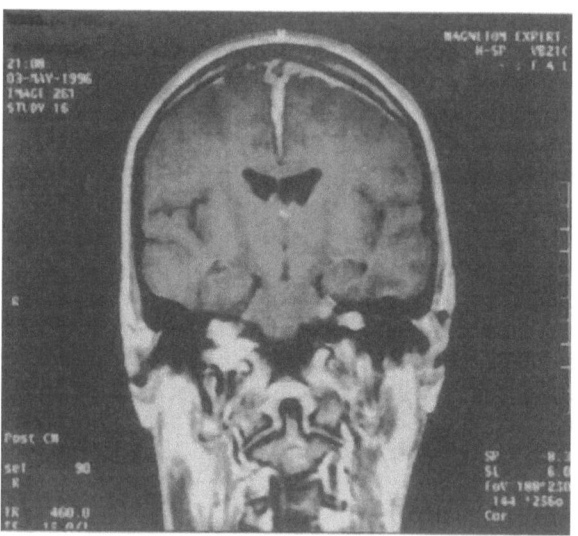

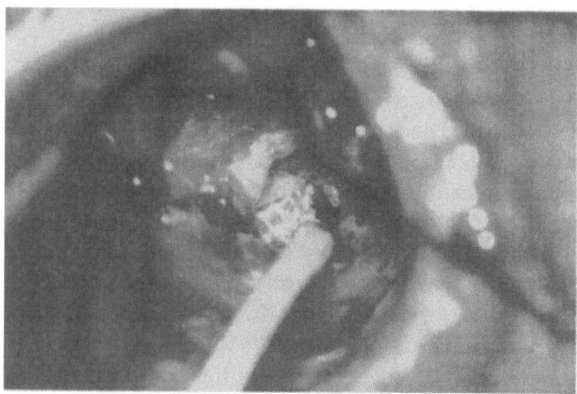

Abb. 2.41 a, b. Hirnstammimplantat: **a** Kernspintomographie bei NF II: Akustikusneurinome, **b** Einführung der Elektrodenplatte in den eröffneten Recessus lateralis des 4. Ventrikels mit Positionierung auf der Oberfläche des Nucleus cochlearis. Suboccipitaler Zugang nach Entfernung eines großen Akustikusneurinoms. Die Elektrode ist bereits teilweise in den Recessus lateralis eingeschoben

Nach Tumorentfernung wird das Foramen Luschkae aufgesucht und der Recessus lateralis eröffnet. Es läßt sich dann die Oberfläche des Nucleus cochlearis darstellen und dort die Elektrodenplatte des Hirnstammimplantates positionieren (Abb. 2.41 b).

Nach intraoperativer Durchführung des Monitorings (s.o.) wird das Implantat in den Schädelknochen hinter dem Ohr eingelassen. Postoperativ wird die korrekte Lage mit Hilfe einer transorbitalen Röntgenaufnahme festgestellt (Abb. 2.42).

Die postoperative Betreuung und das Hörtraining sind bei diesen Patienten ähnlich wie bei Cochlea-Implantat-Trägern, jedoch wesentlich zeitaufwendiger und intensiver. Die Anpassung des Implantates kann dabei erhebliche Schwierigkeiten machen, da das Auffinden der T- und C-Level, die Festlegung der Pitchreihenfolge sowie der Dynamikbereiche äußerst schwierig sein können. Dabei müssen mögliche Nebenwirkungen beachtet werden. Durch systematische

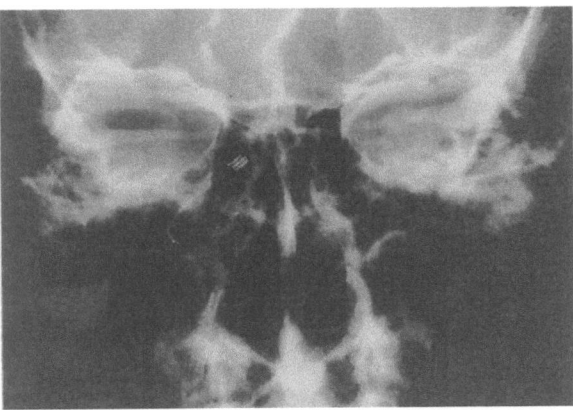

Abb. 2.42. Hirnstammimplantat: Postoperative transorbitale Röntgenaufnahme zur Kontrolle des Hirnstammimplantates. Die Lage der Elektrode ist deutlich zu erkennen

Variation der Stimulusmodalitäten (monoplar-bipolar, Reihenfolge der Elektrodenstimulation usw.) läßt sich dann ein optimales Ergebnis erzielen. In der Regel führt die auditorische Information zu einer akustischen Umweltorientierung sowie zu einem begrenzten Sprachverstehen. Einzelpatienten weisen auch Ansätze für ein offenes Sprachverstehen auf.

> Insgesamt muß das Hirnstammimplantat noch als eine experimentelle Therapiemethode bezeichnet werden, über die erst wenige Erfahrungen vorliegen.

Insbesondere Langzeitergebnisse müssen zeigen, ob die Ergebnisse stabil sind und ob der zusätzliche Aufwand im Hinblick auf die sonstigen zahlreichen medizinischen Probleme dieser Patienten gerechtfertigt ist. Außerdem ist zu bedenken, daß aufgrund der eingesetzten Elektrode die Aussagefähigkeit der Kernspintomographie eingeschränkt ist. Durch einen herausnehmbaren Magneten läßt sich zwar der durch den Metallkörper des Implantates erzeugte Bildschatten in der Kernspintomographie reduzieren, es kommt aber dennoch zu Störungen im Bildaufbau, die unter Umständen eine exakte Diagnostik im Bereich des zentralen Nervensystems deutlich erschweren.

Wesentliche Weiterentwicklungen lassen sich v. a. über interstitielle Elektroden erwarten. Allerdings sind hierzu weitergehende Forschungen notwendig. Die bisherige Entwicklung befindet sich noch im Stadium der Tierexperimente.

2.7 Technische Neuentwicklungen

Die weitere technische Verbesserung der Implantate durch eine Leistungssteigerung der Mikroelektronik, durch Neukonzeption der Sprachverarbeitungsalgorithmen und der Elektroden sowie durch Elimination der auftretenden Fehlermöglichkeiten wird zu einer weiteren Ergebnissteigerung und damit auch Ausweitung der Indikation von Cochlea-Implantaten führen. Diese Situation sollte jedoch nicht zum leichtfertigen Umgang mit der Implantation verleiten. Es handelt sich nach wie vor um ein invasives Verfahren. Wenn auch die heute verfügbaren Ergebnisse die therapeutische Potenz dieses Verfahrens zeigen, sollte jedoch die Anwendung mit der gebotenen Zurückhaltung erfolgen. Nur auf der Basis einer ausreichenden Erfahrung, der notwendigen fachlichen Kompetenz sowie der intensiven Zusammenarbeit und dem Ausbau der erforderlichen Rehabilitationskonzepte kann das Cochlea-Implantat langfristig bestehen. Gerade die initial anfallenden hohen Kosten müssen heute gegenüber der Solidargemeinschaft gerechtfertigt werden. Dies setzt voraus, daß wir die Langzeitresultate sorgfältig beobachten, unsere erzielten Ergebnisse kritisch bewerten und wissenschaftlich fundiert erheben. Die verfügbare Technik sollte nicht zu einer unangemessenen Euphorie führen und die erforderlichen medizinischen und pädagogischen Anstrengungen außer acht lassen. Besonders den Eltern der jungen Patienten muß vor Augen geführt werden, daß diese neue technische Möglichkeit ihre Mitarbeit für eine optimale Zukunftsgestaltung ihres Kindes keineswegs überflüssig macht, sondern geradezu herausfordert und damit das Optimum tatsächlich erst ermöglicht.

Wesentliche Neuerungen beziehen sich vor allem auf den Bereich der intraoperativen und postoperativen objektiven Überprüfung der Hörnervenfunktion mit dem Ziel einer Einstellhilfe. Die sog. „nerve response telemetry" (NRT) wurde bereits oben beschrieben. Die durch elektrischen Reiz ausgelösten Nervenaktionspotentiale des Hörnervs werden über benachbarte Elektroden abgegriffen und können im Hinblick auf ihre Morphologie, die Schwelle sowie das überschwellige Verhalten analysiert werden. Daraus lassen sich möglicherweise in Zukunft Rückschlüße auf den funktionellen Zustand der residualen Neurone in den einzelnen Abschnitten der Cochlea ziehen. Im Hinblick auf die optimale Auswahl der Sprachverarbeitungsstrategie können hieraus eventuell die optimalen Stimulusparameter wie Reizfolgerate, Reizmodalität und Reizselektivität abgeleitet werden. Auch ist eine

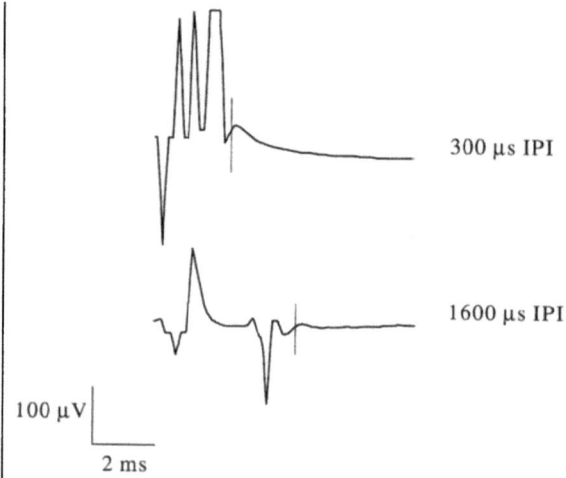

Abb. 2.43. „Nerve response telemetry" (NRT). Elektrisch ausgelöste Summenaktionsantwort des Hörnervs (E-CAP) mit Doppelpulsverfahren. Obere Spur: Interpulsintervall (IPI) 300 µs. Untere Spur: IPI 1600 µs. Der Stimulusartefakt ist deutlich erkennbar. Pulsbreite 150 µs. Amplitude 220 µA

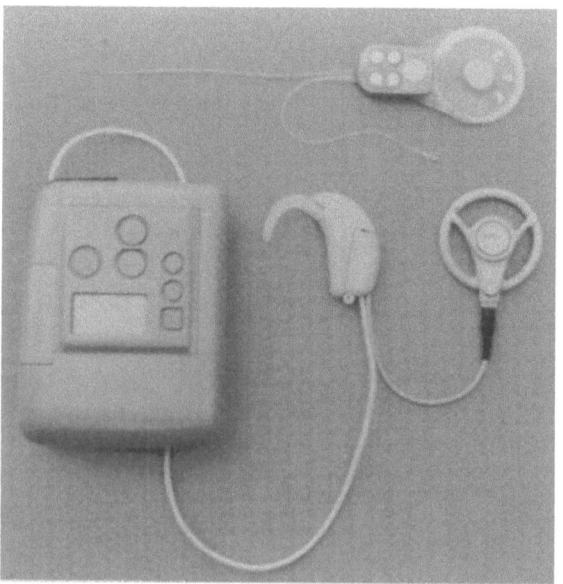

Abb. 2.44. Konventionelles Cochlea-Implantat-System mit Taschensprachprozessor (Bodywornprozessor) System CI24M der Fa. Nucleus

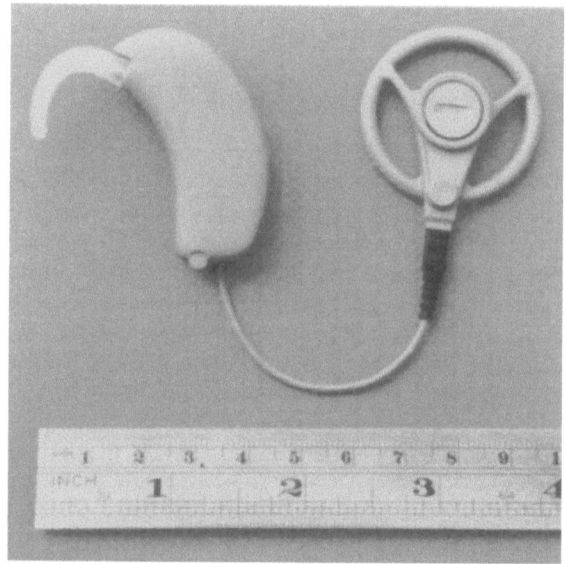

Abb. 2.45. HdO-Sprachprozessor der Fa. Nucleus zum Modell CI24M

Auswahl der geeignetsten Elektroden möglich (Abb. 2.43).

Eine weitere Entwicklung der Implantate bezieht sich auf die Miniaturisierung mit Entwicklung von HdO-Geräten (hinter dem Ohr zu tragenden Geräten), die eine wesentliche Verbesserung des Tragekomforts gegenüber den herkömmlichen Implantsystemen darstellen. (Das von der Fa. Cochlear realisierte Modell eines HdO-Prozessors ermöglicht den limitierten Einsatz verschiedener Sprachverarbeitungsstrategien, der jedoch nicht das volle Spektrum des Taschengerätes beinhaltet.) Durch zunehmende Miniaturisierung der Mikroelektronik und Verbesserung der Energieübertragung lassen sich in Zukunft sicherlich die vollen Möglichkeiten der bisherigen Sprachprozessoren auch im HdO-Gerät realisieren (Abb. 2.44 und 2.45).

Eine weitere Neuentwicklung betrifft die Verwendung von magnetfreien Implantaten. Ein entsprechendes Implantat wurde in Zusammenarbeit mit der Fa. Advanced Bionics (Clarion) entwickelt. Hierzu ist ein spezielles Headset erforderlich, das eine sichere Positionierung der Übertragungsspule über dem unter der Haut gelegenen, jedoch ohne Magnet versehenen Implantat ermöglicht. Die sichere Positionierung gelingt dabei mit einem speziellen Haltedraht, der sich auf die individuellen Verhältnisse anpassen läßt. Das Ohrpaßstück muß individuell angefertigt werden. Vorteilhaft ist dabei auch die Trennung zwischen der Übertragungsspule und dem Mikrofon, das an einer akustisch günstigen Position in der Concha liegt. Der Vorteil dieser magnetfreien Implantate liegt in der jederzeit möglichen Durchführung der Kernspintomographie sowie in der Vermeidung einer Hautirritation über dem Implantat bei Patienten mit besonderen anatomischen Verhältnissen. Die Problematik der Kernspintomographie bei Implantatträgern wurde sicherlich bisher nicht ausreichend berücksichtigt. Systeme mit herausnehmbaren Magnet stellen zwar eine mögliche Lösung dar, die jedoch nicht als Standardversion in Frage kommen, da hierzu jeweils ein

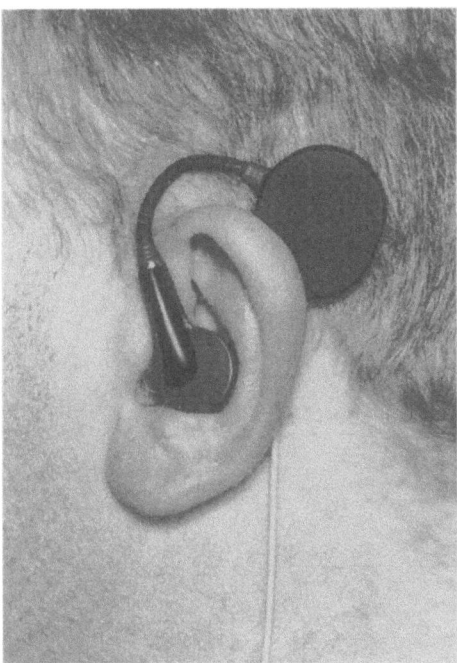

Abb. 2.46. Magnetfreies Cochlea-Implantat der Fa. Advanced Bionics mit speziellem Headset zur sicheren Positionierung der Übertragungsspule über dem magnetfreien Implantat. Das hierzu erforderliche Ohrpaßstück einschließlich des Headsets wird in einer individuellen Spezialfertigung hergestellt

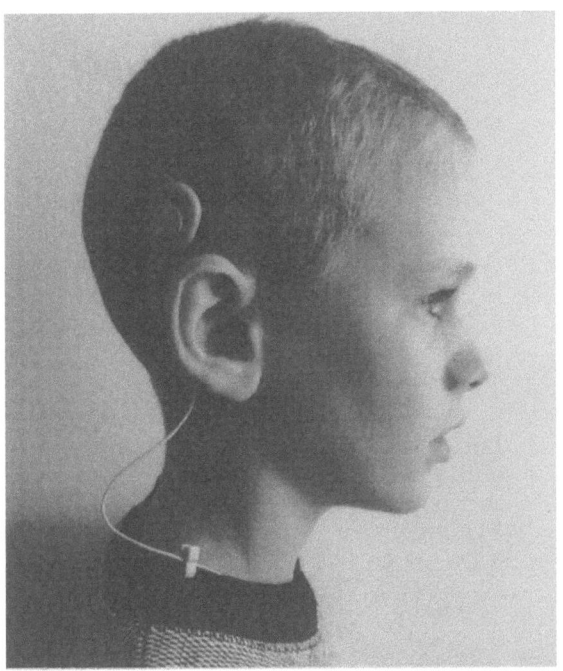

Abb. 2.47. Standardversion des Clarion-Cochlea-Implantates mit einer durch Magneten am Kopf gehaltenen Kopfspule. Die unterschiedliche Mikrofonposition gegenüber dem magnetfreien Implantat ist deutlich sichtbar

operativer Eingriff mit den sich daraus ergebenen Risiken der Blutung und Infektion resultieren würde (Abb. 2.46 und 2.47).

Weitere Entwicklungsziele bei Cochlea-Implantaten sind:

- zunehmende Miniaturisierung des Sprachprozessors,
- Einbau einer wiederaufladbaren Batterie in das Implantat,
- total implantierbares Cochlea-Implantat,
- zunehmende Versatilität,
- Entwicklung objektiver Einstellhilfen,
- Implementierung digitaler Hörgerätetechnologie zur Störschallunterdrückung und verbesserten Signalverarbeitung.

Es steht zu erwarten, daß die Leistungsfähigkeit von Cochlea-Implantat-Systemen weiter zunehmen wird und die damit erreichbaren Hörleistungen sich verbessern. Somit dürften zunehmend auch Patienten mit Restgehör hiervon profitieren. Cochlea-Implantate werden mit Sicherheit eine Alternative zu konventionellen Hörgeräten bei hochgradig Schwerhörigen darstellen.

Im Hinblick auf technische Weiterentwicklung ist der Aspekt der Reimplantation zu diskutieren.

Da die zunehmende Leistungsfähigkeit v. a. für solche Patienten von Interesse sein dürfte, die mit ihrem bisherigen Implantat keine zufriedenstellenden Hörleistungen erreichen, stellt sich die Frage nach einer aus technologischen Gründen gegebenen Reimplantation. Trifft dieser Grund mit einem technischem Defekt oder einer medizinischen Komplikation zusammen, ist die Entscheidung zur Reimplantation einfach zu stellen. In allen übrigen Fällen muß aufgrund der mit dem jetzigen Implantat erreichten Hörleistungen eine strenge Indikationsstellung vorgenommen werden.

Die klinische Erfahrung zeigt dabei, daß Reimplantationen in der Regel ohne größere Komplikationen durchzuführen sind und im Hinblick auf die erreichten Hörleistungen deutliche Verbesserungen erreicht werden. Die in den Anfangsjahren des Cochlea-Implantats eingesetzten Geräte werden bereits zunehmend durch moderne Implantate ersetzt (Abb. 2.48 a, b).

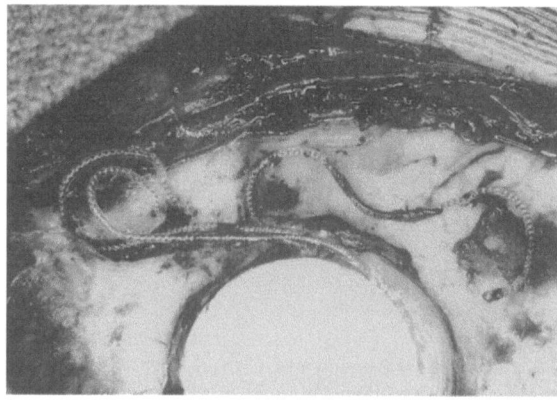
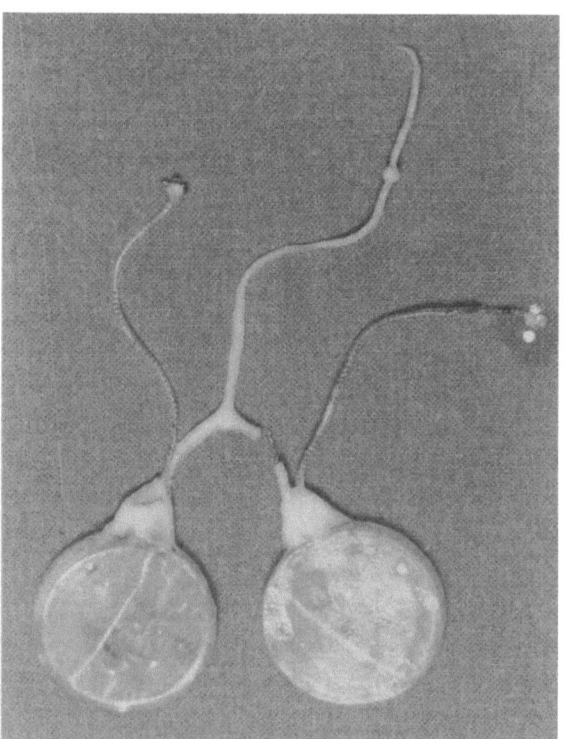

Abb. 2.48a, b. Reimplantation. Der Patient wurde erfolgreich mit einem modernen Cochlea-Implantat versorgt. **a** Intraoperativer Situs, **b** explantiertes Vienna-Implantat

Literatur

Battmer RD, Gnadeberg D, Lehnhardt E, Lenarz T (1994) An integrity test battery for the Nucleus Mini 22 Cochlear Implant System. Eur Arch Otorhinolaryngol 251:205–209

Battmer RD, Lenarz T, Allum-Mecklenburg DJ, Strauss-Schier A, Gnadeberg D, Rost U (1995a) Postoperative results for adults and children implanted with the Clarion device. Ann Otol Rhinol Laryngol Suppl 104:254–255

Battmer RD, Gupta SP, Allum-Mecklenburg DJ, Lenarz T (1995b) Factors influencing cochlear implant perceptual performance in 132 adults. Ann Otol Rhinol Laryngol Suppl 104/166:185–187

Bertram B (1995) Importance of auditory-verbal education and parents' participation after cochlear implantation of very young children. Ann Otol Rhinol Laryngol Suppl 104/166:97–100

Bertram B (1996) Pädagogisches Konzept zur Cochlea-Implant-Versorgung von Kindern. Dissertation, Medizinische Hochschule Hannover

Bertram B (1997) Hannover-Hörprüfreihen (HHPR). Julius Gross Verlag, Heidelberg, in Vorb.

Boenninghaus HG (1996) Hals-Nasen-Ohrenheilkunde für Studierende der Medizin, 10. Aufl. Springer, Berlin Heidelberg New York Tokio

Brown CJ, Abbas PJ, Fryauf-Bertschy H, Kelsay D, Gantz BJ (1994) Intraoperative und postoperative electrically evoked auditory brain stem responses in nucleus cochlear implant users: Implications for the fitting process. Ear Hear 15:168–176

Burton MJ, Shepherd RK, Xu SA, Franz BK, Clark GM (1994) Cochlear implantation in young children: histological studies on head growth, leadwire design, and electrode fixation in the monkey model. Laryngoscope 104:167–175

Dahm MC, Shepherd Rk, Clark GM (1993) The postnatal growth of the temporal bone and its implications for cochlear implantation in children. Acta Otolaryngol Suppl (Stockh) 505:1–39

Dahm MC, Clark GM, Franz BK, Shepherd RK, Burton MJ, Robins-Browne R (1994) Cochlear implantation in children: labyrinthitis following pneumococcal otitis media in unimplanted and implanted cat cochleas. Acta Otolaryngol (Stockh) 144:620–625

Frohne CA, Lesinski A, Battmer RD, Lenarz T (1997) Intraoperative test of the auditory nerve function. Am J Otol Suppl 6/18:593–594

Gnadeberg D, Battmer RD, Lüllwitz E, Laszig R, Dybus U, Lenarz T (1994) Effect of anesthesia on the intraoperative elicited stapedius reflex. Laryngorhinootologie 73:132–135

Gorlin RJ, Toridlo HV, Cohen MM jr (1995) Hereditary hearing loss and its syndromes. Oxford University Press, New York Oxford

Hartrampf R, Weber B, Dahm MC, Lenarz T (1995) Management of obliteration of the cochlea in cochlear implantation. Ann Otol Rhinol Laryngol Suppl 104/166:416–418

Hoth S, Lenarz T (1993) Otoakustische Emissionen. Thieme, Stuttgart New York

Hoth S, Lenarz T (1994) Elektrische Reaktionsaudiometrie. Springer, Berlin Heidelberg New York Tokio

Issing PR, Schönemark M, Kempf HG, Lenarz T (1996) Indikationen zur Mittelohrobliteration im Rahmen der Cochlear Implant-Versorgung. Laryngorhinootologie 75:727-731

Jackler RK, Luxford WU, House WF (1987) Congenital malformations of the inner ear: a classification based on embryogenesis. Laryngoscope Suppl 40:2-14

Konigsmark BW, Gorlin RJ (1996) Genetic and metabolic deafness. Saunders, Philadelphia

Leak PA, Snyder RL, Hradek T, Rebscher SJ (1995) Consequences of chronic extracochlear electrical stimulation in neonatally deafened cats. Hear Res 82:65-80

Lehnhardt E (1995) Praxis der Audiometrie, 6. Aufl. Thieme, Stuttgart

Lenarz T (1997) Die Bedeutung eines universellen Neugeborenen-Hörscreenings. GeersHörBericht 1-8

Lenarz T, Battmer RD (1995) First results with the Spectra 22 Speech Processor at the Medizinische Hochschule Hannover, Ann Otol Rhinol Laryngol Suppl 104/166:285-287

Lenarz T, Battmer RD (1996) Das Clarion Cochlear Implant - technische Grundlagen, erste klinische Erfahrungen und Ergebnisse. Laryngorhinootologie 75:1-9

Lenarz T, Lehnhardt E, Bertram B (Hrsg) (1994) Cochlear Implant bei Kindern. Thieme, Stuttgart

Lenarz T, Bertram B, Lesinski A (1996 a) Cochlear-Implantation bei mehrfachbehinderten Kindern. Stimme Sprache Gehör 20:175-189

Lenarz T, Hartrampf R, Battmer RD, Bertram B, Lesinksi A (1996b) Die Cochlea-Implant-Versorgung bei Kleinkindern. Laryngorhinootologie 75:719-726

Lenarz T, Issing PR, Weber B, Battmer RD, Dillo W, Parker J (1996c) Initial results in patients implanted with a nucleus double array cochlear implant. 3rd European Symposium on Paediatric Cochlear Implants, Abstract 31

Lesinski A, Hartrampf R, Dahm MC, Bertram B, Lenarz T (1995) Cochlear implantation in a population of multihandicapped children. Ann Otol Rhinol Laryngol Suppl 104/166:332-334

Lloyd RV, Gibbin KP, O'Donoghue GM (1995) Pediatric cochlear implants. Surgical aspects: the Nottingham Pediatric Cochlear Implant Programme. Rev Laryngol Otol Rhinol (Bord) 116:85-87

Löwe A (1994) Hörerziehung bei hochgradig hörgeschädigten Kleinkindern mit einem Cochlear Implantat. In: Lenarz T, Lehnhart E, Bertram B (Hrsg) Cochlear Implant bei Kindern. Thieme, Stuttgart New York, S 95-103

Lutman ME, Tait DM (1995) Early communicative behavior in young children receiving cochlear implants: factor analysis of turn-taking and gaze orientation. Ann Otol Rhinol Laryngol Suppl 104/166:397-399

Mack K, Müller J, Helms J (1996) dimensions of the temporal bone in small children in relation to the cochlear implant - analysis of CT scans. In: Henjo H, Takahashi H (eds) Advances in otorhinolaryngology: Proceedings of the First Asia Symposium on Cochlear Implant and Related Sciences. Karger, Basel

Meier V, Bertram B, Lehnhardt E (1994) Ergebnisse des Hannover-Hörtests. In: Lenarz T, Lehnhardt E, Bertram B (Hrsg) Cochlear Implant bei Kindern. Thieme, Stuttgart New York, S 140-149

Ponton CW, Don M (1995) The mismatch negativity in cochlear implant users. Ear Hear 16:131-146

Reuter G, Cords SM, Issing PR, Keller P, Lenarz T (1996) Intracochlear electrical multichannel stimulation effects on the development of auditory brainstem response latencies in neonatally deafened kittens. 3rd European Symposium on Paedriatric Cochlear Implants, Hannover, Abstract 7

Robbins AM, Osberger MJ, Miyamoto RT, Kessler KS (1995) Language development in young children with cochlear implants. Adv Otorhinolaryngol 50:160-166

Ruh S, Battmer RD, Strauß-Schier A, Lenarz T (1997) Cochlear Implant bei resthörigen Patienten. Laryngorhinootologie 76:347-350

Tai M, Lutman ME (1994) Comparison of early communicative behavior in young children with cochlear implants and with hearing aids. Ear Hear 15/5:352-361

Uttenweiler V (1994) Diagnostik zentraler Hörstörungen/ Audiologische Verfahren. In: Plath P (Hrsg) Zentrale Hörstörungen. Geers Stiftung Schriftenreihe, Essen Bd 10, S 52-77

Waltzman S, Cohen N, Gomolin R, Ozdamar S, Shapiro W, Hoffman R (1995) Effects of short-term deafness in young children implanted with the nucleus cochlear prosthesis. Ann Otol Rhinol Laryngol Suppl 104/166:341-342

Weber BP, Lenarz T, Battmer RD, Hartrampf R, Dahm MC, Dietrich B (1995) otosclerosis and facial nerve stimulation. Ann Otol Rhinol Laryngol Suppl 104/166:445-447

Xu J, Shepherd RK, Xu SA, Seldon HL, Clark GM (1993) Pediatric cochlear implantation. Radiologic observations of skull growth. Arch Otolaryngol Head Neck Surg 119/5:525-534

KAPITEL 3

Codierungsstrategien – Grundlagen und Evaluation

N. Dillier

3.1 Sprachkommunikation und Sprachcodierung 53
3.1.1 Sprachproduktion 53
3.1.2 Sprachperzeption 54
3.1.3 Informationstransmissionsanalyse 55
3.1.4 Vocoder 55
3.2 Evaluationsverfahren 57
3.2.1 Testanforderungen 57
3.2.2 Beschreibung mit Wahrscheinlichkeitsmodellen 57
3.3 Physiologische und technische Rahmenbedingungen 58
3.3.1 Reizformen 58
3.3.2 Anordnung der Elektrodenpaare 59
3.3.3 Bestimmung der Wahrnehmungsschwelle 59
3.3.4 Modelle der Hörnervstimulation 60
3.4 Typen von Cochlea-Implantaten – Stand der Technologie 61
3.4.1 Sprachdiskrimination 61
3.4.2 Elektrodenanordnung 62
3.4.3 Sprachcodierung 62
3.4.4 Signalübertragung 62
3.4.5 Zuverlässigkeit 62
3.5 Experimentelle Untersuchungen verschiedener Sprachcodierungsstrategien 62
3.5.1 Analyse der Verfahren 64
3.5.2 Evaluationsexperimente mit Patienten 65

EINLEITUNG

Weltweit wurden bis heute schätzungsweise über 10 000 Cochlea-Implantate (CI) eingesetzt, in zunehmendem Maß bei Kleinkindern. Obwohl noch nicht alle Aspekte dieser noch jungen medizintechnischen Errungenschaft vollständig geklärt sind, wurde mittlerweile ein technologischer Reifegrad erreicht, welcher gekennzeichnet ist durch hohe Zuverlässigkeit, große Erfolgschancen und geringe Komplikationsraten. Die aktuelle Forschung und Entwicklung zielt auf die weitere Verbesserung und Optimierung der Sprachverständlichkeit sowie vereinfachte und objektivere Methoden der Prozessoranpassung.

Anregungen für verbesserte Signalcodierung und -transformation können vom Studium der Sprachproduktion und -perzeption sowie der technischen Kommunikationssysteme zur Übertragung, Analyse und Synthese von Sprache gewonnen werden. Deshalb werden im folgenden zuerst einige relevante Grundlagen und Anwendungen der akustischen Phonetik und Informationstheorie zusammengetragen.

Zur Weiterentwicklung und Evaluation neuer Sprachverarbeitungsverfahren und -prozessoren werden differenziertere Analysewerkzeuge benötigt. Ansätze verfeinerter Sprachtestmethoden werden im Abschnitt 3.2 kurz dargestellt.

Der Rückblick auf bereits abgeschlossene Entwicklungsschritte und grundsätzliche Überlegungen des Abschnitts 3.3 vermag unter Umständen neue Anstöße für weitere Forschungen zu vermitteln. Viele der heute modernen Konzepte wurden bereits vor vielen Jahren schon einmal erarbeitet und mangels technologischer Möglichkeiten oder aufgrund anderer Faktoren wieder fallengelassen.

Die physiologischen und technologischen Rahmenbedingungen, welche im Abschnitt 3.4 erläutert werden, schränken die Menge der möglichen Codierungsoptionen in der Praxis ein und erfordern für die Verarbeitung der akustischen Signale eine Informationsauslese bzw. Redundanzreduktion (Filterung, Merkmalsextraktion). Einschränkungen ergeben sich durch die limitierte Anzahl von Kanälen (Frequenzauflösung), die begrenzte Selektivität der elektrischen Stimulation und die maximale Kapazität des Übertragungskanals. Der Sprachprozessor führt deshalb eine Verarbeitung des Eingangssignals durch, welche die wichtigsten Sprachmerkmale zu extrahieren und als Stimulationssignal so zu codieren sucht, daß das Sprachverständnis des CI-Trägers optimiert wird.

Eine Übersicht über die heute wichtigsten Systeme wird in Abschnitt 3.5 gegeben. Die Hauptstoßrichtung der aktuellen experimentellen Forschungsarbeit ist die theoretische und praktische Evaluation verschiedener neuer Sprachverarbeitungsstrategien mit mehrkanaligen Cochlea-Implantaten. Abschnitt 3.6 stellt einige Beispiele zur Implementation verschiedener Strategien mit leistungsfähigen digitalen Signalprozessoren dar, welche im Labor und Feldversuch mit CI-Trägern getestet werden konnten. Mit einigen dieser neuen Verfahren konnten trotz fehlenden Trainings beträchtliche Verbesserungen mit Sprachverständlichkeit erreicht werden. Die Umsetzung dieser Ergebnisse auf breiter Ebene ist Aufgabe für die weitere Forschung und Entwicklung.

3.1 Sprachkommunikation und Sprachcodierung

Eine der wesentlichen Funktionen des menschlichen Gehörs ist die Gewährleistung der lautsprachlichen, zwischenmenschlichen Kommunikation. Ein einfaches Schema der Sprachkommunikation umfaßt die drei Elemente Sender, Empfänger und Übertragungsstrecke (s. Abb. 3.1). Die Beziehungen dieser Elemente sind in der Regel mehrdeutig und komplex. Beispielsweise ist ein Sender oft auch Empfänger einer sprachlichen Mitteilung, die Art der Übertragungsstrecke (z. B. eine laute Umgebung, eine Telefonleitung, ein hallender Raum) kann Rückwirkungen sowohl auf Form wie auch Inhalt des sprachlichen Austausches haben. Eine gestörte Telefonverbindung kann z. B. den Sprecher dazu anregen, lauter, langsamer oder mit anderer Wortwahl oder Syntax zu sprechen. C. E. Shannon hat in seiner „Mathematischen Kommunikationstheorie" (1948) die Grundlagen zur Beschreibung verschiedenartiger Informationsübermittlungssysteme gelegt. Er hat insbesondere auch Grenzwerte und Formeln zur Berechnung der Kapazität von gestörten Informationskanälen hergeleitet. Eine der wichtigsten Formeln ist in Abb. 3.1 angeführt. Sie besagt, daß die maximal zu übertragene Information proportional zur Bandbreite und zum Signal-Rausch-Verhältnis ist.

Ein teilweiser oder vollständiger Verlust des Gehörs kann sowohl eine Reduktion der ausnützbaren Bandbreite als auch eine Verschlechterung des Signal-Rausch-Verhältnisses (oder anders ausgedrückt: der Anzahl unterscheidbarer Intensitätsstufen bzw. des Dynamikbereichs) beinhalten. Signalverarbeitungsstrategien für Cochlea-Implantate zielen auf eine effiziente Ausnützung sprachlicher Information durch Kompression, Transformation und Codierung. Deshalb werden im folgenden einige Grundlagen der akustischen Phonetik kurz zusammengefaßt.

3.1.1 Sprachproduktion

Vom informationstheoretischen Standpunkt kann das Ohr als Empfänger der von einem oder mehreren Sendern ausgesandten Nachrichten verstanden werden. Nachrichten müssen dafür in einer geeigneten Art verschlüsselt oder codiert sein. Der Übertragungscode kann auf mehreren Zwischenstufen transformiert, erweitert oder reduziert werden. Damit auch bei einer Störung der Übertragungsstrecke wichtige Information erhalten bleibt, wird bei technischen Kommunikationskanälen Redundanz, d. h. zusätzliche Information hinzugefügt, so daß die Nachricht mehrfach übertragen werden kann. Der Nachrichtenempfänger sollte dann wieder in der Lage sein, die Störung vom Nutzsignal zu trennen und die ursprüngliche Information zu rekonstruieren.

Die menschliche Sprachproduktion und -perzeption sind evolutionsbiologisch optimal aufeinander abgestimmt und können durch Modelle mit mehreren hierarchisch organisierten Ebenen beschrieben werden. Der Inhalt einer sprachlichen Mitteilung (die semantische Komponente) wird zuerst mit syntaktischen und lexikalischen Komponenten (Satz- und Wortbildungsregeln, Grammatik) sowie Betonungs- und Sprachmelodieattributen in eine phonologische Komponente abgebildet. Aus den abstrakten phonologischen Sprachmerkmalen werden durch phonetische Implementationsregeln konkrete Lautrepräsentationen (Phoneme) realisiert, welche alsdann zeitliche Muster zur Ansteuerung artikulatorischer Vorgänge erzeugen. Die Artikulationsorgane (Kehlkopf, Vokaltrakt, Zunge, Lippen, Nasaltrakt) schließlich generieren die eigentlichen akustischen Sprachsignale, welche als Schallereignisse durch Luftschwingungen übertragen werden.

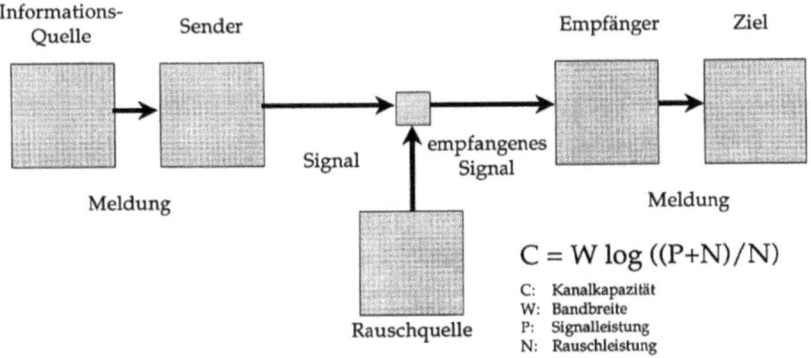

$$C = W \log ((P+N)/N)$$

C: Kanalkapazität
W: Bandbreite
P: Signalleistung
N: Rauschleistung

Abb. 3.1. Schematische Darstellung eines gestörten Informationskanals

> Sprache ist also zuerst, wenn sie vom Sprecher gesendet wird, eine physikalische Erscheinung. Wenn sie dann vom Hörer empfangen wird, wird sie zuerst als akustisches Signal wahrgenommen. Auf beiden Seiten ist die Sprache von einem komplexen Regelwissen überlagert, dessen Existenz Voraussetzung für die sprachliche Kommunikation ist.

Fehlen einzelne Stufen dieses Regelsystems oder werden die Regeln falsch angewendet, ist die resultierende Sprache verstümmelt, unnatürlich oder unverständlich. Das läßt sich am Beispiel von Text-zu-Sprache-Synthesesystemen anschaulich demonstrieren.

Für die Umsetzung von phonetisch-artikulatorischen Steuerparametern in akustische Laute wurden diverse an der physiologischen Lautproduktion orientierte Modelle entwickelt. Die menschliche Stimme kann vereinfacht mit einem Blasinstrument verglichen werden. Von der Lunge wird ein Luftstrom durch den Kehlkopf geblasen, wobei die Stimmbänder (Stimmlippen) in Schwingungen versetzt werden. Diese stark obertonhaltigen Schwingungen können durch variierendes Anspannen der Stimmlippen frequenzmäßig beeinflußt werden. Die Schwingungsgrundfrequenz (F_0, Pitch) liegt bei Männern etwa im Bereich von 80 bis 180 Hz und bei Frauen zwischen 150 bis 380 Hz.

Ein weitverbreitetes mathematisches Modell der Sprachproduktion (Klatt 1980) besteht aus einer Quellenanregungsfunktion $S(f)$, welche im einfachsten Fall entweder eine Pulsfolge (stimmhafte Anregung) oder ein Rauschsignal (stimmlose aperiodische Anregung) oder Kombinationen davon bezeichnet. Die Vokaltraktübertragungsfunktion $T(f)$ beschreibt die Resonanzen (Formanten) und die spektrale Umhüllende, welche durch die Bewegungen von Zunge, Gaumen, Zähnen und Lippen verändert werden. Die Abstrahlungscharakteristik $R(f)$ schließlich beschreibt die Ausgangsimpedanz von Lippen und Nase zum Übertragungsmedium Luft.

3.1.2
Sprachperzeption

Analog zur schematischen Darstellung der Sprachproduktion kann auch für die Spracherkennung ein vereinfachtes Blockschema die wesentlichen Teilprozesse zusammenfassen. Das Modell von Abb. 3.2 (Pisoni u. Sawusch 1975) beschreibt die frühen Stufen der Sprachanalyse. Ein auditorisches Eingangssignal wird in einer Voranalyse als Frequenz-, Intensitäts- und Zeitmuster aufgeschlüsselt und in einer Art sensorischem Informationsspeicher für die weitere Analyse durch ein vierstufiges Erkennungssystem bereitgehalten. Information aus allen Verarbeitungsstufen wird zudem laufend in Kurz- und Langzeitspeicher abgelegt, welche wiederum den Verarbeitungsprozeß beeinflussen können.

> Voraussetzung für die Wahrnehmung von Sprache als Sprache ist die Fähigkeit und das Regelwissen zur Analyse eines akustischen Signals auf höheren Abstraktionsebenen.

Die verschiedenen Regelsysteme, die bei der Erfassung und Auswertung aktiviert sind, greifen jedoch stark ineinander, so daß eine Trennung der verschiedenen Ebenen nur als methodologisches Vorgehen und nicht als exakte Beschreibung der sprachlichen Realität angesehen werden darf. Die Tatsache, daß die sprachliche Mitteilung als eine Folge von Ebenen betrachtet wird, deren Abstraktion ständig zunimmt, stellt eine Datenreduktion dar, bei welcher die Komplexität der Sprache nur unzureichend widergespiegelt wird.

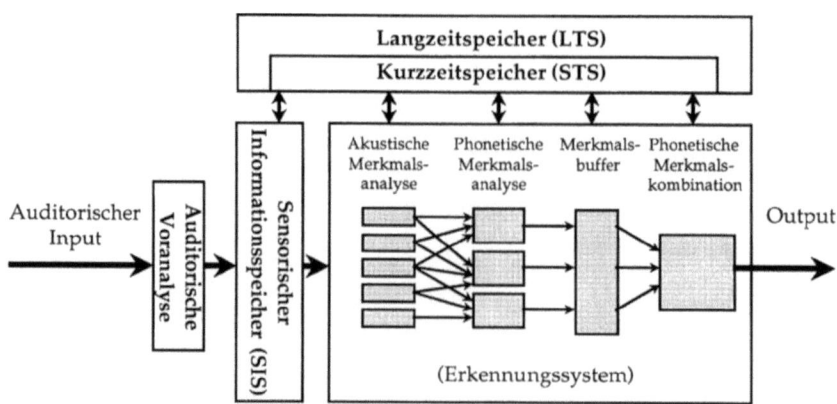

Abb. 3.2. Vereinfachtes Blockschema der Sprachwahrnehmung

3.1.3 Informationstransmissionsanalyse

Für die Analyse von Konsonantenverwechslungen schlugen Miller und Nicely (1955) mathematische Berechnungen vor, welche spezifische Verwechslungsmuster aufzeigen sollten. Diese Informationstransmissionsanalyse findet seither in zahlreichen audiologischen Untersuchungen Verwendung und wurde zuerst von Dowell et al. (1982) für die Verwendung in der CI-Forschung vorgeschlagen. Wird eine Verwechslungsmatrix gemäß bestimmten Gruppenmerkmalen (z. B. linguistische Klassifikationen) in kleinere Untermatrizen aufgeteilt, so sind die Meßergebnisse der Übertragung jeder einzelnen dieser Matrizen gleichbedeutend mit den Meßergebnissen, die man durch simultane Messung der Kommunikationskanäle erzielen würde. Diese Annahme ist allerdings nur dann zutreffend, falls die Merkmale unabhängig voneinander sind (orthogonal), was in den wenigsten Fällen möglich ist.

Eine Methode, Redundanzen in Merkmalsystemen zu korrigieren, schlagen Wang und Bilger vor (1973). Ihre Methode der Analyse sequentieller Informationstransmission eliminiert schrittweise die Merkmale mit der meisten Information, um die Analyse mit den jeweils reduzierten Merkmalen – die eliminierten Merkmale werden dabei konstant gehalten – zu wiederholen, bis noch verbleibende Information unterhalb eines kritischen Wertes ist bzw. alle Merkmale einbezogen wurden. Dieses Verfahren entspricht mathematisch dem der schrittweisen multiplen linearen Regressionsanalyse und erlaubt genauere Aussagen über Stellenwert und gegenseitige Beziehungen bestimmter Merkmale innerhalb eines Systems.

Beispiele von Konsonantenmerkmalen sind

- Stimmhaftigkeit (voicing),
- Nasalität (nasality),
- Frikation (frication),
- Artikulationsstelle (place of articulation) und
- Artikulationsart (manner of articulation).

Beispiele von Vokalmerkmalen sind

- die Zungenposition im Vokaltrakt (vorn, hinten, hoch, mittel, tief),
- die Lippenöffnung (gerundet und geschlossen),
- Vokaldauer und
- Formantfrequenzen.

Solche Merkmalsysteme erlauben eine systematische Datenreduktion bei Minimalpaarverwechslungstests. Die Interpretation der Ergebnisse von Experimenten mit CI-Codierungsstrategien ist jedoch durch die eher artikulatorische und weniger akustische Fundierung dieser Merkmale oft schwierig. Zudem muß auch vor einer Überinterpretation solcher Merkmalsanalysen gewarnt werden, da sie von der Annahme isolierter Wahrnehmungseinheiten (Phoneme) ausgehen, welche zu Worten und Sätzen zusammengesetzt würden. Diese Vorstellung vereinfacht den Sprachperzeptionsmechanismus stark und ist deshalb nur begrenzt brauchbar.

3.1.4 Vocoder

Das Interesse an Sprachcodierungs- und Kompressionsverfahren war seit Beginn der Entwicklung moderner Kommunikationstechniken einerseits durch die Begrenzungen der Übertragungskanäle, andererseits durch die ständig wachsenden technischen Möglichkeiten bestimmt. Neben dem Ziel, beispielsweise über eine Telefonleitung möglichst viele Gespräche gleichzeitig übertragen zu können, waren auch Fragen der Störungsunempfindlichkeit sowie der sicheren (verschlüsselten) Übertragung motivierende Triebkräfte bei diesen Entwicklungen. Die Fortschritte der Multimediatechnologie wären ohne effiziente Audiokompression zur Übertragung und Speicherung digitaler Signale nicht möglich gewesen. Die Qualität komprimierter und codierter Sprache konnte dank Einbezug von psychophysischen Modellen der menschlichen Wahrnehmung beträchtlich gesteigert werden (Jayant 1993).

Die Informationsrate eines Audiosignals in CD-Qualität (Compact Disc, Stereo 44,1 kHz, 16 Bit) beträgt 1,41 Mb/s (MegaBits pro Sekunde). Das nutzbare Frequenzband beträgt dabei 20 kHz. Wird die zu übertragende Bandbreite auf 4 kHz reduziert (Telefonqualität), kann das Signal mit 128 kB/s codiert werden bzw. mit 8 Bit und einer logarithmischen Wandlerkennlinie mit 64 kB/s (PCM, „pulse code modulation standard"). Eine weitere Reduktion der Informationsrate ist praktisch nur noch mit Vocodertechnik und Sprachanalyse- und Synthesetechniken möglich. Qualitativ akzeptable Sprachcodierung kann heute mit etwa 2,5 kB/s durch Einsatz von sehr leistungsfähigen digitalen Signalprozessoren (DSP) erreicht werden. Das Kompressionsverhältnis bezogen auf 16 Bit-PCM beträgt dabei über 50.

Arten von Vocodern

Die ersten Vocoder waren sogenannte Kanalvocoder, die auf der Analyse- (Sender) und Syntheseseite (Empfänger) aus typischerweise 10 Bandfiltern bestanden, welche das Sprachsignal in Grundfrequenz und spektrale Komponenten aufschlüsseln und nach der Übertragung rekonstruieren konnten (Dudley 1939). Varianten mit und ohne Grundfrequenzextraktion sowie Vocoder mit Extraktion von Formanten oder spektralen Maxima wurden entwickelt. Formantvocoder erlaubten besonders effiziente Datenreduktion, indem sie nur die für die Spracherkennung wichtigsten Elemente, nämlich die spektralen Maxima sowie die Grundfrequenz, zu extrahieren und übertragen suchten (Flanagan 1972). Qualitativ waren jedoch die in den 70er Jahren entwickelten LPC-Vocoder („linear prediction coding") den Formantvocodern überlegen. Bei der LPC-Analyse wird aus einem kurzen Signalabschnitt ein digitales Filtermodell des Vokaltrakts bei Anregung durch ein periodisches oder aperiodisches Signal berechnet. Die Parameter dieses Modells werden übertragen und bei der Synthese als Steuergrößen für ein periodisch oder aperiodisch angeregtes digitales Filter verwendet. Für die Datenreduktion macht man sich die Tatsache zu Nutze, daß die Vokaltrakteigenschaften sich innerhalb von etwa 5 bis 15 msec nur unwesentlich ändern und daß nicht jede Periode eines Vokalabschnitts, sondern innerhalb dieses Zeitfensters nur die mittlere Grundfrequenz übertragen werden muß.

Hörprothetische Anwendungen

Die Anwendung dieser Vocodertechnik auf die reduzierte Kanalkapazität bei elektrischer Hörnervstimulation ist nicht trivial. Voraussetzung für den Vocodereinsatz zur optimierten Nutzung beschränkter Kanäle ist natürlich, daß der Empfänger das codierte Signal wieder entsprechend decodieren kann. Bei technischen Übertragungskanälen wie Telefon- und Datenleitungen können Sender und Empfänger aufeinander abgestimmt werden. Bei hörprothetischen Anwendungen ist der Empfänger, das menschliche (Rest-)Gehör, vorgegeben. Allenfalls können durch geschickte Wahl von Elektrodenkonfigurationen (Cochlea-Implantaten) die Empfängercharakteristiken verbessert werden. Mit aller Phantasie kann jedoch das menschliche Hörsystem niemals soweit modifiziert werden, daß beispielsweise eines der derzeit erfolgreichsten technischen Vocoderverfahren (CELP, „codebook excited linear prediction vocoder") angewendet werden könnte. Das Studium von Vocodertechniken kann jedoch für die praktische Verbesserung von Codierungsstrategien für Hörprothesen durchaus sinnvoll sein.

Anwendung bei Cochlea-Implantaten

Abbildung 3.3 stellt ein Beispiel eines Vocoders für Cochlea-Implantat-Signalverarbeitungsexperimente dar. Der Vocoder wurde auf einem Signalprozessor implementiert und kann in Echtzeit verschiedene Algorithmen für CI-Sprachprozessoren für Normalhörende demonstrieren. Der Analyseteil wurde durch eine Fourieranalyse mit anschließender Aufteilung in verschiedene Frequenzbänder realisiert. Die Synthese beruht auf einem einfachen Modell der auditorischen Wahrnehmung bei elektrischer Stimulation. Gemäß diesem Modell erregt eine Folge von Stimulationspulsen auf einer Elektrode in einem begrenzten Bereich der Basilarmembran eine Gruppe zugehöriger Neurone. Die Erregung entspricht der Anregung eines schmalbandigen Filters mit ebendieser Pulsfolge. Wahrgenommen wird dabei einerseits die charakteristische Frequenz des Filters, andererseits die Reizrate der Pulsfolge. Ein Einzelpuls erzeugt eine abnehmende Oszillation, deren Dauer von der Bandbreite des Filters abhängt. Die Summe aller parallel geschalteten Bandfilter entspricht dem komplexen Klangeindruck bei gleichzeitiger Anregung aller Stimulationskanäle. Zur Simulierung der Lage der Reizelektroden können die Mittenfrequenzen von Analyse- und Synthesefiltern unterschiedlich gewählt werden. Die gegenseitige Beeinflussung benachbarter Stimulationskanäle kann ebenfalls durch Wahl eines Übersprechparameters variiert werden. Die Codierungsverfahren werden im Abschnitt über Cochlea-Implantate noch genauer beschrieben.

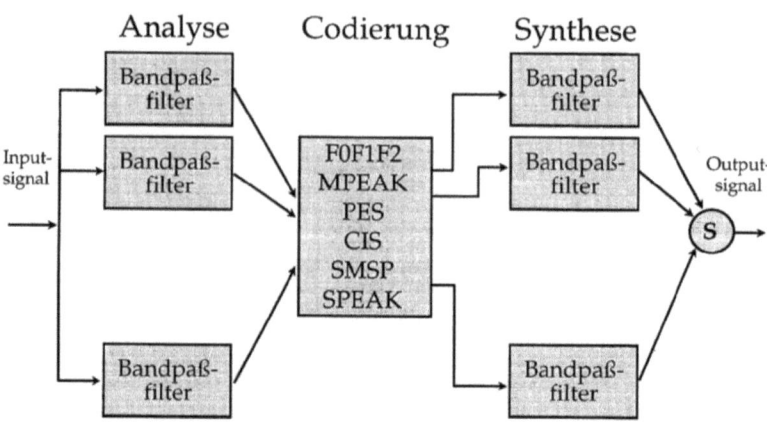

Abb. 3.3.
Cochlea-Implantat-Vocoder für unterschiedliche Sprachverarbeitungsstrategien

Das akustische Vocoder-Modell hat sich bei der Entwicklung dieser Verfahren und deren Evaluation mit Patienten als sehr nützlich erwiesen. Experimente mit Normalhörenden zum Vergleich der verschiedenen Codierungsstrategien erbrachten ähnliche Ergebnisse wie die Experimente mit CI-Trägern. Obwohl diese Vocodersimulationen den Höreindruck mit einem CI nicht vollständig wiedergeben können, sind sie zur Demonstration der Schwierigkeiten, mit denen ein implantierter Patient fertig werden muß, sowie als Richtschnur für das Hörtraining ein brauchbares Hilfsmittel. Obwohl Sprache nach der Reduktion auf einige hundert Bit/s qualitativ nicht mehr besonders gut klingt, ist sie nach etwas Übung und Gewöhnung durchaus verständlich.

3.2 Evaluationsverfahren

Für den analytischen Vergleich unterschiedlicher Codierungsstrategien eignen sich die traditionellen sprachaudiometrischen Tests nur bedingt. Beispielsweise sind die verschiedenen Wortgruppen des Freiburger Einsilbertests nicht äquivalent (Alich 1985). Die Mehrdeutigkeit und die fehlende phonologische Auswertungsmöglichkeit wurde von verschiedenen Autoren bemängelt (von Wedel 1985). Ansätze zu anderen Formen eines Sprachverständlichkeitstests sind schon seit langem bekannt. Unter anderen wurden bereits von Bárány (1910) und Lampert (1923) (zitiert in Feldmann 1976) sog. „Wechsellautwörter" vorgeschlagen, entsprechend phonologischen Minimalpaaren. Zur Einschränkung der Antwortmöglichkeiten wurden von amerikanischen Autoren Multiple-choice-Tests entwickelt (Owens u. Schubert 1977; Tyler et al. 1985). Für die deutsche Sprache entwickelte Sotschek einen Reimtest für Anwendungen in der Nachrichtentechnik (1982), welcher später für die Audiologie überarbeitet wurde (von Wallenberg u. Kollmeier 1989). Eine an die Arbeiten von Owens angelehnte deutsche Version von MAC-Batterie (Sprachtests für minimales Restgehör) wurde in Zürich entwickelt (Dillier u. Spillmann 1992). Weiterführende Information findet sich in (Kollmeier 1992).

3.2.1 Testanforderungen

Das Sprachmaterial soll zum einen in seiner Komplexität reduziert werden, zum anderen aber so aufgebaut sein, daß möglichst wirklichkeitsgetreue kommunikative Situationen damit beschrieben werden können. Ferner soll in einem sprachaudiometrischen Test die akustische Seite stärker betont werden als die inhaltliche. Dies kann am besten erreicht werden, wenn phonetisch-phonologisches Material ausgewählt wird. Nun müssen auch hier Entscheidungen getroffen werden, die die Grundlage der Sprachaudiometrie betreffen. Der tragende Begriff der phonologischen Theorie, die Opposition zweier Phoneme in einem Minimalpaar (ein durch gleichzeitige akustische, artikulatorische und semantische Opposition entstehendes Wortpaar) bietet hier die Möglichkeit, gezielt Lautsegmente zu untersuchen und gleichzeitig Wörter als Träger dieser Information zu benutzen.

Zum Problem der phonetischen Ausgewogenheit von Testlisten sei hier nur kurz angemerkt, daß die Voraussetzung für gleiche oder annähernd gleiche Lautverteilung innerhalb der Wortlisten gemäß der anhand von Stichproben errechneten Häufigkeit der Laute in der betreffenden Sprache eine Statistik der gesprochenen Sprache (und nicht der Schriftsprache) voraussetzen würde. Die Sprachbeobachtung zeigt zudem, daß Phänomene wie Koartikulation, gegenseitige Beeinflussung und Störung die Norm in der natürlichen Sprache darstellen und somit die Effekte der Phonemhäufigkeit weitgehend überdecken.

Mit zunehmender Komplexität des verwendeten Sprachmaterials in Wort- und Satztests erhöht sich die Anzahl der Faktoren, die auf die Wahrnehmung dieses Prüfmaterials wirken. Die Sätze selbst können nach sehr unterschiedlichen Gesichtspunkten zusammengestellt werden, seien diese linguistischer (syntaktischer Aufbau, morphologische Wortstruktur, lexikalische Auswahl) oder quantitativer Art (Satzlänge und Dauer der gesprochenen Sätze, statistische Kennwerte des Materials). Somit verunmöglicht die linguistische Komplexität des Materials eine vorzugsweise akustisch orientierte Auswertung. Außerdem steigen die Anforderungen an eine systematische Analyse der Resultate. Andererseits wären Satztests insbesonder für Untersuchungen im Störlärm sehr hilfreich.

3.2.2 Beschreibung mit Wahrscheinlichkeitsmodellen

Der zunehmende Kontexteinfluss beim Erkennen von Einzellauten, Wörtern und Sätzen kann mit einfachen Wahrscheinlichkeitsmodellen beschrieben werden, welche experimentell verifiziert wurden (Boothroyd u. Nittrouer 1988). Der Einfluß des lexikalischen Kontexts läßt sich ausdrücken als:

$$k = \frac{\log(1-p_c)}{\log(1-p_i)},$$

wobei k das Verhältnis der Erkennungswahrscheinlichkeit mit zu der Wahrscheinlichkeit ohne Kontext bedeutet. Für CVC-Kombinationen („consonant-vowel-consonant") wurde k als etwa 1,3 ermittelt.

Auf Satzmaterial angewandt, resultierte ein Kontextfaktor von 1,38 für Sätze mit geringer Voraussagbarkeit (LP, „zero predictability") bis 2,72 für Sätze mit großer Voraussagbarkeit (HP, „high predictability").

Die Wahrscheinlichkeit für die Erkennung von aus mehreren Lauten (Phonemen) zusammengesetzten Silben lautet:

$$p_w = p_p^j,$$

wobei p_p die Wahrscheinlichkeit für die Erkennung eines isoliert gesprochenen Einzellauts bedeutet und j zwischen 1 und n (Anzahl der Phoneme) liegt. Für sinnlose CVC-Logtome beträgt j etwa 3, während für sinnvolle CVC-Worte ein Wert von etwa 2,5 typisch ist. Diese Modelle sind im Zusammenhang mit der Entwicklung von Sprachtests von Bedeutung, die Anwendung dieser Formeln im Einzelfall ist jedoch aufgrund der großen Variabilität nur beschränkt möglich.

3.3
Physiologische und technische Rahmenbedingungen

Der Hörnerv kann mit unterschiedlichen elektrischen Reizen angeregt werden. Für die Wahl der Reizart und der Stimulationsparameter sind sowohl elektrochemische Prozesse der Elektroden-Gewebe-Grenzschichten als auch physiologische und kommunikationstechnische Randbedingungen maßgebend. Als Material kommt für dauerhaft implantierte Elektroden praktisch nur Platin bzw. aus mechanischen Gründen eine Legierung aus Platin und Iridium in Frage.

Die für einen effektiven Reiz wirksame elektrische Größe ist der Strom, welcher während einer gewissen Zeit in das Nervengewebe hinein- oder herausfließt. Das Integral des elektrischen Stroms (I) über eine Zeitperiode (T) ist die elektrische Ladung (Q). Bei rechteckförmiger Stromform (pulsatile Reizung, s. Abb. 3.4) errechnet sich die Ladung als Produkt von Strom und Pulsdauer ($Q = I \cdot T$). Zur Vermeidung irreversibler elektrochemischer Prozesse am Elektroden-Gewebe-Übergang (Erosion von Platin, Gasbildung) ist unbedingt dafür zu sorgen, daß die Ladung, welche in das Gewebe hineingebracht wurde, auch wieder herausgeführt wird. Das elektrische Stimulationssignal muß also gleichstromfrei übertragen werden. Auf einen positiven Strompuls muß unmittelbar ein negativer Puls gleicher Ladung folgen. Da sich die Impedanz (das Verhältnis von Spannung und Strom) implantierter Elektroden mit der Zeit ändern kann, werden wenn möglich Konstantstromquellen verwendet, welche eine von der Elektrodenimpedanz unabhängige definierte Reizstärke ermöglichen.

3.3.1
Reizformen

Als Reizformen kommen sinusoidale (analoge) oder pulsatile Signale zur Anwendung. Die Vor- und Nachteile der unterschiedlichen Verfahren haben in der Vergangenheit Anlaß zu vielen Diskussionen geliefert, welche teilweise durch unklare oder unglücklich gewählte Begriffe erschwert wurden. Wenn von analoger und pulsatiler Reizung die Rede ist, wird oft der Gegensatz analog – digital damit assoziiert, welcher in der Audio- und Meßtechnik eine besondere Bedeutung hat.

Bei der analogen Stimulation wird meist ein gefiltertes und komprimiertes Signal kapazitiv auf die Elektroden gelegt. Der Vorteil bei diesem Verfahren

Abb. 3.4.
Kanalinteraktion (Übersprechen) bei Mehrkanalstimulation (*E* Elektrode, *SG* Spiralganglion)

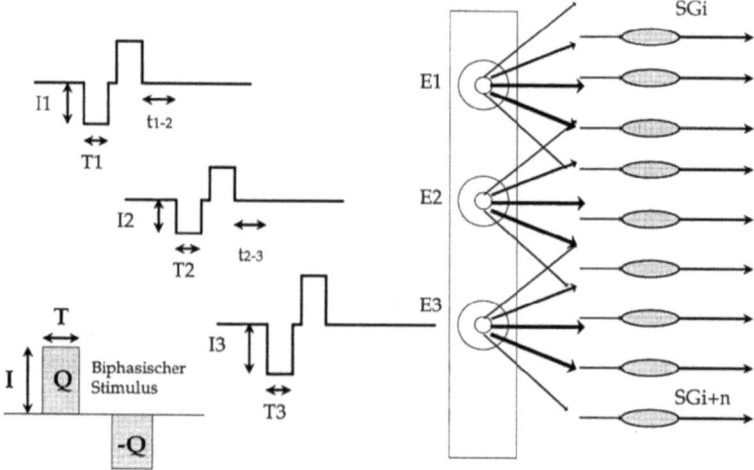

Ladung (Q, nC) = Amplitude (I, mA) : Pulsbreite (T, μsec)

ist die relativ einfache Verarbeitung, da die Signale ähnlich wie bei einem konventionellen Hörgerät nach Mikrofon, Verstärker und Filter dem Implantat direkt zugeführt werden können. Dieses Verfahren eignet sich recht gut für eine einkanalige Prothese. Sobald allerdings mehrere unabhängige Kanäle vorhanden sind, ergeben sich Lautheitssummationen durch Stromüberlagerungen.

Biphasische Pulse erlauben eine zeitlich besser kontrollierbare Reizung als analoge Sinussignale. Die Ladung pro Puls, welche für die empfundene Lautheit in erster Linie maßgebend ist, kann jederzeit genau definiert werden. Insbesondere bei der Stimulierung von mehreren Kanälen können Interferenzen vermindert werden, indem immer nur ein Kanal gleichzeitig aktiviert wird. Nachteilig wirkt sich unter Umständen bei der sequentiellen Stimulation die verminderte Zeitauflösung aus, da pro Reizpuls immer nur die Information eines Frequenzbandes übertragen wird, die anderen also inaktiv bleiben.

3.3.2
Anordnung der Elektrodenpaare

Voraussetzung für die elektrische Stimulation ist eine genügende Anzahl elektrisch erregbarer Nervenzellen. Die Lautheitsempfindung hängt vermutlich von der Anzahl gleichzeitig aktivierter Zellen ab. Durch die Lage der Stimulations- und Referenzelektroden kann der aktivierte Bereich beeinflußt werden. Bei weit auseinanderliegenden Elektroden werden bei gleicher Reizstärke mehr Neuronen aktiviert als bei nahe beisammenliegenden. Dadurch reduzieren sich die Hörschwellen mit zunehmender Distanz der Elektrodenpaare.

Die Lage der Elektrodenpaare bezüglich des Trägerkörpers ist für die Hörempfindung ebenfalls bedeutsam. Radial angeordnete Elektroden erlauben eine engere Lokalisation der neuronalen Erregung als longitudinale Elektrodenpaare (van den Honert u. Stypulkowski 1987b). Eine lokal begrenztere Erregung ist wünschenswert, weil damit die tonotope Frequenzselektivität besser erhalten bleibt, bzw. die Unabhängigkeit der verschiedenen Kanäle besser gewährleistet ist.

3.3.3
Bestimmung der Wahrnehmungsschwelle

In der Praxis muß für jede Elektrodenkonfiguration die Wahrnehmungsschwelle („threshold", T-level) sowie die Reizstärke für eine angenehme, erträgliche Lautheitsempfindung („comfort", C-level, manchmal auch MCL, „most comfortable level" genannt, bzw. durch UCL, „upper comfortable level", ersetzt) bestimmt werden (s. Abb. 3.5). Der Bereich zwischen

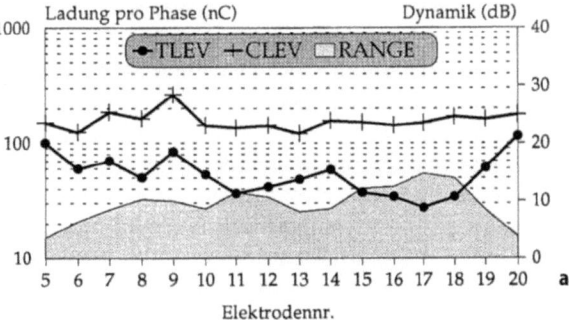

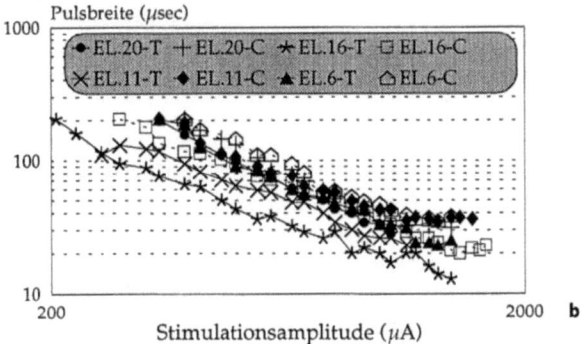

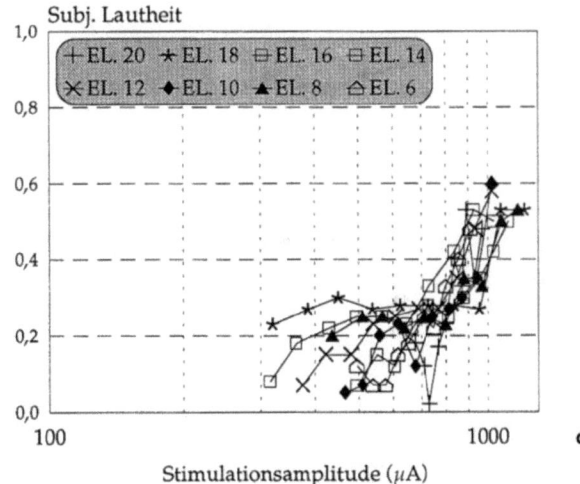

Abb. 3.5 a–c. Psychophysische Messungen mit Cochlea-Implantaten. **a** Bestimmung von Schwellen (*TLEV* „threshold level", *CLEV* „comfortable level") und Dynamik (*RANGE* ausnutzbarer Hörbereich), **b** Verhältnis von Stimulationsamplitude (in µA) und Pulsbreite (in µsec) bei gleicher subjektiver Lautheit und verschiedenen Stimulationselektroden, **c** Lautheitsfunktionen: Subjektive skalierte Lautheit als Bereich zwischen unhörbar (0,0) und unerträglich laut (1,0) für verschiedene Elektroden; hier am Beispiel der Patientin U.T. mit bipolarer Stimulation und einer Pulsbreite von 150 µsec/Phase (Ausnahme: Elektrode 20 mit einer Pulsbreite von 200 µsec/Phase)

diesen Werten (dynamischer Bereich) liegt im Schnitt bei 6 bis 12 dB (bezogen auf 1 nC Ladung/Phase) und ist damit wesentlich kleiner als die 120 dB SPL („sound pressure level", Schalldruckpegel) bei der akustischen Stimulation. Die Schwellwerte sind abhängig von der Stimulationsrate. Bei höheren Pulsraten sinkt die Hörschwelle etwas ab, während der C-Level mehr oder weniger konstant bleibt, so daß insgesamt die Dynamik zunimmt. Durch Modellbetrachtungen der Erregungsmechanismen an der Nervenmembran (Finley et al. 1989) läßt sich dieses Phänomen erklären. Das Ausmaß der Schwellenabhängigkeit von der Reizrate ist jedoch individuell und muß insbesondere für die neuen vielversprechenden Codierungsstrategien mit hohen Reizraten berücksichtigt werden.

Die Lautheitsempfindung bei der elektrischen Stimulation ist eine nichtlineare Funktion der applizierten Ladung/Phase, welche sich mit einer Potenzfunktion annähern läßt. Abbildung 3.5 zeigt Beispiele für Lautheitsskalierungsmessungen bei Stimulation unterschiedlicher Elektroden. Die maximal mögliche Ladung/Phase sollte bei den verwendeten Elektrodengeometrien auf ca. 30 µC/cm² beschränkt werden, um Schäden an den Elektroden und der biologischen Umgebung zu verhindern (Shepherd et al. 1990).

Die elektrische Stimulation mit pulsatilen Signalen löst meistens zwei unterschiedliche Arten von Empfindungen aus. Die repetitive Anlegung der Stimuli an einer Elektrode (Stimulationsfrequenz, -rate, Pitch) wird als eine Empfindung von Tönen bzw. von der Grundfrequenz der Stimme beschrieben. Die Ratendiskrimination ist allerdings nur bis etwa 300 Pulse/s mit der von Normalhörenden vergleichbar. Bei höheren Raten fällt die Unterscheidung zunehmend schwieriger.

Die Stimulation an verschiedenen Orten innerhalb der Cochlea ruft Empfindungen hervor, die mit der tonotopen Frequenzempfindung bei Normalhörenden verglichen werden kann. Die wahrgenommene charakteristische Frequenz hängt dabei von der Eindringtiefe des Elektrodenträgers ab. Mit den über 17 mm verteilten 22 Elektroden des Nucleus-Implantats beispielsweise kann bei einer Eindringtiefe von ca. 20 mm der Frequenzbereich zwischen 700 und 11000 Hz angesprochen werden, bei einer Eindringtiefe von 17 mm (alle aktiven Elektroden innerhalb der Cochlea) jedoch nur noch der Bereich von 1000 bis 20000 Hz. Die Frequenzselektivität ist durch die Fähigkeit des Implantats bestimmt, Neuronen örtlich möglichst begrenzt zu erregen. Da die Hörschnecke ein dreidimensionales Gebilde ist, kann eine elektrische Stimulation auch zu Erregungen außerhalb der tonotopen Frequenzskala führen, was selbstverständlich die Frequenzwahrnehmung für den Implantatträger erschwert.

3.3.4
Modelle der Hörnervstimulation

Die elektrische Hörnervreizung bezweckt die Erzeugung von Aktivierungsmustern im Hörnerv, welche eine Decodierung der übermittelten Information durch den zentralen Auswertungs- und Wahrnehmungsmechanismus ermöglichen. Eine von vielen Forschern auf diesem Gebiet postulierte Arbeitshypothese besagt, daß ein dem natürlichen Aktivierungsmuster bei akustischen Reizen möglichst ähnliches Muster durch elektrische Reize optimale Höreindrücke vermitteln würde und deshalb anzustreben sei. Somit ist bei der Suche nach geeigneten Verfahren zur Hörnervstimulation zuerst einmal von Modellen der normalen Hörnervaktivität auszugehen und aus vergleichenden Experimenten mit akustischer und elektrischer Reizung nach Gemeinsamkeiten und Unterschieden zu suchen.

Der normale Vorgang der Nervenerregung im Innenohr kann vereinfacht mit dem durch verschiedene Autoren erweiterten Davis-Modell (MacMullen u. Mountain 1985) beschrieben werden. Dieses Modell läßt sich auch sehr schön zur Veranschaulichung der elektroanatomischen Verhältnisse in der Cochlea verwenden, welche sowohl bei intra- wie auch bei extracochleären Elektrodenplazierungen nicht zu vernachlässigen sind – Elektroden direkt im Hörnerv bzw. im Hirnstamm haben derzeit praktisch wenig Bedeutung (Spelman et al. 1982). Modelle von Nervenfaserpopulationen wurden von verschiedenen Autoren soweit entwickelt, daß sie die Hörnervaktivität auch bei komplexen akustischen Reizen unter Störlärmbedingungen beschreiben können (Colombo u. Parkins 1987; Deng u. Geisler 1987; Ghitza 1987).

Bei elektrischer Reizung spielen Modelle der elektrischen Feldkonfiguration eine große Rolle, da zwischen Reizelektrode und Nervenfaser unterschiedlich leitende Medien liegen. Vermehrt werden zur Modellierung zwei- und dreidimensionale Rekonstruktionen der Cochlea mit finiten Elementen oder Differenzen eingesetzt. Die modellmäßig charakterisierten elektrischen Felder werden dann in einem weiteren Schritt als Eingangsgrößen für neurale Membranmodelle verwendet (Finley et al. 1989).

Verschiedene Hypothesen der neuralen Erregung mit analogen und pulsatilen Signalen wurden auch in psychophysischen Experimenten mit CI-Trägern verifiziert (Dobie u. Dillier 1985; Zeng u. Shannon 1992), um beispielsweise die erstaunlich guten Sprachverständlichkeitsleistungen mit einkanaliger Stimulation erklären zu können. Obwohl Modellsimulationen von Einzelfaseraktivitätsmustern teilweise sehr gute Übereinstimmungen mit den psychophysischen Resultaten lieferten (Motz u. Rattay 1986), zeigten elektrophysiologische Untersuchungen klar auf, daß die beobachteten Phänomene mit der Aktivität einzelner Neurone nicht zu erklären waren, sondern nur mit Betrachtungen, welche ganze Arrays von Nervenfasern gleichzeitig in Betracht ziehen (Hartmann et al. 1984; van den Honert u. Stypulkowski 1987a).

3.4
Typen von Cochlea-Implantaten – Stand der Technologie

Die Zahl der CI-Träger dürfte 1995 weltweit bereits 10 000 übersteigen. Die meisten bisher entwickelten Systeme bestehen aus den folgenden Komponenten:

- Einem Stimulator (Sprachprozessor) von der Größe eines Taschenhörgeräts, welcher die Reizcodierungselektronik und eine Batterie enthält. Er wird am Körper getragen.
- Einem über ein Kabel mit dem Stimulator verbundenen Sender oder (nur noch selten) Hautstecker hinter dem Ohr.
- Dem via Mastoidknochen und Mittelohr chirurgisch in das Innenohr eingesetzten Implantat (Empfänger und Elektroden). Als Zugang zum Innenohr und zum Hörnerv hat sich das runde Fenster der Schnecke (Cochlea) bzw. eine separate Öffnung in der ersten Schneckenwindung als am besten geeignet erwiesen. Bei extracochleärer Reizung werden die Elektroden in Kontakt mit dem runden Fenster gebracht, bei intracochleärer Plazierung vollständig in die Cochlea eingelegt.

Die derzeit bekanntesten kommerziell erhältlichen Implantate sind in der Tabelle 3.1 aufgelistet. Aus der Zusammenstellung wird deutlich, daß praktisch alle Systeme mittlerweile für eine intracochleäre Plazierung ausgelegt sind. Die ursprünglichen Bedenken wegen eventueller Schädigungen verbleibender Innenohrstrukturen konnten glücklicherweise durch die mittlerweile bereits mehrere Jahrzehnte während praktische Erfahrung mit intracochleären Elektroden sowie die bereits mehrfach erprobte Möglichkeit eines Implantat-Ersatzes ohne nachteilige Folgen zerstreut werden.

3.4.1
Sprachdiskrimination

Ein Vergleich bezüglich der erzielten Sprachdiskrimination ist recht schwierig aus Gründen mangelnder Standardisierung von Sprachtests und unterschiedlichen sprachlichen und biologischen Hintergründen der Patienten. Mit extracochleären und mit intracochleären Systemen werden Umweltgeräusche wahrgenommen, Stimmen erkannt und unterschieden und einfache Sprachinhalte verstanden. Die grundsätzliche Überlegenheit mehrkanaliger Geräte bei korrekter Elektrodenlage und adäquater Reizcodierung wird jedoch heute kaum mehr ernsthaft bestritten. Durch die gleichzeitige Anwendung des Periodizitäts- und Ortsprinzips für die Informationsübertragung ist die Kanalkapazität bei

Tabelle 3.1. Die wichtigsten Implantstypen

Typ	Aktive Kanäle	Intra Extra	Art der Stimulation	Signalübertragung	Kodierungsstrategie
Digisonic (früher Chorimac, Chouard, 1985)	12	I	BP, pulsatil. sequentiell	3,2 MHz (PM)	Kanalvocoder, digital
AllEar (früher 3M/House, Fretz, 1985)	1	I	analog 340–2700 Hz	16 kHz (AM)	Amplitudenmodulation, analog
Ineraid (Richards, früher Symbion, Eddington, 1980)	6	I	MP, analog, simultan	Stecker	Filterbank, analog
Laura (Antwerp Bionic Systems, Peeters, 1989)	8 BP 15 MP	I	BP, MP, pulsatil, simultan	10 MHz (PM)	CIS, digital
Nucleus (Cochlear Pty, Clark, 1990)	22 CG 21 BP	I	BP, Bp+n, MP, CG, puls, sequentiell	2,5 MHz (PM)	Vocoder mit „Feature Extraction", Filterbank, digital
Clarion (Advanced Bionics, früher UCSF, Storz, Merzenich, 1985)	4	I	BP, MP, CG, analog, simultan	10 MHz (FM)	CIS und Analogstimulation, digital
Combi-40 (MedEl, früher 3M/Vienna, Hochmair, 1989)	1 bis 8	E oder I	analog/pulsatil 100–6000 Hz	12 MHz (AM)	CIS und Analogstimulation, digital

BP bipolar, *MP* monopolar; *CG* „common ground";
PM Pulsmodulation; *AM* Amplitudenmodulation;
FM Frequenzmodulation; CIS „continous interleaved sampler".

Mehrkanalsystemen potentiell bedeutend größer als bei Einkanalsystemen, so daß viele CI-Träger mittlerweile sogar ohne Lippenablesen kommunizieren und Telefongespräche führen können. Das Fehlen von nennenswerten Risiken bei korrekter Operationstechnik hat sich in bereits über 20 Jahren Benutzungsdauer bestätigt.

3.4.2
Elektrodenanordnung

Die optimale Anordnung der Reizelektroden auf dem Elektrodenträger und deren Ausrichtung innerhalb der Schneckenwindungen ist ein aktuelles und noch offenes Forschungsthema. Inwiefern Unterschiede mit den einzelnen Implantatmodellen auf Variationen der Elektrodengeometrie und -konfiguration zurückzuführen sind oder von Patientenvariablen oder der Art der Signalcodierung abhängen, wird die weitere wissenschaftliche Arbeit zeigen.

3.4.3
Sprachcodierung

Bezüglich der Sprachcodierung haben die Forschungsarbeiten der letzten zehn Jahre zu einer beträchtlichen qualitativen Verbesserung und ebenso zu einer Vereinheitlichung der zugrundeliegenden Konzepte und Strategien geführt. Die reine Merkmalsextraktion gemäß dem Schema eines Formantvocoders, wie sie im ersten Nucleus-Sprachprozessor realisiert war (WSP, „wearable speech processor") wurde zugunsten immer detaillierterer zeitlich besser aufgelöster Spektralinformation aufgegeben. Die reine Breitband-Analog-Stimulation, wie sie etwa im 3M/Vienna-System für einkanalige oder im Symbion/Ineraid-System für mehrkanalige Konfigurationen realisiert wurde, wurde von mehreren Forschungsgruppen durch pulsatile Reizung möglichst hoher Raten (CIS, „continuous interleaved sampler") ersetzt. Besonders bei Elektrodenkonfigurationen mit geringem Abstand zwischen benachbarten Elektroden bietet die nichtsimultane Pulsreizung gegenüber simultaner Analogreizung gewichtige Vorteile.

3.4.4
Signalübertragung

Mit einer Ausnahme sind alle derzeit gebräuchlichen Implantate mit transkutaner Signalübertragung (also mit Hochfrequenzmodulation unterschiedlicher Art) ausgestattet, da der heutige technologische Stand den Einsatz von Hautsteckern außer für rein wissenschaftliche Zwecke obsolet erscheinen läßt.

3.4.5
Zuverlässigkeit

In den frühen 80er Jahren wurden erste Versuche mit Cochlea-Implantaten bei Kindern durchgeführt (Eisenberg u. House 1982). Nachdem mit den damaligen einkanaligen Implantaten auch nach vielen Versuchen bei Erwachsenen keine überzeugenden Ergebnisse erzielt werden konnten, war es für die Fachleute keine große Überraschung, daß die Erfolge bei den implantierten Kindern sich in Grenzen hielten (Popelka u. Gittelman 1984). Zudem ließ die Zuverlässigkeit der Systeme sehr zu wünschen übrig. Wie unzuverlässig die Implantate der ersten Generation funktionierten, zeigte sich erst nachträglich, als die Ausfallhäufigkeiten mit unterschiedlichen Implantatmodellen veröffentlicht wurden (von Wallenburg et al. 1993). Daß nach zwei Jahren beinahe ein Fünftel aller 3M/House-Implantate mit Epoxyverkapselung ausgefallen war, ist ein deutlicher Hinweis darauf, daß die Technologie damals noch nicht genügend ausgereift war. Obwohl sich glücklicherweise in mehreren Fällen ein defektes Implantat problemlos durch ein neues ersetzen ließ, ist ein solches System für die Anwendung bei Kindern kaum zu verantworten. Ähnlich problematische Erfahrungen wurden auch bezüglich der Zuverlässigkeit von Sprachprozessoren berichtet (Biesalski et al. 1985)

Daß die Situation durch technische Verbesserungen heute grundsätzlich anders ist, zeigt die Ausfallrate von 1,33% für das Nucleus Mini System 22, welche auf einer Anzahl von 4623 implantierten Geräten basiert (von Wallenberg et al. 1993). Es ist zu hoffen, daß diese Rate künftig noch weiter reduziert werden kann.

3.5
Experimentelle Untersuchungen verschiedener Sprachcodierungsstrategien

Die aktuellste Frage im Bereich der Forschung und Entwicklung für Cochlea-Implantate ist die Suche nach geeigneten Codierungsstrategien zur Unterscheidung bedeutungstragender sprachlicher Merkmale und die Optimierung entsprechender Anpassungs- und Evaluationsverfahren.

> Das Grundproblem der Sprachcodierung ist die beschränkte Kanalkapazität für die Übertragung der für das Sprachverständnis notwendigen Informationseinheiten.

Durch eine geeignete Transformation muß sichergestellt werden, daß die akustischen Schallwellen in die adäquaten elektroneuralen Erregungsmuster übersetzt werden. Dabei müssen elektrophysiologische Maskierungseffekte und Interaktionen der einzelnen Reizelektroden so weit als möglich vermieden werden. Die je nach Pathologie und Lage der Reizelektroden unterschiedliche elektroanatomische Reizsituation macht eine individualisierte Intensitäts- und Frequenzzuordnung erforderlich.

Bei der analogen Signalverarbeitung wird das Eingangssignal durch Bandfilter in mehrere Frequenzbänder aufgeteilt, welche mit Verstärkerbausteinen in adäquate Stimulationssignale transformiert werden. Vor allem bei eng zusammenliegenden Elektroden lassen sich elektrophysiologische Maskierungseffekte sowie elektrische Summation der Erregungsfelder kaum vermeiden. Durch die Verwendung nichtsimultaner pulsatiler Reizformen kann ein Großteil dieser negativen Phänomene vermieden werden. Wie von Shannon und Mitarbeitern und anderen experimentell gezeigt wurde, findet zwar auch eine gewisse zeitliche Integration und Nachverdeckung bei Reizung mehrerer Elektroden statt, welche jedoch gegenüber den Interaktionseffekten bei simultaner Reizung praktisch vernachlässigt werden kann. Durch geschickte Wahl der sequentiell aktivierten Elektroden kann zudem der Integrationseffekt zusätzlich verringert werden. In den letzten Jahren wurden insbesondere durch Verwendung höherer Reizarten beträchtliche Fortschritte bezüglich Sprachverständlichkeit erzielt.

Die technischen Grundlagen des heute am weitesten verbreiteten Nucleus-Implantats wurden in verschiedenen Publikationen ausführlich beschrieben (Clark et al. 1990). Die implantierte Elektrodenansteuerung ist genügend flexibel, um auch komplexere Reizschemata als das im derzeitigen Sprachprozessor realisierte zu verarbeiten. Somit kann durch entsprechende Signalverarbeitung in einem Laborsystem eine Vielzahl von Sprachcodierungsstrategien realisiert und die bezüglich Sprachqualität und -verständlichkeit optimale Lösung in interaktiven Tests mit den Patienten gefunden und in einen tragbaren Sprachprozessor einprogrammiert werden. Für Feldversuche über mehrere Wochen wurde deshalb auch ein eigener tragbarer digitaler CI-Prozessor entwickelt (Dillier et al. 1990).

Auf einen für die Signalverarbeitung wichtigen Aspekt soll noch kurz hingewiesen werden: Der eingebaute Empfänger des derzeitigen Implantats wandelt Sequenzen, bestehend aus sechs RF-Pulsen (Radiofrequenzpulsen) variabler Länge in biphasische Elektrodenstimuli. Die effektive Stimulationsdauer ist durch die positive und negative Pulsweite (biphasischer Puls) gegeben. Die Datenübertragung zum Implantat dauert aber wesentlich länger, da pro Sequenz von 6 RF-Pulsen jeweils nur ein Stimulus codiert ist. Daher ist die maximale Stimulationsrate durch die Datenübertragung zwischen Sender (Spule) und Empfänger (Implantat) begrenzt. Bereits angekündigte künftige Implantate sind bezüglich maximaler Stimulationsrate jedoch nicht mehr eingeschränkt (Patrick 1995). Die in Abb. 3.6 aufgeführten Sprachcodierungsstrategien können im Sinne einer Optimierungsaufgabe gemäß vorwiegend zeitlicher oder spektraler Auflösung klassifiziert werden. Die asymptotische Grenzlinie ist durch die maximale Datenübertragungsrate sowie die patientenspezifischen physiologischen und anatomischen Eigenschaften bedingt, welche mittels Testmessungen ermittelt werden können.

Bei der Suche nach verbesserten Codierungsstrategien für Cochlea-Implantate ist die Reduktion der übertragenen Sprachinformation auf die für die Verständlichkeit wesentlichen Merkmale ein Arbeitsziel, welches durch die begrenzte Kanalkapazität aller bisher bekannten Neurostimulationssysteme vorgegeben ist.

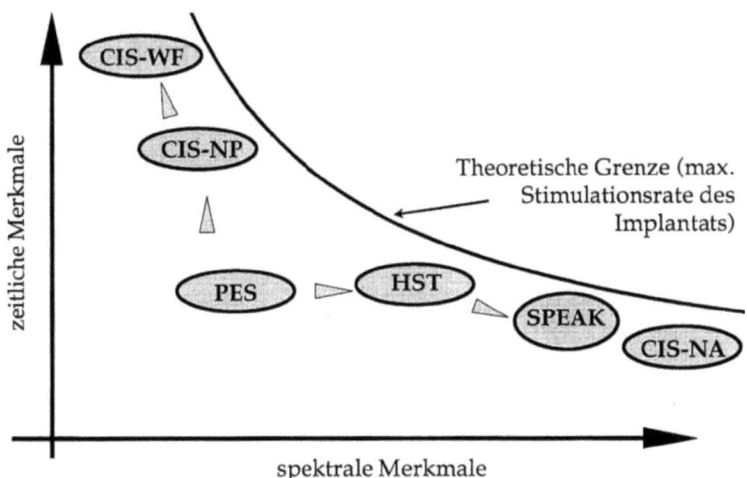

Abb. 3.6.
Codierungsstrategien: Optimierung der zeitlichen und spektralen Auflösung

64 Kapitel 3 Codierungsstrategien – Grundlagen und Evaluation

Neben Strategien, welche vor allem spektrale Merkmale wie Formanten bzw. spektrale Peaks zur Sprachcodierung verwenden, wurden auch Strategien untersucht, welche mehr die zeitliche Feinstruktur der Sprachsignale in den Vordergrund stellen. Wie das bekannte Beispiel synthetisch generierter stimmhafter Plosivlaute /ba/, /da/, /ga/ zeigt, ist der einzige Unterschied zwischen diesen drei Silben die etwa 30 bis 40 ms dauernde Frequenzänderung des zweiten und dritten Formanten. Wird diese Information durch diskrete Pulsreize im Takt der Grundfrequenz auf die entsprechenden Elektroden übertragen, steht dem Patienten zur Diskrimination dieser Silben nur eine äußerst minimale Informationsmenge in der Form von 3 bis 4 Reizpulsen zur Verfügung. Wenn hingegen während der Formanttransitionen entweder mehrere benachbarte Elektrodenkanäle gleichzeitig (z. B. SPEAK-Strategie) oder aber die gleichen Elektroden mit höherer Pulsrate (z. B. CIS-Strategie) angeregt werden, ergibt sich eine größere statistische Wahrscheinlichkeit zur richtigen Diskrimination der Konsonant-Vokal-Übergänge.

3.5.1
Analyse der Verfahren

Mit einem speziell entwickelten Programm können die auf ein Implantat übertragenen Reizparameter zwei- und dreidimensional visualisiert und systematisch analysiert werden. Abbildung 3.7 zeigt Elektrodogramme mit MPEAK (Multipeak-Strategie) und SPEAK (Spectral-peak-Strategie). Die Schwärzung der einzelnen kleinen Rechtecke bezeichnet in etwa die mit dem Stimulus verbundene subjektive Lautheit. Aus den Darstellungen wird deutlich, daß das MPEAK-Verfahren durch die pro Zeitabschnitt beschränkte Anzahl aktivierter Elektroden sowie die tiefe, pitch-synchrone Reizrate die Formantübergänge relativ schlecht und fehlerhaft überträgt, während die SPEAK-Strategie durch die höheren Reizraten und die Möglichkeit, benachbarte Elektroden praktisch gleichzeitig anzuregen, eine naturgetreuere Nachbildung der im Sprachsignal enthaltenen Information erlaubt.

Die Eigenschaften der Sprachprozessorstrategien wurden für verschiedene Klassen von Sprachlauten und bei zusätzlichem Störlärm vor allem mit Hilfe dieses Visualisierungsprogramms analysiert. Auf-

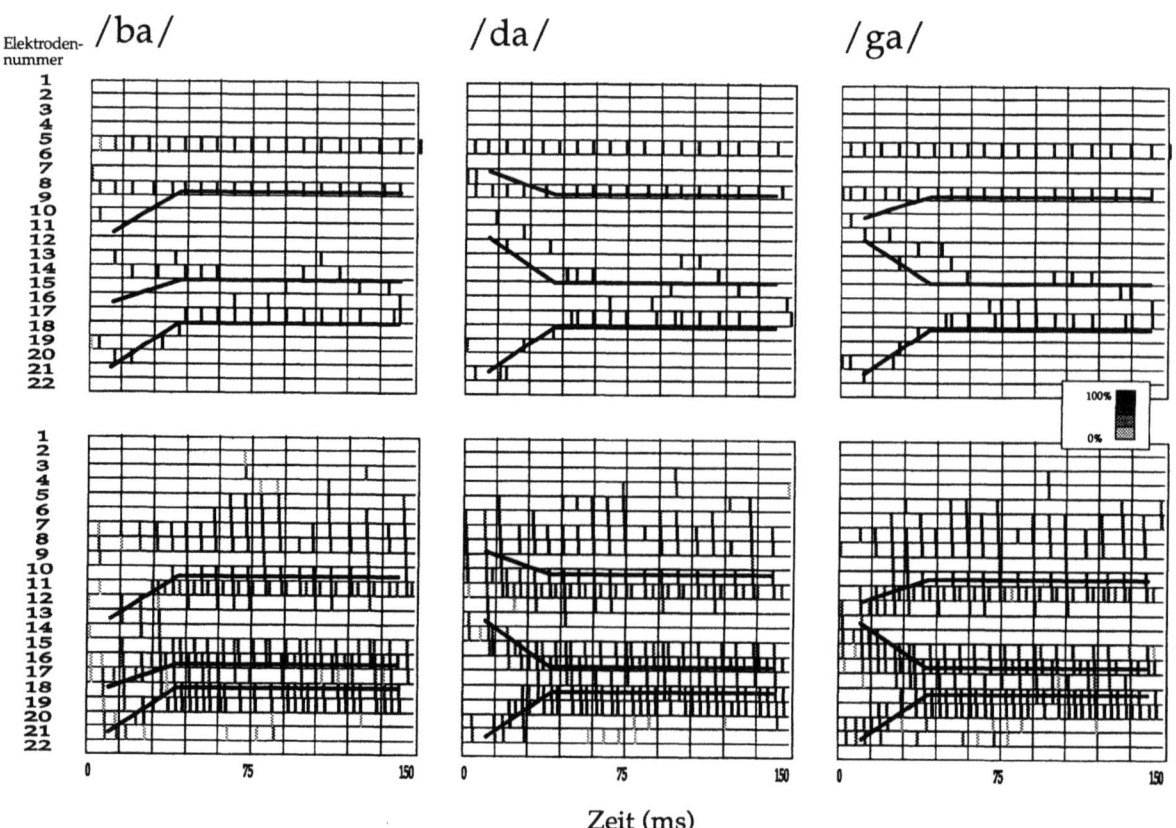

Abb. 3.7. Codierung der stimmhaften Plosive mit zwei verschiedenen Strategien (*oben* MPEAK, *unten* SPEAK). Elektrode 1 ist die äußerste Elektrode entsprechend der höchsten wahrgenommenen Ortsfrequenz, Elektrode 22 die innerste Elektrode mit der niedrigsten tonotopen Frequenzempfindung

Zeit (ms)

grund dieser Analysen und theoretischer Überlegungen wurden die Verarbeitungsalgorithmen verfeinert, indem zum Beispiel spezifische Eigenschaften von Sprachsignalen wie spektraler Schwerpunkt hochfrequenter Phoneme oder Formantprofil von Vokalsegmenten zur Verschärfung phonologischer Kontraste eingesetzt wurden. Virtuelle Stimulationselektroden wurden durch Variationen der Anzahl und zeitlichen Abfolge von Stimulationspulsen generiert und führten in der Analyse zu einer potentiell verbesserten Unterscheidung von Vokalen und Konsonanten (Bögli 1993).

Untersuchungen von Wilson et al. (1991) weisen nach, daß mit hohen Reizraten auf mehreren Stimulationskanälen gegenüber tiefen Pulsraten und vor allem gegenüber Analogsignalen eine deutliche Verbesserung des Sprachverständnisses möglich ist. Diese Untersuchungen konnten bisher nur an Patienten mit Hautsteckern durchgeführt werden, da die technischen Voraussetzungen bei den Patienten mit Nucleus-Implantaten fehlten. Unser Ansatz mittels eigens entwickelter Interface-Hardware und einem experimentellen DSP-Sprachprozessor ermöglichte nun auch für diese Patienten einen Vergleich unterschiedlicher Strategien. Abbildung 3.8 illustriert fünf mögliche Codierungsarten (PES: „pitch excited sampler", CIS-WF/NA: „continuous interleaved sampler wide frequency band analysis/narrow band analysis", INT-1V: integrated hybrid strategy with one voice excited stimulation channel", HST: „high spectral transmission"), welche mit CI-Trägern im Labor mit der Codierung des Nucleus-MSP-Sprachprozessors (MPEAK) verglichen wurden. Zusätzlich zu diesen Grundstrategien wurden weitere Verarbeitungsstufen zur Kontrastverschärfung von Vokal- und Konsonantenunterschieden eingebaut.

3.5.2
Evaluationsexperimente mit Patienten

Wie gut die durch die Signalcodierung reduzierte und auf die implantierten Elektroden übertragene Sprachinformation im Einzelfall zur Diskrimination von Wörtern und Sätzen ausreicht, kann nur durch Evaluationsexperimente mit Patienten ermittelt werden. Solche Experimente sind naturgemäß aufwendig und von vielen Variablen abhängig. Deshalb wurden nur die erfolgversprechendsten Strategien mittels Sprachtests in der Laborsituation untersucht, um systematisch die wichtigsten Parameter variieren zu

Abb. 3.8. Codierung des Wortes „Schein" mit 6 verschiedenen Strategien

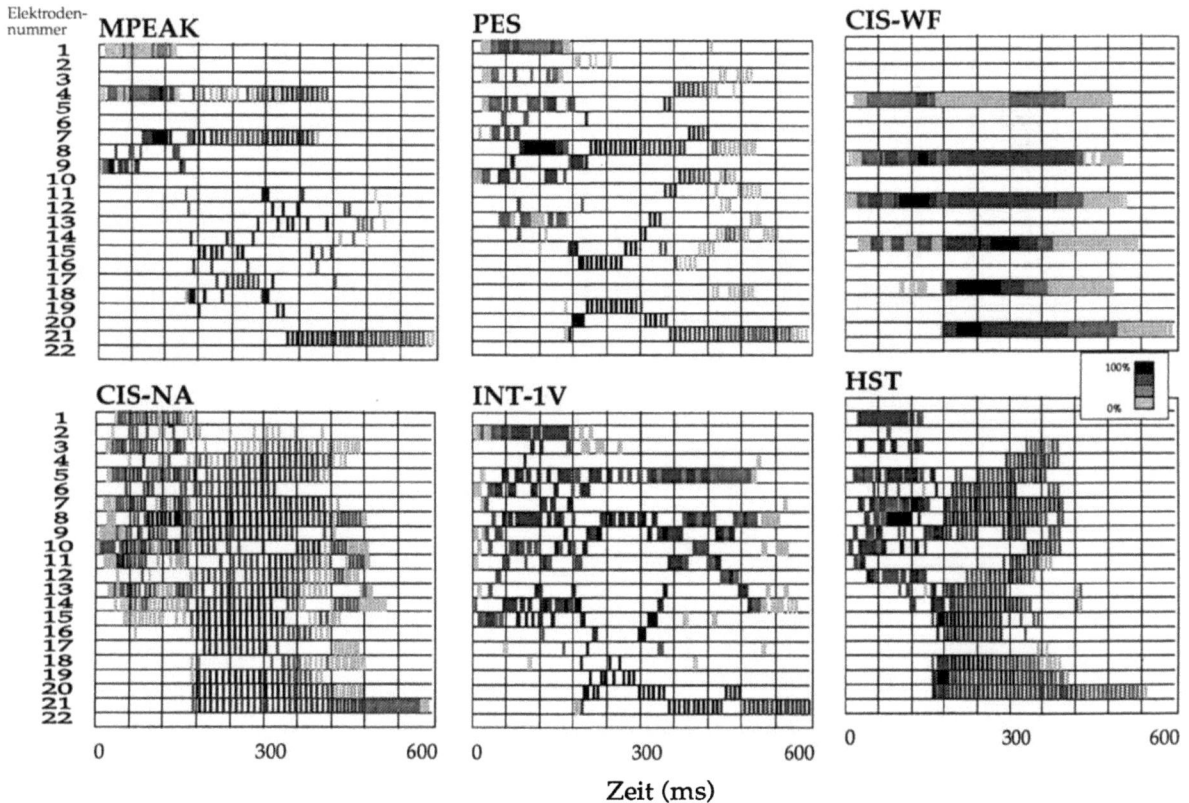

können. In einzelnen Sprachtests konnten mit den neuen Algorithmen deutlich bessere Ergebnisse erreicht werden als mit dem bisherigen Verfahren, in anderen Tests waren die Ergebnisse etwa gleich wie bisher. Als besonders erfolgversprechend erwiesen sich Reizmuster mit möglichst hoher Stimulationsrate und einer maximalen Anzahl von Reizelektroden. Die Erkennung von Konsonant-Vokal-Übergängen sowie von Zisch- und Reibelauten konnte dadurch signifikant gesteigert werden. Die neuen Verfahren erwiesen sich auch unter Störlärmbedingungen als erfreulich robust. Die Variationen der Reizparameter ergaben eine relativ hohe Sensitivität der Lautheitsabbildung und zeigten mögliche Wege zur Optimierung künftiger Prozessoranpassungen auf.

Die CIS-Strategien, welche kontinuierliche Reizmuster ohne explizite Berücksichtigung der Grundfrequenz generieren, waren in diesen Experimenten der PES-Strategie, welche Pulsgruppen im Takt der Grundfrequenz erzeugt, meist überlegen. Hingegen wurde von vielen Patienten die unnatürlichere Sprachqualität mit CIS gegenüber PES bemängelt. Deshalb wurde nach Strategien gesucht, welche die Vorteile beider Verfahren kombinieren, also bei guter Sprachverständlichkeit auch qualitativ angenehme Sprache liefern.

Diese sog. Hybridstrategien (HST und INT1V) haben diese Anforderungen tatsächlich erfüllt, wie die Abb. 3.9 zeigt. Im ersten Experiment ging es um die Unterscheidung der Stimmlage von Frauen- und Männerstimmen. Mit den F0-basierten Strategien (MSP, PES) war dies für die meisten Patienten problemlos zu erreichen, und die zufallskorrigierten Werte liegen meistens bei 100%. Mit der CIS-Strategie hingegen erreicht keine der fünf Versuchspersonen ein von der Ratewahrscheinlichkeit abweichendes Ergebnis. Mit den beiden Hybridstrategien wurden schließlich wieder sehr gute Diskriminationswerte erreicht, wobei die HST-Strategie der INT1V-Strategie etwas überlegen war. In den Konsonantentests konnten die guten Ergebnisse der CIS-Strategien mit den Hybridstrategien ebenfalls erreicht und teilweise sogar übertroffen werden. Die Informationstransmissionsanalyse der Konsonantenverwechslungsmatrizen zeigt, daß es vor allem die Merkmale Sibilanz und Frikativität waren, welche mit den Strategien mit höheren Pulsraten besser übermittelt wurden. Erstaunlich ist auch die Verbesserung beim Merkmal

Abb. 3.9a, b. Experimente mit Hybridcodierungsstrategien. **a** Ergebnisse bei einer Frauen- vs. Männerstimme, **b** Ergebnisse des Konsonantentests CM2 für verschiedene Patienten

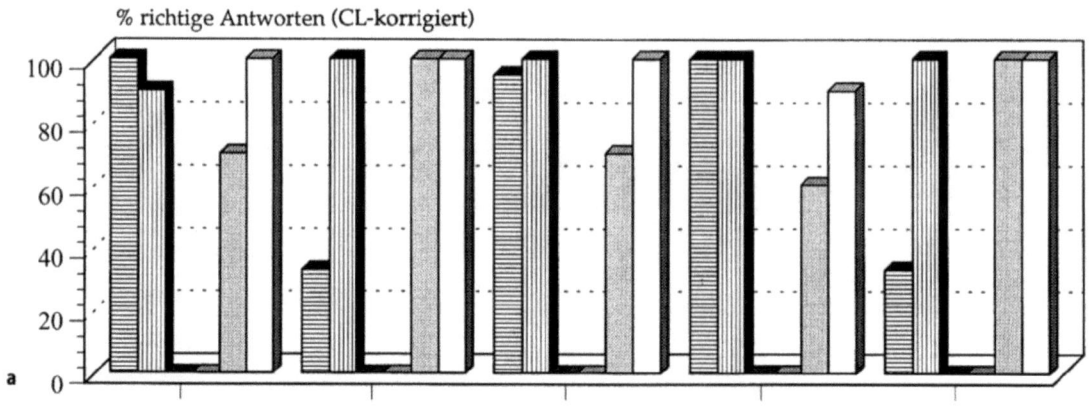

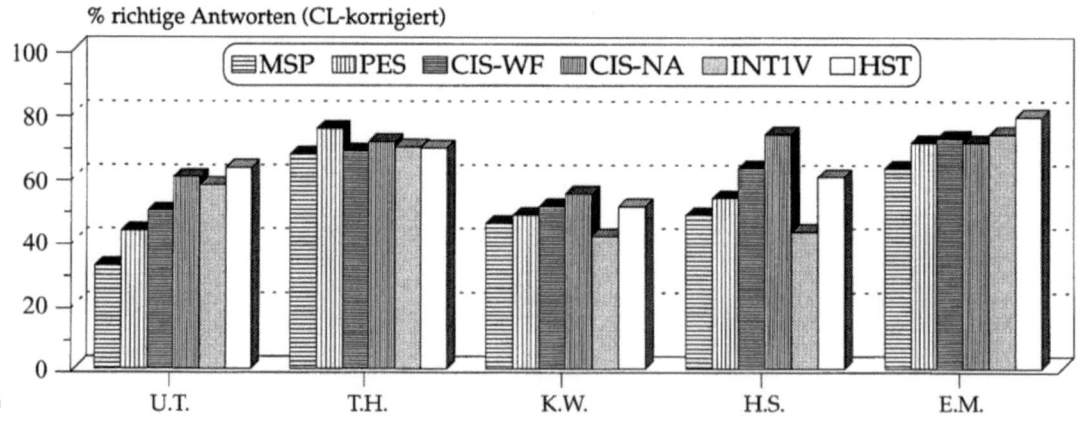

Stimmhaftigkeit, welche vermutlich auf die besser erkannten Plosivlaute (b-p, d-t, g-k) und die damit gekoppelte Erkennung des Artikulationsorts zurückzuführen ist.

> Mit den neu entwickelten digitalen Strategien wurde spontan ein besseres Konsonantenverständnis erzielt als mit den von den Patienten bisher benutzten Sprachprozessoren. Die besten Ergebnisse wurden mit Verfahren erzielt, welche höhere Reizraten und differenziertere Abbildungen spektraler Feinstrukturen enthielten. Weitere Experimente sowie zusätzliche Verbesserungen sowohl der Anpassungsmethodik als auch der einzelnen Verarbeitungsschritte laufen in Richtung Hybridstrategien, wobei einzelnen Elektroden unterschiedliche Funktionen der Sprachcodierung zukommen. Damit soll insbesondere das Erkennen von Konsonant-Vokal-Übergängen noch weiter verbessert werden.

Seit kurzem ist für das Nucleus-Implantat ein neuer Sprachprozessor mit der Bezeichnung „Spectra-22" erhältlich, dessen Signalverarbeitung auf einem Filterbankverfahren mit 20 über den Hauptsprachbereich verteilten Bandpaßfiltern und einer Auswahl der maximalen Energiewerte pro Zeitabschnitt beruht (McKay et al. 1991). Zur Evaluation dieses neuen Codierungsverfahrens wurde eine weltweite multizentrische Studie mit Sprachtests und Fragebogen zur subjektiven Bewertung durchgeführt. Die Tests wurden über etwa 3 Monate in 4 Phasen mit dem früheren Standardprogramm MPEAK und dem neuen SPEAK-Programm nach festgelegtem randomisierten Schema durchgeführt. Ergebnisse mit englisch sprechenden Patienten (Skinner et al. 1994), sowie die Ergebnisse der 4 an der Studie beteiligten CI-Zentren im deutschsprachigen Raum wurden kürzlich publiziert (Dillier et al. 1995).

Wie Tabelle 3.2 für die in der Studie verwendeten Sprachtests zeigt, waren mit dem SPEAK-Verfahren deutliche Verbesserungen vor allem in Wort- und Satztests festzustellen. Zwischen den beiden Testwiederholungen mit MPEAK waren für die Gruppe von 20 Versuchspersonen statistisch keine signifikanten Unterschiede zu finden. Hingegen waren die Unterschiede mit dem SPEAK-Prozessor zwischen erster und zweiter Session statistisch signifikant, was als Lerneffekt interpretiert wurde und bedeuten kann, daß die Ergebnisse nach einem halben Jahr unter Umständen noch deutlicher ausgefallen wären.

Für den Innsbrucker Satztest im Störgeräusch von 10 dB SNR („signal to noise ratio", Verhältnis von Sprache zu Störgeräusch) sind die Ergebnisse für alle Versuchspersonen in Abb. 3.10 zusammengestellt. Verbesserungen von bis zu 60 % (im Mittel 30 %) wurden von einzelnen Personen erreicht. Die subjektiven Bewertungen waren mehrheitlich sehr positiv.

Tabelle 3.2. Gruppenmittelwertvergleich für alle Sprachsubtests. Mittelwerte der Differenzen (SPEAK-MPEAK) in Prozent mit t-Werten, Anzahl Freiheitsgraden (df) und Signifikanzniveaus (n. s. nichtsignifikant); Anzahl Versuchspersonen mit verbesserter (+), unveränderter (0) und verschlechterter (-) Leistung

Subtests	SPEAK-MPEAK (gepaarte Differenzen)				(+)	(0)	(-)
	% Diff.	t-Test	df	2-seit. Sign.			
VO8[a]	4,3	0,90	19	0,378 (n. s.)	8	6	6
C12[b]	8,8	4,13	19	0,001 (***)	13	6	1
1-SYL[c]	8,4	3,15	19	0,005 (**)	14	2	4
In-Q[d]	10,2	5,11	19	0,000 (***)	12	8	0
In-15[e]	34,1	5,20	8	0,001 (***)	7	1	0
In-10	32,5	8,21	19	0,000 (***)	17	3	0
In-5	34,3	5,49	10	0,000 (***)	10	2	0
Gö-Q[f]	10,0	2,95	19	0,008 (**)	12	4	4
Gö-15[g]	18,7	3,09	13	0,009 (**)	10	2	2
Gö-10	17,5	4,72	19	0,000 (***)	13	6	1
Gö-5	28,2	3,20	5	0,024 (*)	5	0	1

[a] Vokaltest, 8 Vokale in dV-Format.
[b] Konsonantentest, 12 Konsonanten im aCA-Format.
[c] Einsilberwortverständnistest (Freiburger Test).
[d] Innsbrucker Satztest in Ruhe.
[e] Innsbrucker Satztest in Störlärm (15; 10; 5 dB Signal-Rausch-Verhältnis).
[f] Göttinger Satztest in Ruhe.
[g] Göttinger Satztest in Störlärm (15; 10; 5 dB Signal-Rausch-Verhältnis).

Abb. 3.10.
Vergleich MPEAK mit SPEAK für 20 Versuchspersonen. Innsbrucker Satztest im Störgeräusch (10 dB)

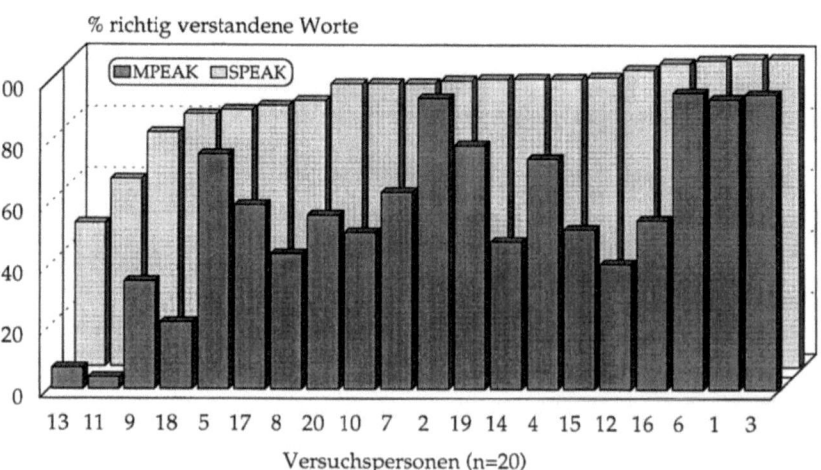

Die Experimente mit leistungsfähigeren digitalen Signalprozessoren haben gezeigt, daß die Sprachverständlichkeit bestehender Implantate mit verfeinerten Signalcodierungsstrategien und moderner Mikroelektronik noch verbessert werden kann. Die Umsetzung dieser Laborergebnisse in die Alltagssituation des CI-Trägers ist eine Aufgabe für die weitere Forschung und Entwicklung.

Künftige Sprachprozessoren sowie das Implantat selbst werden mit großer Wahrscheinlichkeit trotz gesteigerter Leistungsfähigkeit noch weiter miniaturisiert werden können.

Eine weitere Steigerung der Anzahl der Reizelektroden ist in nächster Zukunft nicht zu erwarten, da die elektroanatomischen Verhältnisse im Innenohr physikalische Grenzen setzen. Falls die in Entwicklung befindlichen enganliegenden Elektrodenträger die erhofften Verbesserungen in der Kanaltrennung ermöglichen, wäre allenfalls eine Verdoppelung oder Verdreifachung der maximalen Elektrodenzahl realisierbar. Zur Erzeugung von Aktivierungsmustern, die auch bezüglich stochastischer Feinstruktur dem natürlichen neuralen Aktivitätsmuster entsprechen würden, bedürfte es allerdings einer noch größeren Anzahl Elektroden, welche zudem in direktem Kontakt mit den erregbaren Neuronen (z. B. im Modiolus) stehen müßten. Um eine solche Prothese mit hunderten von Elektroden unterschiedlicher Sensitivität bei einem Patienten vernünftig anzupassen, wäre die Entwicklung völlig neuer Fittingprozeduren unter Einbezug elektrophysiologischer Methoden nötig.

Bereits beim heutigen Stand der Ergebnisse ist jedoch eine Erweiterung der Indikation auf resthörige Patienten mit minimalem Sprachverständnis absehbar. Die Vorteile der Cochlea-Implantate gegenüber akustischen Hörgeräten vor allem bei der Erkennung sibilanter und frikativer Konsonanten sowie die oft größere maximale Lautheit bei Frequenzen oberhalb 1 kHz dürften die Cochlea-Implantate für eine immer größere Zahl von Hörbehinderten als sinnvolle Alternative zu einem Hochleistungshörgerät erscheinen lassen.

Literatur

Alich G (1985) Anmerkungen zum Freiburger Sprachverständnistest (FST). Sprache Stimme Gehör 9:1–6

Biesalski P, Lippert KL, Bohnert A (1985) Erfahrungen in der audiologisch-rehabilitativen Betreuung von gehörlosen Schulkindern mit einer Cochlea-Implanttherapie. Sprache Stimme Gehör 9:29–33

Boothroyd A, Nittrouer S (1988) Mathematical treatment of context effects in phoneme and word recognition. J Acoust Soc Am 84:101–114

Bögli H (1993) Sprachverarbeitungsverfahren für ein mehrkanaliges Cochlear Implant. Dissertation, ETH Zürich

Clark GM, Tong YC, Patrick JF (1990) Cochlear Prostheses. Churchill Livingstone, Edinburgh London Melbourne New York

Colombo J, Parkins CW (1987) A model of electrical excitation of the mammalian auditory-nerve neuron. Hear Res 31: 287–312

Deng L, Geisler CD (1987) A composite auditory model for processing speech sounds. J Acoust Soc Am 82/6:2001–2012

Dillier N, Spillmann T (1992) Deutsche Version der Minimal Auditory Capability (MAC)-Test-Batterie: Anwendungen bei Hörgeräte- und CI-Trägern mit und ohne Störlärm. In: Kollmeier B (Hrsg) Moderne Verfahren der Sprachaudiometrie. Median-Verlag, Heidelberg, S 238–263

Dillier N, Senn C, Schlatter T, Stöckli M, Utzinger U (1990) Wearable digital speech processor for cochlear implants using a TMS320C25. Acta Otolaryngol Suppl (Stockh) 469:120–127

Dillier N, Battmer RD, Döring WH, Müller-Deile J (1995) Multicentric field evaluation of a new spectral peak (SPEAK) speech coding strategy for cochlear implants. Audiology 34:145–149

Dobie RA, Dillier N (1985) Some aspects of temporal coding for single-channel electrical stimulation of the cochlea. Hear Res 41–55

Dowell RC, Martin LFA, Tong YC (1982) A 12-consonant confusion study on a multiple-channel cochlear implant patient. J Speech Hear Res 25:509–516

Dudley H (1939) The Vocoder. Bell Labs Rec 18:122–126

Eisenberg LS, House WF (1982) Initial experience with the cochlear implant in children. Ann Otol Rhinol Laryngol Suppl 91:67–73

Feldmann H (1976) Das Gutachten des Hals-Nasen-Ohren-Arztes. Thieme, Stuttgart

Finley CC, Wilson BS, White MW (1989) Models of the neural responsiveness to electrical stimulation. In: Miller MJ, Spelman FA (eds) Cochlear implants. Models of the electrically stimulated ear. Springer Verlag, Berlin Heidelberg New York Tokyo

Flanagan JL (1972) Speech analysis, synthesis and perception. Springer Verlag, Berlin Heidelberg New York Tokyo

Ghitza O (1987) Auditory nerve representation criteria for speech analysis/synthesis. IEEE Trans ASSP 35/6:736–740

Hartmann R, Topp G, Klinke R (1984) Discharge patterns of cat primary auditory fibers with electrical stimulation of the cochlea. Hear Res 13:47–62

Hochmair-Desoyer IJ, Hochmair ES, Stiglbrunner HK (1985) Psychoacoustical temporal processing and speech understanding in cochlear implant patients. In: Schindler RA, Merzenich MM (eds) Cochlear implants. Raven Press, New York

Honert C van den, Stypulkowski PH (1987a) Temporal response patterns of single auditory nerve fibers elicited by periodic electrical stimuli. Hear Res 29:207–222

Honert C van den, Stypulkowski PH (1987b) Single fiber mapping of spatial excitation patterns in the electrically stimulated auditory nerve. Hear Res 29:195–206

Jayant N (1993) Signal compression based on models of human perception. Proc IEEE 81:1385–1422

Klatt DH (1980) Software for a cascade/parallel formant synthesizer. J Acoust Soc Am 67:971–995

Kollmeier B (1992) Moderne Verfahren der Sprachaudiometrie. Audiol Akust Suppl. 1–348

McKay C, McDermott HJ, Vandali A, Clark GM (1991) Preliminary results with a six spectral maxima sound processor for the University of Melbourne/Nucleus multiple-electrode cochlear implant. J Otolaryng Soc Austral 6/5:354–359

McMullen TA, Mountain DC (1985) Model of d.c. potential in the cochlea: Effects of voltage-dependent cilia stiffness. Hear Res 17:127–141

Merzenich MM (1985) UCSF cochlear implant device. In: Merzenich MM, Schindler RA (eds) Cochlear implants. Raven Press, New York, pp 121–129

Miller GA, Nicely PE (1955) An analysis of perceptual confusions among some English consonants. J Acoust Soc Am 27:338–352

Motz H, Rattay F (1986) A study of the application of the Hodgkin-Huxley and the Frankenhaeuser-Huxley model for electrostimulation of the acoustic nerve. Neuroscience 18/3:699–712

Owens E, Schubert ED (1977) Development of the California Consonant Test. J Speech Hear Res 20:463–474

Patrick JF (1995) Implant designs for future coding strategies. Ann Otol Rhinol Laryngol Suppl 104/166:137–138

Pisoni DB, Sawusch JR (1975) Some stages of processing in speech perception. (Proceedings of the Symposium on Dynamic Aspects of Speech Perception, pp 16–35)

Popelka GR, Gittelman DA (1984) Audiologic findings in a child with a single-channel cochlear implant. J Speech Hear Disord 49:254–261

Schindler RA, Merzenich MM (1975) Chronic intracochlear electrode implantation: cochlear pathology and acoustic nerve survival. Ann Otol Rhinol Laryngol 202–215

Shannon CD (1948) A mathematical theory of communication. Bell Syst Tech Journal 27:623–656

Shepherd RK, Franz BK, Clark GM (1990) The biocompatibility and safety of cochlear prostheses. In: Clark GM et al. (eds) Cochlear Prostheses. Churchill Livingstone, Edinburgh London Melbourne New York, pp 69–98

Skinner MW, Clark GM, Whitford LA et al. (1994) Evaluation of a new spectral peak coding strategy for the nucleus 22 channel cochlear implant system. Am J Otol Suppl 15:15–27

Sotschek J (1982) Ein Reimtest für Verständlichkeitsmessungen mit deutscher Sprache als ein verbessertes Verfahren zur Bestimmung der Sprachübertragungsgüte. Fernmelde Ing 36 (4/5):1–84

Spelman FA, Clopton BM, Pfingst BE (1982) Tissue impedance and current flow in the implanted ear – implications for the cochlear prosthesis. Ann Otol Rhinol Laryngol 92/Suppl 97:3–8

Tyler RS, Gantz BJ, Lowder MW et al. (1985) Audiological results with two single channel cochlear implants. Ann Otol Rhinol Laryngol 94/2:133–139

Wallenberg EL von, Kollmeier B (1989) Sprachverständlichkeitsmessungen für die Audiologie mit einem Reimtest in deutscher Sprache: Erstellung und Evaluation von Testlisten. Audiol Akust 28:50–65

Wallenberg EL von, Brinch J, Money DK, West R, Avunduk K (1993) Comparative Reliability of Cochlear Implants. In: Fraysse B, Deguine O (eds) Cochlear Implants: New Perspectives. Karger, Basel (Ader ORL, vol 48, pp 79–84)

Wang MD, Bilger RC (1973) Consonant confusions in noise: A study of perceptual features. J Acoust Soc Am 54:1248–1266

Wedel H von (1985) Reichen die heute verfügbaren sprachaudiometrischen Verfahren zur Hörgeräte-Anpassung? Teil 2. Audiol Akust 24:102–120

Wilson BS, Finley CC, Lawson DT, Wolford RD, Eddington DK, Rabinowitz WM (1991) Better speech recognition with cochlear implants. Nature 352:236–238

Zeng FG, Shannon RV (1992) Loudness balance between electric and acoustic stimulation. Hear Res 60:231–235

KAPITEL 4

Technische Aspekte der verschiedenen Codierungsstrategien und Implantatsysteme

R.-D. Battmer*

4.1 Technische Grundlagen des Cochlea-Implantats 70
4.1.1 Prinzipielle Arbeitsweise 71
4.1.2 Elektrodendesign 71
4.1.3 Datenverbindung 72
4.2 Sprachverarbeitungsstrategien 72
4.2.1 Spectral-Peak-Strategie (SPEAK) 73
4.2.2 Continuous Interleaved Sampling (CIS) 74
4.2.3 Digisonic-DX10-Sprachverarbeitungsstrategie 75
4.2.4 Compressed Analog (CA) 75
4.3 Verschiedene Implantatsysteme 76
4.3.1 Nucleus-System (Cochlear) 77
4.3.2 Clarion-System (Advanced Bionics) 77
4.3.3 Laura-System (Philips Hearing Implants) 78
4.3.4 Digisonic-DX10-System (MXM) 79
4.3.5 Combi-40-System (Med-El) 80

EINLEITUNG

Die Implantation eines Cochlea-Implantates (CI) hat sich inzwischen als Standardmethode zur Versorgung ertaubter und taubgeborener Kinder und Erwachsener etabliert. Die mit dem Cochlea-Implantat zu erreichenden Erfolge sind zumindest in Fachkreisen unumstritten; für viele interessierte Kliniken stellt sich daher häufig nur noch die Frage, welches Gerät verwendet werden soll. Seitens der Technik scheint es heute ebenfalls unumstritten zu sein, daß ein solches System über eine mehrkanalige, intracochleäre Elektrode und über eine transkutane Datenverbindung verfügen sollte. Entsprechend sind nahezu alle kommerziell vertriebenen Implantate mit diesen Eigenschaften ausgestattet.

Dieser Beitrag soll den aktuellen Stand der Implantationstechnologie aufzeigen sowie einen Überblick über die derzeit in Europa erhältlichen Implantatsysteme geben. Ein besonderer Schwerpunkt wurde dabei auf die aktuellen Sprachverarbeitungsstrategien gelegt, da sie offensichtlich wesentlich das Sprachverstehen der Patienten beeinflussen. Die in diesem Zusammenhang angeführten technischen Spezifikationen beruhen zumeist auf den Angaben der jeweiligen Hersteller und konnten vom Autor nicht generell überprüft werden.

4.1 Technische Grundlagen des Cochlea-Implantats

Obwohl Cochlea-Implantate grundsätzlich ähnlich arbeiten, lassen sie sich anhand verschiedener Kriterien unterscheiden (vgl. folgende Übersicht). Von Bauart zu Bauart ist beispielsweise das Elektroden-

---

Alternative Möglichkeiten für das Design von Cochlea-Implant-Systemen

Elektroden:
- extracochleär
- intracochleär
- im Modiulus
- im Nucleus cochlearis
- Elektrodenzahl u. -anordnung
- Elektrodenorientierung

Sprachverarbeitung:
- einkanalig
- mehrkanalig
- analog
- pulsatil
- Signalform
- „feature extraction"

Übertragung:
- perkutan
- transkutan
- Telemetrie

---

* Ich bedanke mich bei den Mitarbeitern der Firmen Advanced Bionics, Antwerp Bionic Systems, Cochlear, Med-El und MXM für die mir gewährte Unterstützung und das Überlassen von Bildmaterial.

design verschieden; ebenso werden unterschiedliche Reize und Sprachverarbeitungsstrategien verwendet. Im folgenden soll kurz auf die gemeinsame prinzipielle Arbeitsweise, aber auch auf die verschiedenen Möglichkeiten des Aufbaues eines Cochlea-Implantates eingegangen werden.

4.1.1 Prinzipielle Arbeitsweise

Die prinzipielle Arbeitsweise eines Cochlea-Implantat-Systems ist in Abb. 4.1 dargestellt: Schall wird von einem Mikrofon aufgenommen und über ein Kabel dem Sprachprozessor zugeführt. Der Sprachprozessor verarbeitet die eingehenden Informationen, die dann im Encoder in den individuellen elektrischen Dynamikbereich des Patienten transformiert werden. Im Fall einer transkutanen Übertragung werden die Daten zu einem Radiosignal aufbereitet, zur Sendespule geleitet und drahtlos zum Implantat gesendet. Im Empfänger/Stimulator werden die Informationen entschlüsselt, und entsprechend der Anweisung wird ein Reiz auf einer Elektrode oder einem Elektrodenpaar ausgelöst. Bei perkutanen Systemen entfallen die Codierung und Decodierung; die Elektroden werden über eine Drahtverbindung zum Prozessor direkt stimuliert. Durch die elektrische Reizung wird der Hörnerv aktiviert; der Patient hat einen Höreindruck.

4.1.2 Elektrodendesign

Es gibt verschiedene Möglichkeiten des Elektrodendesigns, die abhängig sind vom jeweiligen Ort, an dem die Elektroden plaziert werden (Übersicht S. 70).

Elektroden können auf dem Promontorium oder im runden Fenster („extracochleär"), in der Scala tympani („intracochleär"), direkt im Modiolus oder an der Oberfläche des Nucleus cochlearis angebracht werden.

> Eine extracochleäre Plazierung ist dabei die am wenigsten invasive, während eine Elektrodenlage am Nucleus cochlearis die am meisten invasive darstellt.

Elektroden direkt im Modiolus haben sich klinisch nicht durchgesetzt. Hirnstammimplantate sind weltweit bisher nur bei wenigen Fällen von Neurofibromatose II angewandt worden (Shannon et al. 1994; Laszig et al. 1993).

Die bei weitem am häufigsten verwendete Elektrodenlage ist die in der Scala tympani – also intracochleär. Diese Plazierung bringt die Elektroden nahe an die Endigungen des Hörnervs und erlaubt die Nutzung der in der Schnecke vorgegebenen Tonotopie. Mit Hilfe einer größeren Anzahl von Elektroden können Patienten mit gut erhaltenen neuronalen Strukturen bei Stimulation unterschiedlicher Bereiche der Cochlea auch unterschiedliche Tonhöhen unterscheiden. Entsprechend der normalen Ortscodierung werden bei Reizung im basalen Bereich der Schnecke hohe und im apikalen tiefe Töne empfunden.

Die Elektrodenanordnung beeinflußt die Form und die Ausbreitung des bei der Elektrostimulation

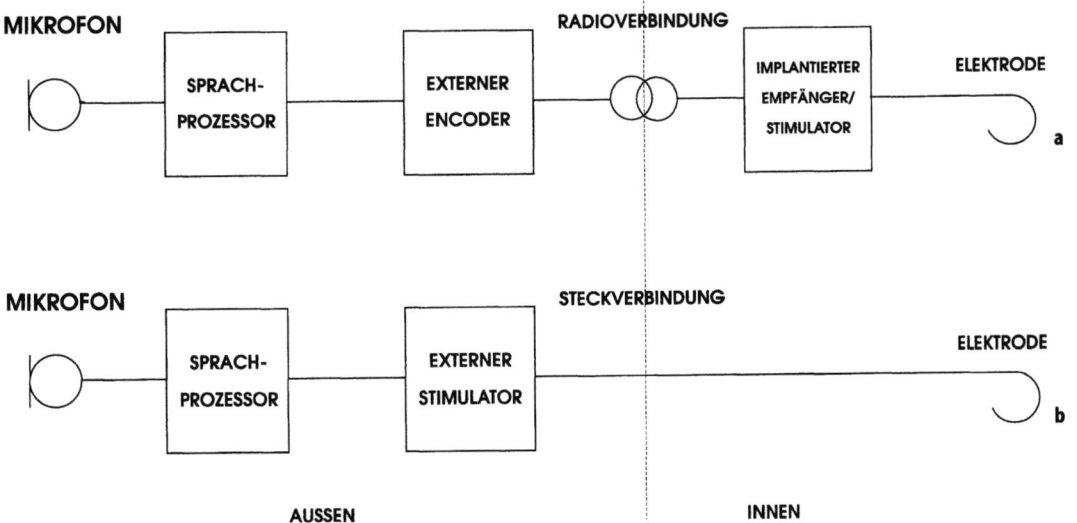

Abb. 4.1a, b. Prinzipieller Aufbau eines Cochlea-Implantates. a Implantat mit transkutaner Verbindung, b Implantat mit perkutaner Verbindung

entstehenden elektrischen Feldes. Unterschiedliche Kombinationen wurden am Modell (Finley et al. 1990) und elektrophysiologisch (Black u. Clark 1980; Merzenich u. White 1977; Honert u. Stypulkowski 1987) untersucht; dabei zeigte sich, daß bei bipolarer Anordnung das elektrische Feld eine günstigere räumliche Verteilung aufwies als bei monopolarer. Dieses führte zur Entwicklung der Nucleus-Elektrode, bei der 22 Ringe im gleichen Abstand von 0,75 mm zueinander angeordnet sind, sowie der USCF/Storz und deren Weiterentwicklung, der Clarion-Elektrode, bei der acht Paare radial im Abstand von 2 mm plaziert sind.

Obwohl eine monopolare Reizung (z. B. eine intracochleäre Elektrode gegen eine Kugelelektrode in Temporalismuskel) ein diffuses elektrisches Feld erzeugt, haben neuere Untersuchungen gezeigt, daß weder die Erkennung von Orts- oder Zeitcode noch das Sprachverstehen bei dieser Stimulationsart schlechtere Ergebnisse erbringen als eine bipolare Anordnung.

> Der Vorteil einer monopolaren Anordnung liegt in dem um einen Faktor von 3 - 4 geringeren Reizstrom für die elektrischen Hör- und Unbehaglichkeitsschwellen (T- und C -Level).

4.1.3
Datenverbindung

Während bis vor wenigen Jahren noch einige Implantate mit fester Verbindung zwischen Implantat und Sprachprozessor in Form von Steckverbindern existierten („perkutan"), sind diese heute vom Markt verschwunden. Der Vorteil einer perkutanen Kopplung liegt in der Transparenz des Signalflusses und des relativ einfachen Designs. Als großer Nachteil ist vor allem die Infektionsgefahr zu nennen, die bei einem Fremdkörper, der am Knochen mechanisch befestigt ist und durch die Haut herausragt, ständig gegeben ist.

Inzwischen hat sich bei allen Herstellern die drahtlose Übertragung zwischen Sprachprozessor und Implantat durchgesetzt („transkutan"). Zu unterscheiden ist dabei, ob diese Datenverbindung unidirektional – also nur zum Implantat hin – wirkt, oder ob sie bidirektional – also sowohl zum Implantat als auch vom Implantat – ausgeführt ist. Bidirektionale Verbindungen sind insofern von Vorteil, als die korrekte Funktion des Implantates abgefragt werden kann und eventuelle Störungen erkennbar werden. Nahezu alle Systeme, die in den achtziger Jahren entwickelt wurden, verfügen über bidirektionale Verbindungen.

4.2
Sprachverarbeitungsstrategien

Mehrkanalige Hörprothesen besitzen die Möglichkeit, mit Hilfe von drei elektrischen Parametern Informationen an den Hörnerv weiterzugeben:

- durch die Amplitude, d. h. die abgegebene Stromstärke,
- durch die Pulsrate, d. h. den zeitlichen Ablauf der Reizung und
- durch den Ort der Reizung d. h. die verwendete Elektrode.

Obwohl die genaue Art der Sprachcodierung im Innenohr nicht bekannt ist, besteht kein Zweifel an einer Zeit- und einer Ortscodierung. In der Einzelfaser des Hörnervs wird Lautstärke und auch Frequenz durch die Folgerate der Spikes codiert, die Tonhöhe durch die Zuordnung zum jeweiligen Bereich der Basilarmembran. Dieses scheinbar eindeutige Prinzip wird jedoch insofern durchbrochen, als Lautstärke auch durch Zuschaltung benachbarter Nervenfasern verschlüsselt werden kann.

Auf der Basis dieser physiologisch bedingten Tatsache entstanden eine Reihe unterschiedlicher Sprachverarbeitungsstrategien, die sich allerdings in verschiedenen Merkmalen unterscheiden (s. Übersicht S. 70). Darüberhinaus hat die weltweit sich ausbreitende Cochlea-Implantat-Forschung dazu geführt, alte Strategien zu verändern und neue zu entwickeln. Wichtige Voraussetzung dazu war u. a. die Weiterentwicklung in der Elektronik und hier vor allem in der Datenverarbeitungstechnik.

Ziel jeder Sprachverarbeitung ist es, dem implantierten Patienten ein immer besseres und umfassenderes Sprachverstehen zu ermöglichen. Die Bedeutung der Sprachverarbeitungsstrategie für das Sprachverstehen sei am Beispiel der an der Hals-Nasen-Ohren-Klinik der Medizinischen Hochschule Hannover implantierten Patienten kurz demonstriert.

◀ Seit 1984 sind bei uns mehr als 600 Patienten, davon zur Hälfte Kinder, mit einem Nucleus-System versorgt worden. Von Beginn an haben wir bei unseren erwachsenen CI-Trägern eine Verlaufskontrolle durchgeführt, in dem wir in fest definierten zeitlichen Abständen Daten in Form von Sprachtests erhoben haben. Als Tests verwenden wir u. a. Vokal- und Konsonantenidentifikation sowie das Speechtracking. Aus den unterschiedlichen Schwierigkeitsgraden der Tests haben wir eine Gruppeneinteilung abgeleitet, die sich ausschließlich an den Fähigkeiten der Patienten in der Modalität „nur Hören" orientiert.

Die Gruppen lassen sich einteilen in:

- Gruppe 1: Patienten mit offenem Sprachverstehen,
- Gruppe 2: Patienten, die zwar gute Erfolge, aber kein offenes Sprachverstehen haben und
- Gruppe 3: Patienten, die nur wenig meßbaren Erfolg mit dem Implantat haben.

Verfolgt man die Entwicklung der Patienten über die Jahre 1986–93 (Abb. 4.2), so zeigt sich, daß der prozentuale Anteil der Gruppe 1 von etwa 50 % in den Jahren 1986–89 auf etwa 60 % im Zeitraum 1990/91 und 1992/93 um ca. 80 % anstieg. Eine Analyse der Ursachen dieses Verlaufs führte neben anderen Faktoren (z. B. kürzere Ertaubungsdauer) auf den Wandel der Sprachverarbeitungsstrategien des Nucleus-Systems im Laufe dieses Zeitraums.

In den Jahren 1985–89 waren alle Patienten in der F0F1F2-Strategie eingestellt. 1990/91 wurden nahezu alle Patienten mit dem damals neuen MSP-Prozessor ausgerüstet und auf die MPeak-Strategie umgestellt. Seit 1992 sind alle Patienten auf diese Sprachkodierung eingestellt. Diese Verlaufsstudie über mehr als sieben Jahre zeigt eindrucksvoll, wie gravierend der Einfluß der Sprachverarbeitung auf die Hörleistungen der Patienten ist.

Im folgenden sollen die Sprachverarbeitungsstrategien beschrieben werden, die bei den in Europa kommerziell vertriebenen mehrkanaligen Implantatsystemen verwendet werden. Einkanalige Systeme wurden nicht berücksichtigt, da sie heute nur noch begrenzt angewendet werden (so z. B. in Einzelfällen bei total obliterierter Cochlea) und damit ihre Bedeutung für die allgemeine Patientenversorgung verloren haben.

Grundsätzlich läßt sich bei mehrkanaligen Innenohrprothesen zwischen einer analogen und einer pulsatilen Sprachverarbeitung unterscheiden (s. Übersicht S. 70). Weiter kann man dahingehend trennen, ob die verwendeten Stimulationsmuster aus der Abbildung der jeweils eingehenden akustischen Wellenform (oder deren Umhüllende) oder aus bestimmten, sprachrelevanten Signalparametern (z. B. Grundfrequenz, Formantfrequenzen) gewonnen werden.

4.2.1
Spectral-Peak-Strategie (SPEAK)

Die neue SPEAK-Strategie der Fa. Nucleus benutzt, im Gegensatz zu bisherigen Verarbeitungsalgorithmen („feature extraction" wie F0F2, F0F1F2 und MPeak), einen Vocoderansatz. Er beruht auf den Entwicklungsarbeiten, die an der Universität von Melbourne Anfang der 90er Jahre durchgeführt wurden (McKay et al. 1991). In der jetzt vorliegenden technischen Realisierung (s. Abb. 4.3) wird das eingehende Sprachsignal mittels eines Regelverstärkers auf eine Eingangsdynamik von 30 dB komprimiert und einer Filterbank, bestehend aus 20 Bandpaßfiltern im Frequenzbereich von 0,15 bis 10,8 KHz zugeführt. Jedem dieser Filter ist eine Elektrode zugeordnet, die apikalste dem tiefsten und die basalste dem höchsten Filterbereich. In den einzelnen Frequenzbändern wird die Größe der Amplitude ermittelt und gespeichert. Die Filter mit den größten Amplituden werden ausgewählt, die entsprechenden Informationen werden dem individuellen elektrischen Dynamikbereich des Patienten angepaßt (sog. „mapping"), codiert und per Radiosignal zum Implantat gesendet.

Der Ausgang der 20 Filter wird kontinuierlich mit einer mittleren Rate von 250 Hz abgetastet. Die An-

Abb. 4.2.
Gruppeneinteilung der MHH-Patienten in den Jahren 1986–1993

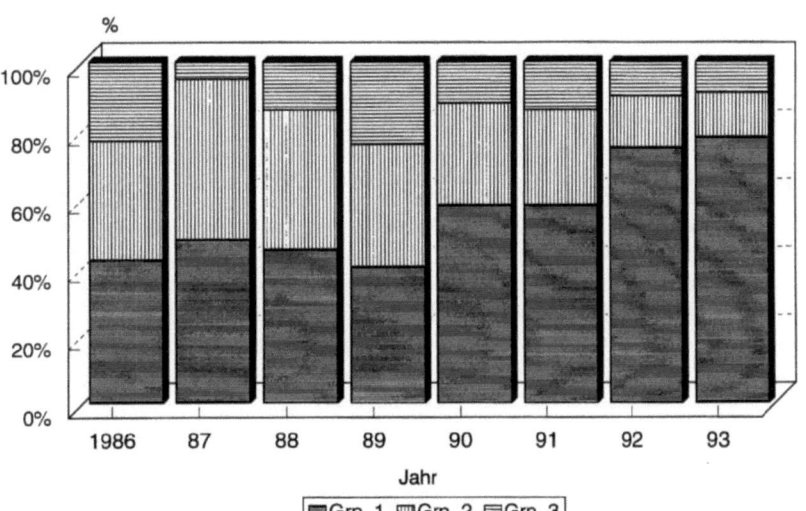

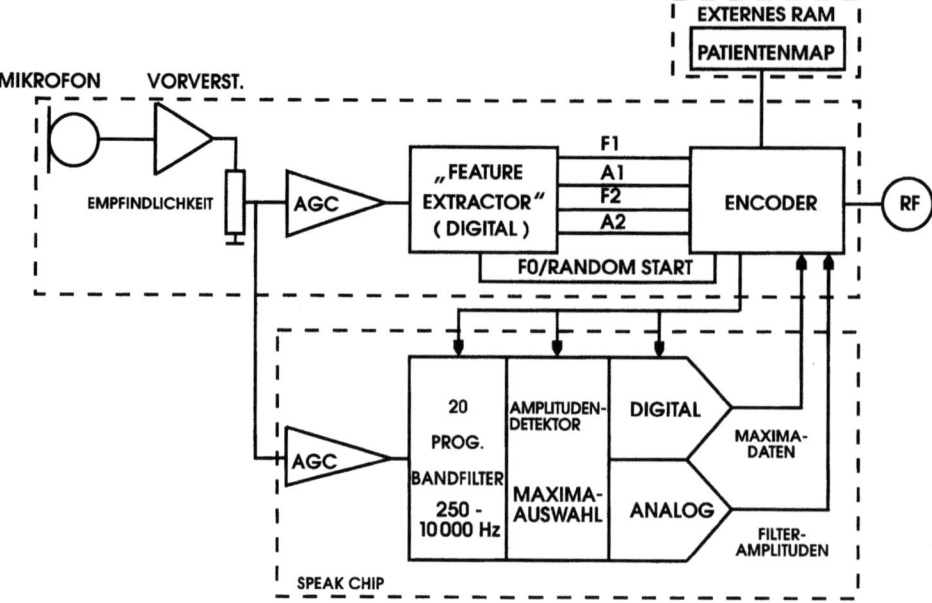

Abb. 4.3. Schematischer Aufbau des SPEAK-Prozessors. (*AGC* „automatic gain control", automatische Verstärkungsregelung)

zahl der verwendeten Maxima kann zwischen 1 und 10 variieren, je nach Frequenzinhalt des akustischen Eingangssignales. Die Reizfolgerate wird nicht durch eine feste Frequenz, sondern adaptiv ausschließlich durch die aktuelle Lage und Anzahl der Maxima bestimmt. Diese liegen zumeist aufgrund der schmalbandigen Filter nahe beieinander, und das führt zu einer schnellen Reizfolge regional auf einer Reihe von nebeneinander liegenden Elektroden. Die Rate wird nur durch die individuellen elektrischen Hörschwellen des Patienten begrenzt.

4.2.2
Continuous Interleaved Sampling (CIS)

Eine weitere Neuentwicklung bei der Sprachverarbeitung stellt die Continuous-interleaved-sampling-Strategie (CIS) dar, die auf den Arbeiten von Wilson und Mitarbeitern (Wilson et al. 1988) beruht. Sie wurde inzwischen von mehreren Herstellern in ihre Sprachprozessoren implementiert (z. B. „Clarion" der Fa. Advanced Bionics, „Laura" der Fa. Antwerp Bionics System sowie „Combi-40" der Fa. Med-El). Die technischen Ausführungen der einzelnen CIS-Prozessoren differieren, insbesondere bei der Reizfolgerate und den Filterbereichen; Unterschiede können den jeweiligen Systembeschreibungen entnommen werden. Die im nachfolgend beschriebenen CIS-Prozessor verwendeten Daten sind die des Clarion-Implantates.

Bei der CIS-Strategie (s. Abb. 4.4) wird das Eingangssignal mit Hilfe eines AGC („automatic gain control")-Verstärkers auf einen Dynamikbereich von 60 dB komprimiert, analog-digital gewandelt und über Bandpässe (Frequenzbereich 250–5500 Hz) in 8 Kanäle aufgeteilt. Für jeden Kanal ermittelt der Prozessor die Amplitude der Hüllkurve des gefilterten Signals. Diese wird gleichgerichtet und zur Vermeidung von Aliasing tiefpaßgefiltert. Die daraus resultierende Amplitudeninformation wird dann in den elektrischen Hörbereich des Patienten übertragen („mapping"). Beim Überschreiten des individuellen Dynamikbereichs wird der Ausgangswert auf den Unbehaglichkeitsgrenzwert (UCL) begrenzt. Der so gewonnene Wert wird codiert und zum Implantat gesendet. Das Implantat decodiert das Signal und stimuliert entsprechend der Amplitude – bei normalerweise verwendeten 8 Kanälen – mit einer konstanten Folgerate von 833 Hz pro Kanal (Summenrate 6650 Hz). Die Reizung erfolgt zeitversetzt („interleaved") von Kanal zu Kanal, um etwaige Interaktionen zu vermeiden. Der elektrische Stimulus beim CIS ist ein biphasisches Rechteck; die Elektroden lassen sich sowohl in bipolarer als auch in monopolarer Anordnung ansprechen. Das Charakteristikum des CIS ist die konstante, sehr schnelle sequentielle Reizfolge der Pulse auf den benutzen Kanälen.

Eine Sonderform des CIS, das sog. „Phase Locked CIS" (PLCIS) (Peeters et al. 1993), ist als alternative Sprachverarbeitung im Laura-Implantat der Fa. Antwerp Bionic Systems implementiert. Es geht auf die Erkenntnis zurück, daß bei niedriger Reizfrequenz der Phasenbezug und damit die zeitliche Information in den entsprechenden Nervenfasern nicht verloren

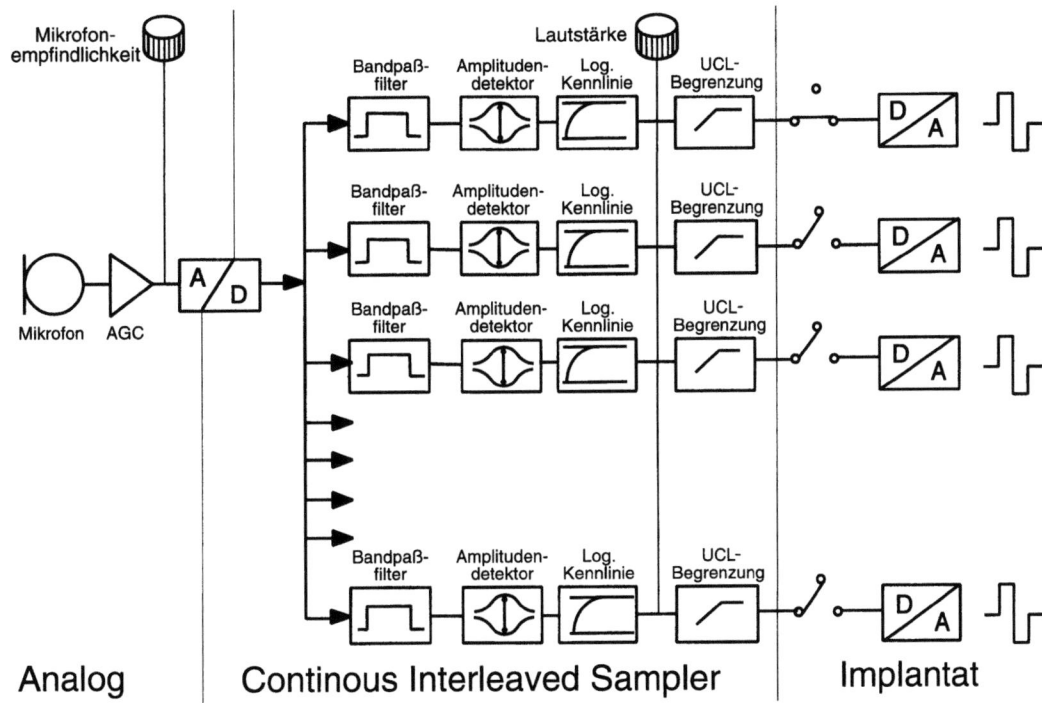

Abb. 4.4. Blockdiagramm des CIS-Prozessors

geht. Dieses läßt sich mittels Periodenhistogrammen (Joris u. Yin 1992) für Fasern mit charakteristischen Frequenzen (CF) < 1000 Hz nachweisen. Im PLCIS wird dieses nachgebildet, indem z.B. bei den zwei tieffrequentesten Kanälen nicht die Umhüllende des gefilterten Signals, sondern das Signal selber zur Ermittlung der Amplitudengröße herangezogen wird.

4.2.3
Digisonic-DX10-Sprachverarbeitungsstrategie

Eine weitere Sprachverarbeitungstrategie, die auf pulsatiler Reizung basiert, wird im Digisonic-DX10-Cochlea-Implantat der Fa. MXM verwendet (s. Abb. 4.5). Sie beruht im wesentlichen ebenfalls auf dem Vocoderprinzip (Beliaeff et al. 1994). Das Eingangssignal wird analog-digital gewandelt und mittels einer 128-Punkte „fast Fourier transformation (FFT) in den Frequenzbereich transformiert. Gleichzeitig wird die Grundfrequenz F0 ermittelt. In einem weiteren Verarbeitungsschritt werden, ähnlich wie bei Bandpaßfiltern, die sich aus der FFT ergebenden 64 Spektrallinien auf 15 Kanäle aufgeteilt. Die Spektralamplituden, die der akustischen Energie entsprechen, werden in den individuellen elektrischen Dynamikbereich des Patienten übertragen, als Pulsamplitude codiert und per Radiofrequenz zum Implantat gesendet. Der Umfang der Spektralbereiche und deren Zuordnung zu den 15 Elektroden ist frei wählbar; ein 7-kanaliger Frequenzequalizer erlaubt eine individuelle Amplitudenanpassung in den Bändern. Als Reizfolgerate kann entweder die Grundfrequenz F0 oder eine feste Rate zwischen 125–400 Hz verwendet werden. Die Stimulation auf den Elektroden erfolgt sequentiell mit biphasischen Rechteckreizen.

4.2.4
Compressed Analog (CA)

Der Compressed-analog-Prozessor (CA) beruht in seiner ursprünglich analogen Ausführung auf den Arbeiten von Eddington (1983) und wurde bis vor kurzem im „Ineraid"-Cochlea-Implantat-System der Fa. Richards verwendet. Dieses Implantat wird inzwischen nicht mehr vertrieben. In Kooperation mit Eddington entwickelte die Fa. Advanced Bionics eine digitale Version dieser Sprachverarbeitung und implementierte sie in den Sprachprozessor des Clarion-Systems (s. Abb. 4.6).

Im Gegensatz zu den bisher beschriebenen Verfahren reizt der CA-Prozessor simultan auf allen verwendeten Kanälen. Nach Komprimierung, AD-Wandlung und Bandpaßfilterung (8 Bandfilter) wird die aktuelle Amplitude in den elektrischen Dynamikbereich des Patienten übertragen und bei Bereichsüberschreitung auf den UCL-Level begrenzt. Die ermittelten 8 Amplitudenwerte werden codiert und in einem Datenblock zum Implantat übertragen. Der

Abb. 4.5.
Spezielle Sprachverarbeitung des Digisonic DX10. (*FFT* „fast Fourier transformation, *ADC* „analog-digital-convester")

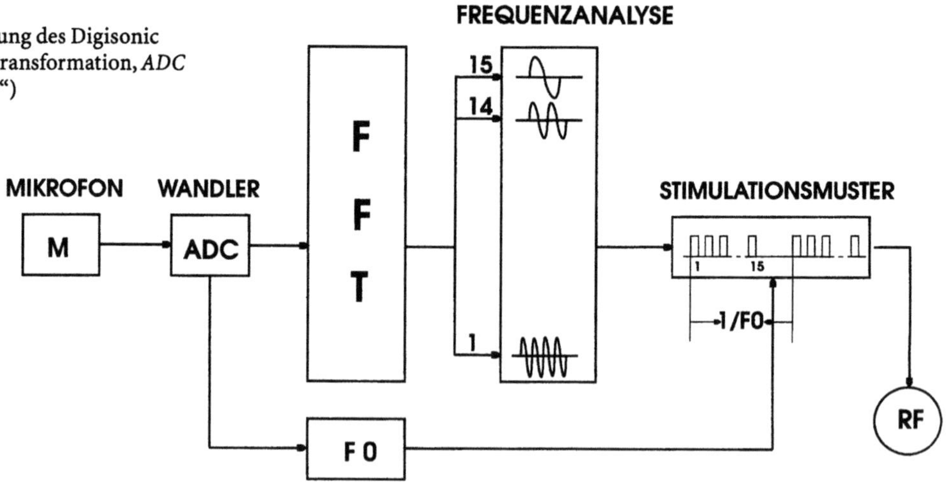

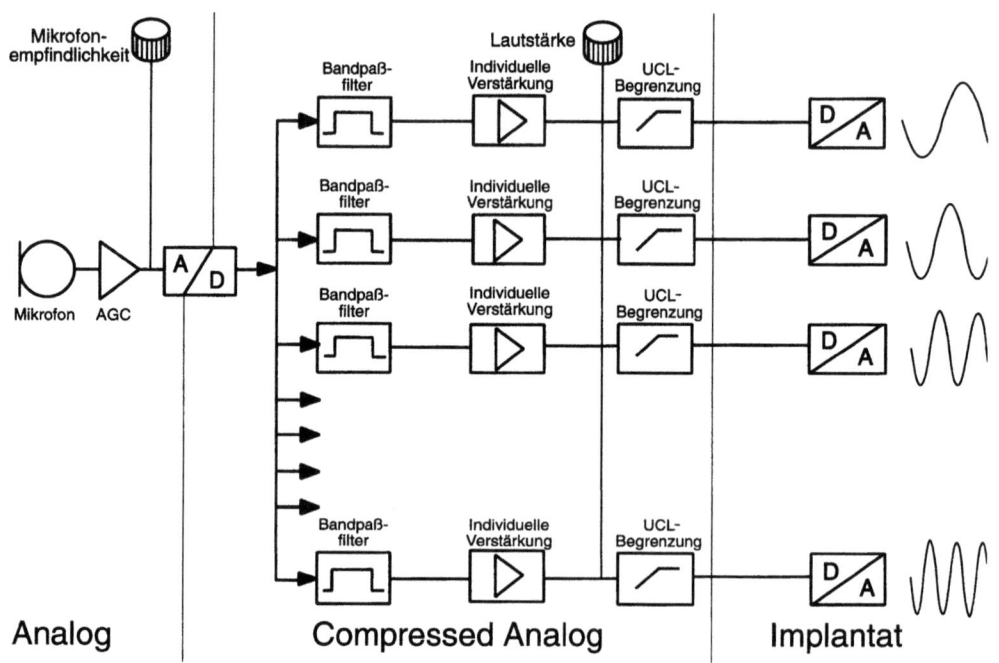

Abb. 4.6. Blockdiagramm des CA-Prozessors

4.3
Verschiedene Implantatsysteme

Stimulator aktualisiert den Reizstrom mit einer Rate von 13,3 KHz simultan für alle Kanäle und erzeugt so ein quasianaloges Reizmuster. Zur Anpassung an die individuellen Hörempfindungen des Patienten können digital die Verstärkungen der einzelnen Kanäle verändert werden. Um Kanalinteraktionen zu vermeiden, benutzt man bei dieser Strategie eine bipolare Elektrodenanordnung mit elektrisch unabhängigen Stromquellen.

Alle Cochlea-Implantat-Systeme bestehen aus einem implantierbaren Empfänger/Stimulator mit unterschiedlicher Anzahl von Elektroden, sowie dem extern zu tragendem Sprachprozessor mit Kopfhalterung für Mikrofon und Sendespule. Der Sprachprozessor bildet – entsprechend der angewandten Sprachverarbeitungsstrategie – die Funktion des Innenohres nach, d.h. hier werden die über das Mikrofon aufgenommenen akustischen Parameter in elektrische Parameter umgewandelt und in ein Stimulationsmuster transformiert. Die Sendespule wird direkt über der Empfangsspule des Implantats plaziert, da nicht nur die Steuersignale, sondern auch die gesamte Energie für das implantierte System drahtlos übertragen wird. Die Halterung der Spule wird einheitlich durch eine magnetische Koppelung erreicht.

Über diese systembedingten Gemeinsamkeiten hinaus unterscheiden sich die verschiedenen Implantate in ihrer tatsächlichen technischen Ausführung erheblich. In den folgenden Abschnitten soll daher auf die einzelnen Systeme eingegangen werden.

4.3.1
Nucleus-System (Cochlear)

Implantat (Mini-22)

Das Mini-22-Implantat (s. Abb. 4.7) ist ca. 2,5 mm, im Bereich des Empfängers/Stimulators 6,5 mm dick und hat eine Länge von 45 mm. Es ist in Silastikkunststoff eingebettet und wird in ein im Durchmesser 20 mm großes Bett hinter dem Mastoidknochen in die Kalotte eingepaßt. Die Elektronik besteht aus einem mikrocomputerähnlichen Hybridschaltkreis, der in einer Titankapsel hermetisch versiegelt ist. Der analoge Ausgang des Implantats ist eine 22-kanalige intracochleäre Elektrode, die aus 22 Platinringen besteht. Sie sind über eine Gesamtlänge von 17 mm im Abstand von 0,7 mm über den aus Silastik bestehenden Elektrodenträger verteilt. Der Durchmesser der Elektrode beträgt 0,4 mm im apikalen bzw. 0,6 mm im basalen Teil. Im Anschluß an die 22 aktiven Elektrodenringe befinden sich noch 10 Blindringe, die es dem Operateur gestatten, die Eindringtiefe (25 mm bei 32 Ringen) der Elektrode bereits während der Operation abzuschätzen. Die Antenne liegt außerhalb der Titankapsel in Silastik eingebettet, ebenso der Magnet zur Halterung und Fixierung der externen Sendespule.

Die Reizform ist ein biphasischer, stromkonstanter Rechteckimpuls, dessen Pulsbreite zwischen 20 und 400 μs/Phase variiert werden kann. Der Strom, von nur einer Stromquelle geliefert, ist über einen Bereich von 25 μA bis 1,5 mA regelbar; das bedeutet eine Dynamik von etwa 40 dB. Der Reizmodus ist ausschließlich bipolar.

Sprachprozessor mit Kopfhalterung

Im Sprachprozessor (92 × 62 × 19 mm groß) sind neben der oben beschriebenen SPEAK-Strategie auch die älteren Sprachverarbeitungen (MPEAK, F0F1F2 etc.) implementiert und können weiterhin alternativ benutzt werden. Als Stromversorgung für das gesamte System dient eine Mignonbatterie; die Lebensdauer beträgt zwischen 20 und 30 Betriebsstunden, je nach individuellem Strombedarf. Mit Hilfe eines Reglers läßt sich der Bereich des AGC-Verstärkers verändern; in Stellung T am Hauptschalter sendet das Gerät einen Testton zur Überprüfung des richtigen Sitzes der Sendespule. Weiterhin gibt es eine Störunterdrückungsregelung (S-Stellung). Eine Normbuchse (3,5 mm Klinkenbuchse) kann zum direkten Anschluß an ein externes TV-, Telefon-, oder Phonogerät verwendet werden. Die Übertragung zum Implantat erfolgt mit einer Sendefrequenz von 2,5 MHz.

Die Kopfhalterung besteht aus dem Mikrofon und, getrennt davon, der Sendespule mit Magnet. Das Mikrofon ist in ein Gehäuse integriert, das hinter dem Ohr getragen werden kann, und wird mit einem dreiadrigen Kabel mit dem Sprachprozessor verbunden. Der Magnet, in der Mitte der Sendespule plaziert, läßt sich durch Verdrehen in seiner Stärke verändern.

4.3.2
Clarion-System (Advanced Bionics)

Implantat

Das Clarion-Implantat (s. Abb. 4.8) ist 37 mm lang, 25 mm breit und 6 mm dick. Die Elektronik einschließlich der Empfangsantenne und des Magneten zur Fixierung des Kopfteils befindet sich in einem biokompatiblen Keramikgehäuse; eine indifferente Elektrode ist außen am Gehäuse angebracht. Das Implantat verfügt intern über 8 separate, kapazitiv entkoppelte Stromquellen, die bis zu 2000 μA Strom-

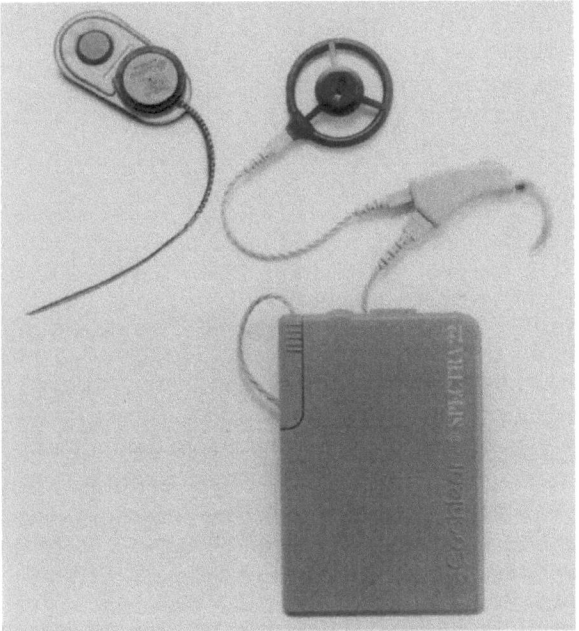

Abb. 4.7. Das Mini-22-Implantat der Firma Cochlear

Kapitel 4 Technische Aspekte der verschiedenen Codierungsstrategien und Implantatsysteme

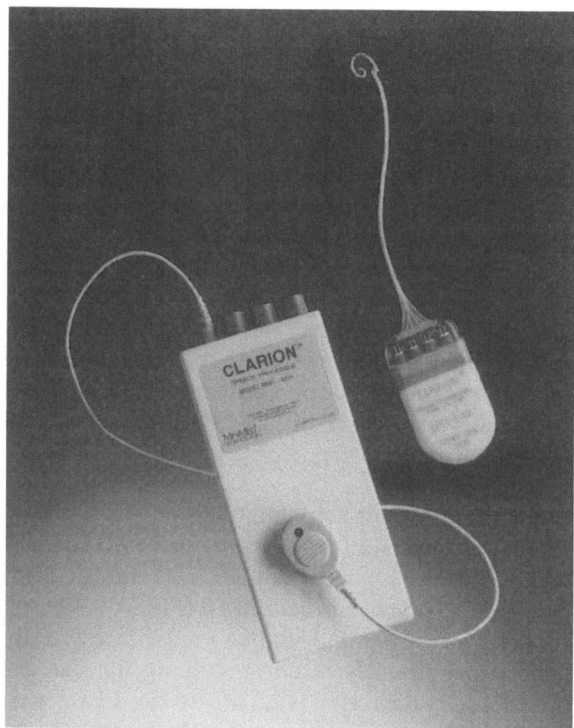

Abb. 4.8. Das Clarion-Implantat der Firma Advanced Bionics

stärke abgeben können. Dieser Bereich ist in 255 Schritte eingeteilt, die sich um jeweils 3,4 % pro Stufe erhöhen. Für die pulsatile Reizung können Rechteckreize mit Pulsbreiten von 75–600 µS pro Phase erzeugt werden; das bedeutet eine maximale Reizrate von 833 Hz pro Kanal bei Verwendung aller acht Kanäle. Bei analoger Stimulation werden die Stromwerte aller acht Kanäle simultan mit einer Rate von 13,3 KHz aktualisiert.

In die Elektronik ist eine bidirektionale Telemetrie integriert, mit der die Funktion des Implantates überprüft und die Elektrodenimpedanzen ermittelt werden können. Auf dem vorgeformten Elektrodenträger sind 8 Elektrodenpaare radial in einer Entfernung von 2 mm angeordnet. Die Vorformung ist so ausgelegt, daß der Array sich nach der Einführung in die Scala tympani an die Schneckenwand nahe dem Modiolus anlegt. Der Abstand der kugelförmigen, 0,3 mm großen Platin-Iridium-Elektroden beträgt 0,5 mm; damit ist eine Einbringtiefe von ca. 25 mm möglich. Die Elektroden können entweder als bipolare Paare oder monopolar gegen die Gehäuseelektrode betrieben werden.

Sprachprozessor und Kopfhalterung

Der Clarion-Sprachprozessor ist mit 61 mm Breite, 133 mm Höhe und 19 mm Dicke relativ groß. Die Dimensionen sind wesentlich durch die Stromversorgung bedingt, die aus einem 6 V/1,1 Ah speziell angefertigten Akkublock besteht. Er reicht für eine Betriebsdauer von ca. 10–12 Stunden. Zwei Regler dienen zur Einstellung der Mikrofonempfindlichkeit (Kennlinienpunkt des AGC-Verstärkers) und der Lautstärke. Mit einem Programmwahlschalter können z. Z. zwei unterschiedliche Programme, ein CIS- und ein CA-Programm, angewählt und alternativ vom Patienten benutzt werden. Da die Elektronik nahezu ausschließlich aus einem frei programmierbaren Prozessor mit entsprechendem Speicher besteht, können Modifikationen der derzeitigen oder komplett neue Sprachverarbeitungsstrategien ohne Austausch der Hardware implementiert werden. Mit jedem Anschalten des Sprachprozessors wird per Telemetrie die korrekte Funktion des Implantates überprüft und durch eine spezielle Blinksequenz einer Leuchtdiode am Sprachprozessor angezeigt.

In der Kopfhalterung sind Mikrofon, Sendespule und Magnet in einem Gehäuse zusammengefügt; sie wird ausschließlich durch die Kraft des Magneten in Position gehalten. Die Verbindung zum Sprachprozessor besteht aus einem Koaxialkabel.

4.3.3 Laura-System (Philips Hearing Implants)

Implantat

Das Laura-Implantat (s. Abb. 4.9) besteht aus einem nahezu quadratischen, hermetisch versiegelten Titaniumgehäuse (Dimensionen: 26,5 mm breit, 25,5 mm hoch und 4,5 mm dick) für die Elektronik, an der jeweils seitlich der Elektrodenträger und die separate Antenne mit Magnet angebracht sind. Die 16 Elektroden sind kugelförmig (Durchmesser 0,24 mm) ausgeführt und in Vertiefungen des Silastikkunststoffes des Arrays eingepaßt. Damit wird erreicht, daß der Träger eine glatte Oberfläche aufweist. Die Elektroden sind als acht radiale Paare mit einem Abstand von 2,05 mm angeordnet. Um die Einführung in die Scala tympani zu erleichtern, ist die Spitze des Elektrodenarrays leicht gebogen. Insgesamt können die Elektroden 22 mm tief in die Schnecke eingebracht werden. Der Empfänger/Stimulator verfügt über acht kapazitiv entkoppelte Stromquellen, die in 500 Stufen über einen Bereich von 0–1500 µA anzusteuern sind. Die Reizung erfolgt bipolar mit einem biphasischen Rechteck mit einer minimalen Pulsbreite von 40 µs/Phase. Die Datenübertragungsrate beträgt 12,5 KHz und erlaubt bei acht Kanälen eine Folgerate von 1562 Reizen pro Sekunde und Kanal. Mit Hilfe der integrierten Telemetrie läßt sich die Impedanz der Elektroden bestimmen und die korrekte Funktion des Implantates überprüfen.

4.3 Verschiedene Implantatsysteme

Gehäuse befinden sich das Mikrofon, ein Mikrofonvorverstärker und der Modulator für das HF-Übertragungssignal. Die separate Sendespule mit dem Magneten ist mit einem zweiadrigen Kabel mit dem HdO-Teil verbunden; die Kopplung mit dem Sprachprozessor erfolgt über eine dreiadrige Verbindung.

4.3.4
Digisonic-DX10-System (MXM)

Implantat

Das Gehäuse des Digisonic-DX10-Empfängers/Stimulators (s. Abb. 4.10) ist aus biokompatibler Keramik und enthält sowohl die Elektronik als auch den Halterungsmagneten und die Sendespule. Es ist rund mit einem Durchmesser von 29 mm; die Dicke beträgt 6,6 mm. Auf den Schnittflächen der beiden Keramikhälften sind Titanringe angebracht, die miteinander verschweißt sind und so das Implantat hermetisch versiegeln. Auf dem Elektrodenträger sind auf einer Länge von 14 mm 15 aktive, zylinderförmige Elektroden im Abstand von 0,7 mm angebracht; weitere 5 Blindringe dienen zur intraoperativen Abschätzung der Insertionstiefe. Die zylindrischen Elektroden sind im Durchmesser etwas kleiner als der Silikonträger (Durchmesser basal 0,9, apikal 0,5 mm), um direkten Kontakt mit Gewebe zu vermeiden. Eine Aufrauhung der Elektrodenoberfläche vergrößert die reale Gesamtoberfläche und führt zu Impedanzwerten von $< 2\ K\Omega$. Als Referenzelektrode ist ein Platindraht separat aus dem Gehäuse des Stimulators herausgeführt.

Das Implantat wird ausschließlich monopolar betrieben und stimuliert mit biphasischen Rechteckimpulsen von $5-210\ \mu s$ Pulsbreite. Es verfügt über eine Stromquelle, die kapazitiv entkoppelt ist, um Gleichströme zu unterdrücken.

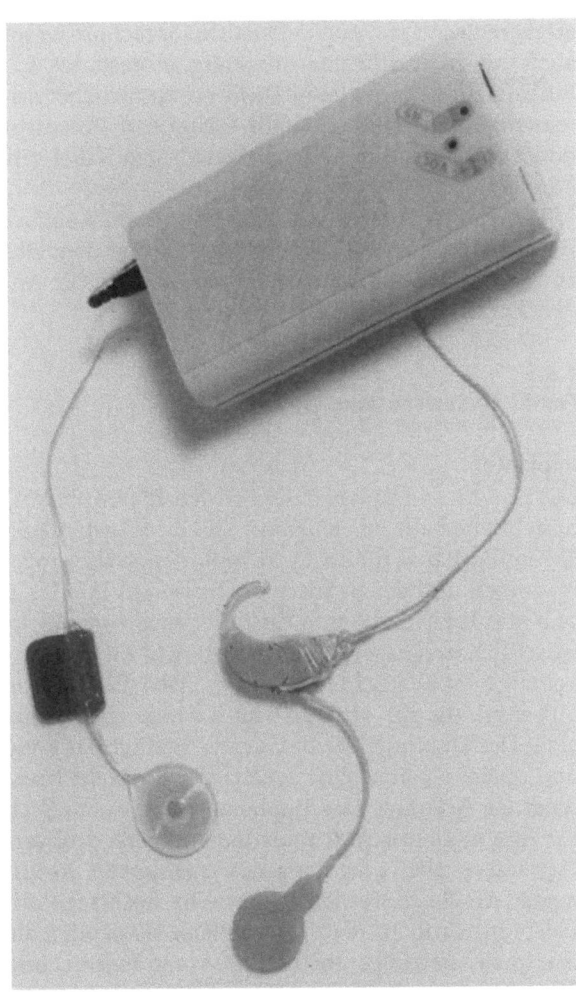

Abb. 4.9. Das Laura-Implantat der Firma Antwerp Bionic Systems

Sprachprozessor und Kopfhalterung

Der Laura-Sprachprozessor, 12 × 6,5 × 3 cm groß, verfügt neben einem Ein-/Ausschalter über eine Störunterdrückungsschaltung, deren Funktion durch eine Leuchtdiode angezeigt wird. Auch die Batterieladung wird mit einer weiteren Leuchtdiode überwacht. Die Stromversorgung in Form eines speziell angefertigten Akkus ist fest im Gerät eingebaut und kann mit einem externen Ladegerät aufgeladen werden. Zur Sprachverarbeitung werden entweder die CIS- oder PLCIS-Strategie angeboten. Wie auch beim Clarion-Prozessor sind die Algorithmen ausschließlich per Software (im Prozessor befinden sich zwei programmierbare Prozessoren) realisiert, so daß Änderungen und Neuerungen ohne Austausch der Hardware implementiert werden können. Eine Buchse für den Anschluß externer Geräte ist ebenfalls vorhanden.

Die Kopfhalterung ist zweigeteilt. In dem hinter dem Ohr (HdO) zu tragenden, hörgeräteähnlichen

Sprachprozessor und Kopfhalterung

Der Digisonic-DX10-Sprachprozessor besteht aus zwei trennbaren Einzelteilen, dem Elektronik- und dem Batterieblock. Es werden 2 Typen angeboten, der Miniprozessor mit einer Gesamtgröße von 76 × 56 × 14 mm sowie der Maxiprozessor mit 100 × 56 × 14 mm. Der Maxiprozessor verfügt über den größeren Batterieblock; der Elektronikblock ist für beide Prozessoren gleich. Mit einem speziellen Ladegerät können die Akkus des Batterieblocks wieder aufgeladen werden. Im Elektronikblock befinden sich zwei Mikroprozessoren, von denen einer für die Kommunikation mit dem Empfänger/Stimulator und der andere für die Signalverarbeitung zuständig ist. Dieser modulare Aufbau erlaubt die Implementierung auch anderer Sprachverarbeitungsstrategien ohne Veränderung der Hardware. Zur Zeit wird ausschließlich die von Beliaeff et al. (1994) entwickelte Sprachverarbeitungsstrategie verwendet. Neben einem Ein-/Ausschalter mit Leuchtdiodenkontrolle und zwei Lautstärkereglern („+" und „-") ist der Sprachprozessor auch mit einer Störunterdrückung ausgestattet. Ein Eingang für externe Geräte sowie ein zusätzlicher Antennenausgang sind ebenfalls vorhanden. Prozessor und Kopfteil sind mit einem zweiadrigen Kabel verbunden.

Das Kopfteil selbst ist zweigeteilt in ein Gehäuse für das Mikrofon mit Vorverstärker (hinter dem Ohr zu tragen) und die Sendespule mit Magnet. Die Andruckkraft des Magneten ist justierbar.

4.3.5
Combi-40-System (Med-El)

Implantat

Das Combi-40-Implantat der Fa. Med-El (s. Abb. 4.11) besteht ebenfalls aus einem in Silikon eingebetteten Keramikgehäuse für die Elektronik, dem Halterungsmagneten und der Sendespule. Es ist 34,1 mm lang, 23,6 mm breit und 6 mm dick. Der Elektrodenarray ist seitlich herausgeführt und trägt acht Elektrodenkontakte aus Platin mit einer Oberfläche von 0,14 mm², die im Abstand von 2,8 mm angeordnet sind. Der Durchmesser des Arrays beträgt basal 0,6 und apikal 0,5 mm. Eine zusätzliche Kugelelektrode dient als Referenz. Das Implantat ist ausschließlich für eine monopolare Stimulation ausgelegt und verfügt intern über eine kapazitiv entkoppelte Stromquelle. Als Reize werden biphasische Rechtecke mit Pulsbreiten von 40–640 µs pro Phase verwendet; die maximale Reizfolgerate beträgt 12 120 Pulse/s und führt bei 40 µs Pulsbreite zu einer Stimulationsrate von 1515 Pulsen/s auf jedem der acht Kanäle. Die Stromstärke kann in vier Bereichen in einer Auflösung von 128 Stufen von 2 µA – 2 mA variiert werden. Mit Hilfe der Telemetrie kann die Funktion des Implantats überprüft und die Impedanz der Elektroden ermittelt werden.

Sprachprozessor und Kopfhalterung

Zwei unterschiedlich große Sprachprozessoren sind erhältlich: der größere (114 × 59 × 22 mm) verfügt über vier, der kleinere (86 × 59 × 29 mm) über zwei aufladbare Nickel-Kadmium-Akkus der Größe AA. Damit kann dem unterschiedlichen individuellen Strombedarf der Patienten Rechnung getragen werden. Die Elektronik (Zierhofer et al. 1994) besteht im wesentlichen aus einem Mikroprozessor vom Typ DSP 56001 und wird zur Implementierung der CIS-Strategie verwendet. Acht Bandfilter (Butterworth, 6. Ordnung) ordnen den Eingangsfrequenzbereich von 300–5500 Hz den acht Reizkanälen zu. Da die Sprachverarbeitung ausschließlich digital erfolgt, ist die Verwendung anderer Strategien ohne den Austausch der Hardware möglich.

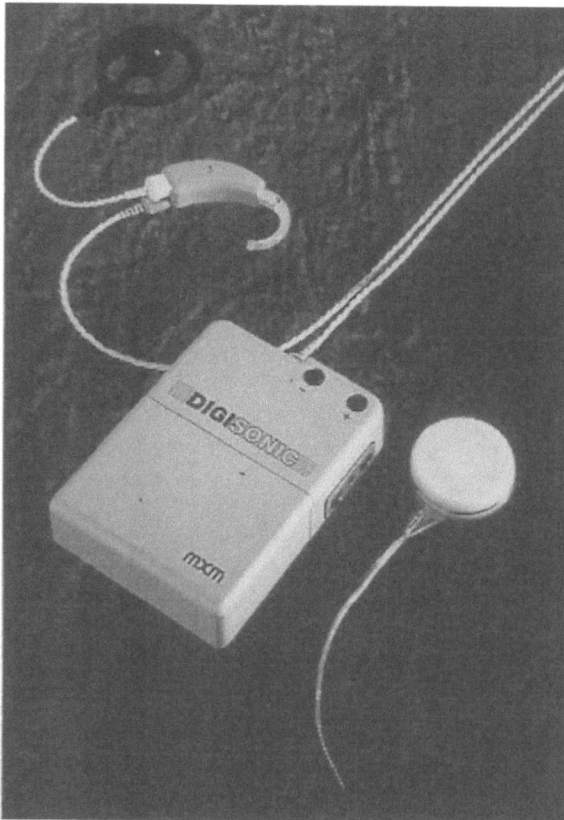

Abb. 4.10. Das Digisonic DX10 der Firma MXM

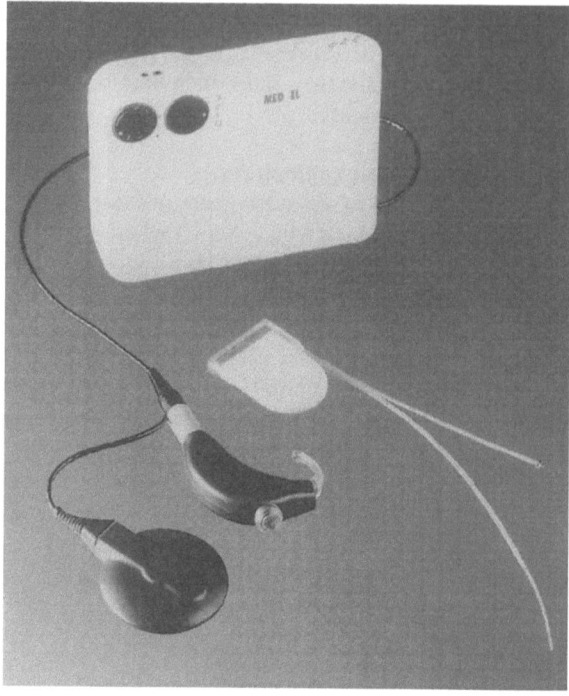

Abb. 4.11. Das Combi-40-Implantat der Firma Med-El

4.3 Verschiedene Implantatsysteme

Bei der Kopfhalterung sind Mikrofon mit Vorverstärker und Sendespule mit Magnet getrennt. Das Mikrofon ist in ein hörgeräteähnliches Gehäuse, das hinter dem Ohr getragen wird, eingebaut und per Kabel mit dem Sprachprozessor verbunden. Die Anzugskraft des Magneten zur Fixierung der Sendespule ist justierbar.

Zum Überblick wurden die wichtigsten technischen Daten der fünf Systeme in Tabelle 4.1 zusammengefaßt.

Tabelle 4.1. Vergleich der technischen Daten verschiedener Cochlea-Implantat-Systeme

	NUCLEUS (Speak)	CLARION	LAURA	MED-EL	MXM
Information	Spektrale Maxima	Gesamtspektrum	Gesamtspektrum	Gesamtspektrum	FFT
Folgerate (pps)	max. 1500	max. 6650	max. 12500	max. 12120	max. 6000
Rate/Kanal (pps)	mittl. 250	833	1550	1515	145–400/F0
Kanäle/Folge	3–10 mittl. 6 bipol.	8 mono- oder bipolar	8 bipolar[a]	8 monopolar	15 monopolar
Programme im SP	1	2	1	1	1
Strategien	1	2	2	1	1
Unabh. Stromquellen	1	8	8	1	1
Telemetrie	nein	ja	ja	ja	nein

[a] Das Laura-Implantat ist auch mit nur monopolarer Stimulation erhältlich.

Die Zukunft des Cochlea-Implantats liegt zweifellos in der weiteren verbesserten Nutzung neuer technologischer Entwicklungen. Das bezieht sich auf die Elektronik mit der Verwendung kleinerer, höher integrierter und stromsparender Schaltkreise. Damit ließen sich noch schnellere und komplexere Sprachverarbeitungsstrategien realisieren. Ein geringerer Strombedarf würde bedeuten, daß kleinere Batterien oder Akkus verwendet werden könnten, so wie es heute bereits seit langem in der Hörgerätetechnik üblich ist. Eine weitere Miniaturisierung sowohl der Implantate als auch der Sprachprozessoren könnte dadurch erreicht werden, vielleicht bis hin zu einer vollständigen Implantation des Gesamtsystems.

Die weitere Erforschung der komplexen Innenohrfunktion wird zweifellos zu neuen Ansätzen für die Sprachverarbeitung führen. Der intelligente Aufbau der heutigen Sprachprozessoren mit seinen intern fast ausschließlich auf Software beruhenden Verarbeitungen würde die Implementierung und Überprüfung neuer Strategien wesentlich erleichtern. Die steigende Anzahl an implantierten Patienten ermöglicht es auch, daß weltweit an verschiedenen Orten mit Hilfe von psychophysikalischen Untersuchungen und Sprachtestverfahren neue Wege zur Verbesserung des Sprachverstehens beschritten werden können. Als ein Beispiel sei hier der von Wilson et al. (1994) vor kurzem vorgestellte „virtual channel interleaved sampling processor" (VCIS) genannt. Er beruht im wesentlichen auf der psychophysikalischen Erkenntnis, daß bei simultaner Reizung auf benachbarten Kanälen mit zueinander phasengedrehten Stimuli andere Tonhöhen empfunden werden als bei entsprechender Einzelreizung.

Nicht zuletzt soll darauf hingewiesen werden, daß mit den heutigen technischen Möglichkeiten der Implantate auch die individuelle Anpassung an den Patienten verbessert werden kann. Die von Gantz et al. (1994) beschriebene Methode der intraoperativen Ermittlung des Aktionspotentials mit Hilfe von intracochleären Elektroden wäre auch postoperativ bei implantierten Patienten denkbar, sofern das evozierte Potential mittels Telemetrie dem Untersucher zugänglich wäre. Damit könnten die elektrischen Hörschwellen objektiv festgelegt werden. Ein Ansatz zur objektiven Ermittlung der Unbehaglichkeitsschwellen liegt ferner in der konsequenteren Nutzung intraoperativ ermittelter Stapediusreflexe (Battmer et al. 1994). Entsprechende Algorithmen zur Berechnung der C-Level ließen sich in Sprachprozessoren oder Anpaßsystemen integrieren.

Diese wenigen und zum Teil auch nur spekulativen Bemerkungen zur Zukunft sollen vermitteln, daß Cochlea-Implantate noch lange nicht vollkommen sind. Vielmehr ist zu erwarten - und zum Wohl der unzähligen Tauben weltweit auch zu hoffen -, daß sie auch weiterhin das Feld für möglichst vielfältige Forschungsaktivitäten darstellen.

Literatur

Battmer RD, Gnadeberg D, Wallenberg E v, Lehnhardt E, Allum DJ (1993) A study of monopolar and bipolar stimulation modes with a modified Nucleus Mini-22 cochlear implant. In: Fraysse B, Deguine O (eds) Cochlear implants: new perspectives. Karger, Basel (Adv Otorhinolaryngol vol 48, pp 4-9)

Battmer RD, Gnadeberg D, Allum DJ, Lenarz T (1994) Algorithmic representation of common ground programming in children with the nucleus device. Karger, Basel (Adv Otorhinolaryngol, vol 50, pp 83-90)

Beliaeff M, Dubus P, Leveau JM, Repetto JC, Vincent P (1994) Sound signal processing and stimulation coding of the Digisonic DX10 15-channel cochlear implant. In: Hochmair-Desoyer IJ, Hochmair ES (eds) Advances in cochlear implants. Mainz, Wien, pp 198-203

Black RC, Clark GM (1980) Differential electrical excitation of the auditory nerve. JASA 67:868-874

Eddington DK (1983) Speech recognition in deaf subjects with multichannel intracochlear electrodes. Ann N Y Acad Sci 405:241-258

Finley CC, Wilson BS, White MW (1990) Models of neural responsiveness to electrical stimulation. In: Miller JM, Spelman FA (eds) Cochlear implants: models of the electrically stimulated ear. Springer Verlag, New York, pp 55-96

Gantz BJ, Brown CJ, Abbas PJ (1994) Intraoperative measures of electrically evoked auditory nerve compound action potential. Am J Otol 15:137-144

Honert C van den, Stypulkowski PH (1987) Single fibre mapping of spatial excitation in the electrically stimulated auditory nerve. Hear Res 29:195-206

Joris P, Yin TCT (1992) Response to amplitude-modulated tones in the auditory nerve of the cat. J Acoust Soc Am 91:215-232

Laszig R, Sollmann WP, Lehnhardt E, Battmer RD (1993) Erste Erfahrungen mit der Stimulation der Hörbahn am Nucleus cochlearis ventralis bei beidseitiger Taubheit. Eur Arch Otorhinolaryngol Suppl II:150

McKay C, McDermott H, Vandali A, Clark GM (1991) An improved sound processor for the University of Melbourne/Nucleus multielectrode cochlear implant. J Otolaryng Soc Austral 6/5:354-359

Merzenich MM, White MW (1977) Cochlear Implant - The interface problem. In: Hambrecht FT, Reswick JB, (eds) Functional electrical stimulation: application in neural prostheses. Marcel Dekker, New York, pp 321-340

Peeters S, Offeciers FE, Joris P, Moeneclaey (1993) The Laura cochlear implant programmed with the Continuous Interleaved and Phase-Locked Continuous Interleaved strategies. In: Fraysse B, Deguine O (eds) Cochlear implants new perspectives. Karger, Basel (Adv Otorhinolaryngol, vol 48, pp 261-268)

Shannon RV, Otto S, Kuzma J, Heller J (1994) Multi-channel electrical stimulation of the human cochlear nucleus: a preliminary report. In: Hochmair-Desoyer IJ, Hochmair ES (eds) Advances in cochlear implants. Manz, Wien, pp 175-178

Wilson BS, Finley CC, Lawson DT, Wolford RD (1988) Speech processors for cochlear prostheses. Proceedings of the IEEE, 76, 1143-1154. In: Hochmair-Desoyer IJ, Hochmair ES (eds) Advances in cochlear implants. Manz, Wien, pp 103-113

Wilson BS, Lawson DT, Zerbi M, Finley C (1994) Recent developments with the CIS-strategies. In: Hochmair-Desoyer, IJ, Hochmair ES (eds) Advances in cochlear implants. Manz, Wien, pp 103-113

Zierhofer C, Peter O, Czyslok T, Brill S, Pohl P, Hochmair-Desoyer IJ, Hochmair ES (1994) A multichannel cochlear implant system for high-rate stimulation strategies. In: Hochmair-Desoyer IJ, Hochmair ES (eds) Advances in cochlear implants. Manz, Wien, pp 204-208

KAPITEL 5

Intra- und postoperative Funktionskontrolle des Implantats und der Hörbahn

D. Gnadeberg

5.1   Meßaufbau   83
5.2   Meßparameter   84
5.2.1   Telemetrische Messungen   84
5.2.2   Reizäquivalente Potentiale   84
5.2.3   Hirnstammpotentiale   85
5.2.4   Hirnrindenpotentiale   85
5.2.5   Stapediusreflex   85
5.3   Durchführung der Messungen   85
5.3.1   Telemetrische Messungen   85
5.3.2   Messung des reizäquivalenten Potentials   87
5.3.3   Messung der physiologischen Potentiale   89
5.3.4   Messung des Stapediusreflexes   91

Einleitung

Bis vor wenigen Jahren wurden fast ausschließlich ertaubte Erwachsene mit einem Cochlea-Implantat versorgt; in letzter Zeit ist die Anzahl implantierter Klein- und Kleinstkinder stetig gestiegen und wird auch weiterhin steigen. Gerade bei Kleinkindern ist eine intra- bzw. postoperative Überprüfung des Implantates sowie der Hörbahn auch ohne das Vorliegen von Problemen notwendig. Im Gegensatz zu Erwachsenen, bei denen eine präoperative Untersuchung der Hörbahn durch Elektrostimulation im subjektiven Promontoriumstest immer durchgeführt wird, ist präoperativ ein sicherer Test der Hörbahn bei Kindern bislang nicht möglich.

Bei implantierten Kindern, die zum größten Teil keinerlei Hörerfahrung haben, ist das Fehlen auditorischer Empfindung gerade in der initialen Phase der Anpassung des Sprachprozesors auch von erfahrenem Personal kaum zu erkennen. Außerdem gestaltet sich die Anpassung des Sprachprozessors generell schwierig, da aufgrund der eingeschränkten Verständigungsmöglichkeit die Ermittlung der elektrischen Hör- und Unbehaglichkeitsschwellen nur mit spielaudiometrischen Methoden erfolgen kann. Erfahrungswerte von der Anpassung Erwachsener lassen sich kaum übertragen, weil die benötigten Stromwerte für die Hörschwellen interindividuell stark streuen. Hier ist die elektrisch ausgelöste Stapediusreflexschwelle, deren Registrierung erstmals 1986 von Jerger et al. beschrieben wurde, als objektive Hilfe bei der Einstellung des Sprachprozessors sehr wichtig, denn sie gibt dem Audiologen bei der Anpassung von Klein- und Kleinstkindern einen Meßpunkt, der im Hörbereich liegen muß.

Um bereits vor der Erstanpassung einen Anhaltspunkt über die Lage des individuellen Dynamikbereichs zu erhalten und dem Kind eventuell zu laute oder erschreckende Höreindrücke zu ersparen, scheint es sinnvoll, die elektrische Stapediusreflexschwelle schon intraoperativ zu ermitteln.

Beim erwachsenen Patienten ist die Fragestellung eine andere. Hier kommt es nicht darauf an, das Vorliegen oder Fehlen eines Höreindruckes nachzuweisen, sondern im Falle des Fehlens den Grund dafür zu ermitteln. Zunächst muß selbstverständlich ein Schaden an den externen Teilen des Cochlea-Implantat-Systems ausgeschlossen werden. Eine zentrale Ursache im Sinne einer psychogenen Hörstörung ist ebenfalls nicht von vornherein auszuschließen.

Anschließend muß durch einen umfassenden Integritätstest (Battmer et al. 1994; Shallop 1993) die Funktion des Implantates überprüft werden. Diese Überprüfung ist bei den aktuellen Implantaten durch die implementierte Telemetriefunktion wesentlich vereinfacht. Bei korrekt funktionierendem Implantat muß auch die aufsteigende Hörbahn überprüft werden, da auch ein Schaden im peripher- oder zentralneuralen Anteil der Hörbahn vorliegen kann. Eine zentrale Ursache im Sinne einer psychogenen Hörstörung ist ebenfalls nicht von vornherein auszuschließen.

5.1 Meßaufbau

Die modernen Implantate bieten durch die integrierte Telemetriefunktion die Möglichkeit, das Implantat einfach und ohne zusätzlichen apparativen Aufwand zu überprüfen. Diese zusätzliche Funktion ermöglicht bei allen damit ausgerüsteten Implantatsystemen die Messung von Spannungen an den Elektroden des Implantates und damit der elektrischen Impedanz der Elektroden.

Bei den meisten Systemen erfolgt diese Messung mit der normalen Ausrüstung zur Sprachprozessoranpassung.

Zur Registrierung des reizäquivalenten Potentials, der Hirnstamm- und Hirnrindenpotentiale sowie des

84 Kapitel 5 Intra- und postoperative Funktionskontrolle des Implantats und der Hörbahn

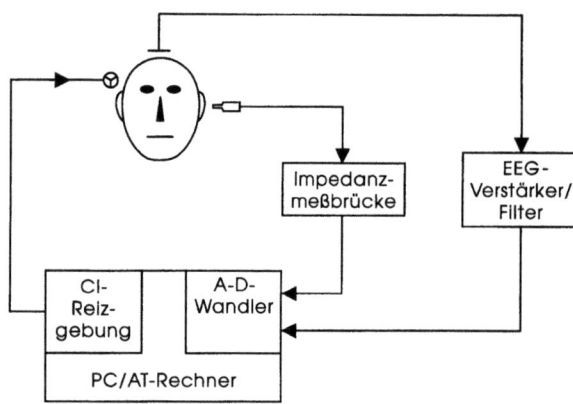

Abb. 5.1. Blockdiagramm der Meßanordnung. Das Signal von den Kopfhautelektroden oder die Änderung der akustischen Impedanz des Mittelohres werden auf den Eingang des Analog-Digital-Wandlers gegeben. Die Stimulation erfolgt mit Hilfe einer PC-Karte, die das HF-Signal zur Ansteuerung des Implantates nach Clark (Nucleus) erzeugt

elektrisch ausgelösten Stapediusreflexes verwenden wir ein computergesteuertes Meßsystem (s. Abb. 5.1). In einem IBM/AT-kompatiblen Computer mit 386/20-Prozessor befinden sich ein Analog-Digital-Wandler (Data-Translation DT 2821) und eine Reizgebungskarte für das Cochlea-Implantat nach Clark (Nucleus), die direkt das Hochfrequenzsignal für das Implantat erzeugt. Die Reizgebungskarte wurde an der HNO-Klinik der Medizinischen Hochschule Hannover entwickelt, um eine einfach ansteuerbare und leicht in eigene Software integrierbare Signalquelle zur elektrischen Stimulation bei Cochlea-Implantat-Patienten zur Verfügung zu haben. Extern angeschlossen sind ein standardmäßiger EEG-Verstärker mit einstellbaren Filtern von 6 dB Flankensteilheit und eine Impedanzmeßbrücke (Madsen ZO73) zur Messung der akustischen Impedanz des Mittelohres.

Alternativ läßt sich zur Stimulation auch ein normales Anpaßsystem, bestehend aus Computer, Sprachprozessorinterface und einem Sprachprozessor verwenden, wobei gemittelte Messungen nur mit einem zusätzlichen Mittelungssystem möglich sind.

Reizäquivalente Potentiale monopolarer Implantatsysteme lassen sich wegen der kurzen Pulsdauer nur mit einem schnellen Speicheroszilloskop und einem EEG-Verstärker registrieren. Normale Mittelungssysteme haben keine ausreichende zeitliche Auflösung.

5.2 Meßparameter

Eine Übersicht über die im folgenden ausführlich beschriebenen Meßparameter und ihre jeweiligen Charakteristika gibt Tabelle 5.1.

5.2.1 Telemetrische Messungen

Eine Wahlmöglichkeit der Meßparameter bei telemetrischen Messungen besteht im allgemeinen nicht. Hier werden von den Implantatsystemen vom Hersteller vorgegebene Standardwerte verwendet, die so gewählt sind, daß die Messung bei nahezu allen Patienten ohne Höreindruck möglich sind.

5.2.2 Reizäquivalente Potentiale

Im Falle des CI 22 sollten für die Ableitung der reizäquivalenten Potentiale nicht wie bei der Auslösung physiologischer Potentiale die von der Fa. Cochlear im Sprachprozessorprogramm verwendeten Stimuluslevel benutzt werden. Denn da hierbei die beiden lautheitsbestimmenden Parameter Stromstärke und Pulsdauer mit dem Ziel eines möglichst kurzen Stimulus zusammengefaßt worden sind, sind Änderungen der Stimulusintensität mit Änderungen der Pulsdauer verbunden, was die Erkennbarkeit verringert. Daher ist diese Reizform zur Ableitung des reizäquivalenten Potentials nicht geeignet. Um den biphasischen Puls in der Ableitung gut darstellen zu können, sollten Current-Level und eine Pulsdauer von 200 µA verwendet werden.

Tabelle 5.1. Meßparameter für die unterschiedlichen Teile des Integritätstests

Messung	Reiz	Dauer	Folgerate	Hochpaß	Tiefpaß
Stapediusreflex	Burst	1,5 s	0,1 Hz	–	–
Reizäquivalente Potentiale	Click	–	> 13 Hz	200 Hz	20000 Hz
Hirnstammpotentiale	Click	–	13 Hz	300 Hz	3000 Hz
Cortikale Potentiale	Burst	0,5 s	0,2–1 Hz	0,1–1 Hz	15–30 Hz
Telemetrie	–	–	–	–	–

Bei monopolaren Implantatsystemen sind auch die typischen kurzen Pulsdauern anwendbar. Die Benutzung von längeren Pulsdauern bei entsprechend niedrigen Strömen würde die Erkennbarkeit des Potentials eher erschweren.

Die Filtergrenzen sind möglichst weit zu wählen, z. B. 100 bis 20 000 Hz, um eine exakte Abbildung des biphasischen Pulses zu erhalten.

Bei gemittelter Messung sind als Zeitausschnitt 2 ms symmetrisch um den biphasischen Puls optimal, jedoch sind solche kurzen Zeitausschnitte nur mit sehr schnellen A-D-Wandlerkarten möglich. Realistisch ist ein Zeitfenster von 10 ms mit 1 bis 2 ms vor dem Reiz. Die Folgerate ist bei dieser Messung unkritisch und wird nur durch die Länge des Meßfensters begrenzt.

5.2.3
Hirnstammpotentiale

Um eine Beziehung zu den jeweiligen Hör- und Unbehaglichkeitsschwellen des Patienten herstellen zu können, werden die im normalen Betrieb des Implantatsystems verwendeten Pulsdauern verwendet. Bei modernen monopolaren Implantaten liegen sie zwischen 25 und 75 µs. Im Fall des Mini-22-Systems sollten die von der Fa. Cochlear bei der Anpassung des Sprachprozessors verwendeten Stimuluslevel verwendet werden. Die Stimulation erfolgt mit Einzelreizen, die der akustischen Clickstimulation entsprechen.

Die Filtergrenzen sind wie bei der akustischen BERA („brainstem evoked response audiometry") zu wählen (300–3000 Hz).

Zeitausschnitt und Folgerate entsprechen ebenfalls der akustischen BERA.

5.2.4
Hirnrindenpotentiale

Wegen des Bezuges zur Sprachprozessoreinstellung sollten die Pulsdauern wie bei den Hirnstammpotentialen verwendet werden. Als Stimulus werden Bursts von 0,5 s Dauer und einer Reizfrequenz von 250 Hz benutzt.

Filtergrenzen, Zeitausschnitt und Folgerate entsprechen der akustischen Messung von Hirnrindenpotentialen. Probleme können durch die während der Messung nachlassende Aufmerksamkeit des Patienten entstehen. Wenn möglich sollten mehrere Elektroden und Intensitäten randomisiert gleichzeitig gemessen werden.

5.2.5
Stapediusreflex

Auch hier sollten wegen des Bezuges zur Sprachprozessoreinstellung Stimuslevel verwendet werden. Als Stimulus werden Bursts von 0,5 bis 1,5 s Dauer und einer Reizfrequenz von 250 Hz benutzt. Für den Fall einer gemittelten Messung sollte die Folgerate etwa bei 0,1 Hz und der Zeitausschnitt bei 2 bis 2,5 s liegen.

5.3
Durchführung der Messungen

Alle Messungen, bis auf die Registrierung der corticalen Potentiale, können sowohl am wachen Patienten als auch unter Narkose durchgeführt werden. Telemetrische Messungen, soweit es sich nicht um die telemetrische Ableitung cochleärer Potentiale handelt, sind für den Patienten unhörbar und damit unkritisch. Bei der Messung technischer oder physiologischer Potentiale am wachen Patienten sollte man jedoch die frühere Unbehaglichkeitsschwelle nicht überschreiten, um eventuell Überstimulationen zu vermeiden. Wird die Messung, wie es besonders bei Kindern generell empfehlenswert ist, unter Narkose durchgeführt, ist man in der Wahl der Stromstärke frei und kann auch Werte oberhalb der Unbehaglichkeitsschwelle verwenden.

5.3.1
Telemetrische Messungen

Die Telemetriefunktion ermöglicht bei allen damit ausgerüsteten Implantatsystemen die Messung von Spannungen an den Elektroden des Implantates und damit der elektrischen Impedanz der Elektroden. Auf diesem Wege können eindeutig Unterbrechungen in den Elektrodenzuleitungen identifiziert werden. Die Feststellung von Kurzschlüssen zwischen intracochleären Elektroden ist auf diesem Wege jedoch schwierig, da sie sich nur als geringere und auf den beteiligten Elektroden gleiche Impedanzen darstellen.

Zusätzlich gibt es noch weitere Anwendungen, die nur in bestimmten Systemen realisiert sind. So kann beim Combi 40-Implantat der Fa. Med El durch Messung der Spannung an anderen Elektroden des Implantates die Spannungsverteilung in der Schnecke ermittelt werden (Zierhofer et al. 1995). Diese Spannungsverteilung läßt Rückschlüsse auf das elektrische Strömungsfeld in der Cochlea zu und hilft Kurzschlüsse zwischen zwei Elektroden ohne Beteiligung der Masseelektrode eindeutig festzustellen.

Eine ständige, von speziellen Untersuchungen unabhängige Implantatüberprüfung erfolgt beim Clarion Implantat der Fa. Advanced Bionics bei jedem Einschalten des Sprachprozessors (Zilberman u. Santogrossi 1997). Dabei werden Meßpunkte innerhalb der Implantatelektronik zur Systemüberprüfung abgetastet. Während des Normalbetriebes wird bei diesem System die Verbindung des Sprachprozessors zum Implantat ständig überprüft und der Augenblickswert der internen Versorgungsspannung des Implantates nach außen übertragen, was die Optimierung der Sendeleistung durch den Spachprozessor ermöglicht.

Beim CI 24M der Fa. Cochlear ist in das Implantat ein empfindlicher Verstärker eingebaut, der eine kurze Rückkehrzeit nach Übersteuerung aufweist. Damit ist es möglich, die neuralen Antworten des Hörnervs zu messen und nach außen zu übertragen. Bei optimaler Auslegung dieses Systems könnte dieses Verfahren eine Hilfe bei der Sprachprozessoranpassung sein, Forschungsergebnisse über die Relevanz dieser Potentiale stehen jedoch noch aus (s. 2.4.1).

Bei monopolaren Implantaten ist das reizäquivalente Potential aufgrund des großen Abstandes der Reizelektroden und dem damit einhergehenden weit gestreuten elektrischen Strömungsfeld problemlos ohne Mittelung mit EEG-Verstärker und Oszilloskop ableitbar. Im Oszillogramm sieht man klar erkennbar die schmalen biphasischen Pulse, deren Größe sich mit der Stromstärke verändert (Abb. 5.2).

Bei der Ableitung des reizäquivalenten Potentials mit bipolarer Stimulation ist das Reizsignal durch das sehr kompakte Strömungsfeld wesentlich geringer, so daß man eine Mischung aus der Hochfrequenzeinstreuung des Übertragungssignals und dem eigentlichen reizäquivalenten Potential erhält (Abb. 5.3).

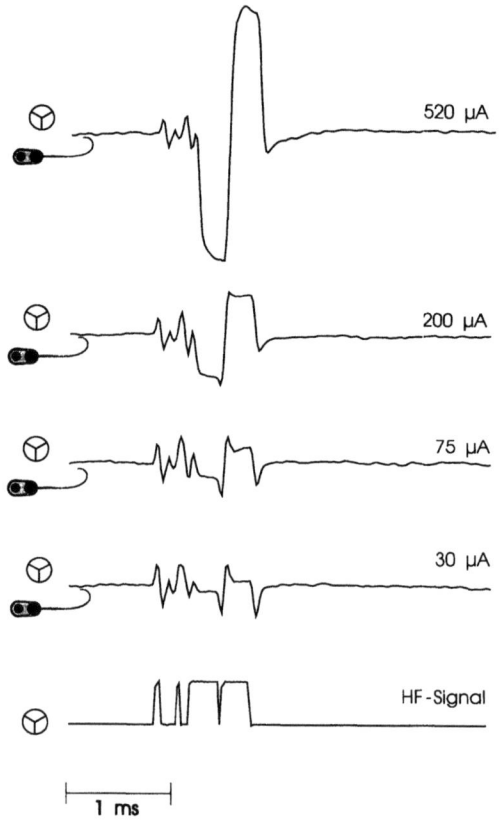

Abb. 5.3. Das mit Hautklebeelektroden zwischen Mastoid und Stirn des Patienten aufgenommene Signal zeigt einen mit stärker werdendem Strom immer besser hervortretenden biphasischen Stimulus. Die untere Kurve zeigt die reine Hochfrequenzeinstreuung durch die Informationsübertragung zum Implantat ohne einen Reizstrom

Abb. 5.2.
Oszilloskopbild der reizäquivalenten Potentiale bei monopolarer Stimulation und unterschiedlichen Stromstärken mit dem Clarion-System. Durch das verteilte Strömungsfeld ist das Potential auch ohne Mittelung gut erkennbar

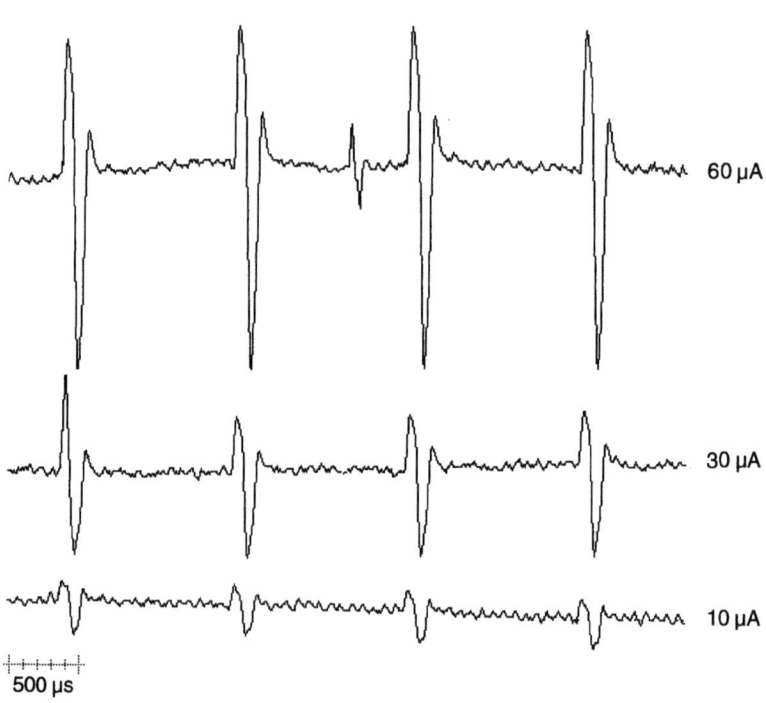

5.3.2
Messung des reizäquivalenten Potentials

Dabei ist zu beachten, daß alle Ausschläge der HF-Einstreuung in dieselbe Richtung gehen, während das Reizpotential dem biphasischen Stimulus des Implantates entspricht und von der eingestellten Stromstärke abhängt. Die Größe des reizäquivalenten Potentials ist ebenfalls auch von der angesteuerten Elektrode abhängig: die Potentialgröße nimmt mit steigender Entfernung vom runden Fenster ab (Shallop 1993). Um besonders im medialen und apikalen Bereich des Elektrodenstrnges das reizäquivalente Potential noch erkennbar darstellen zu können, ist die Drehung der Reizphase und ein Vergleich der erhaltenen Kurven sehr hilfreich (s. Abb. 5.4). Die Wiederholungsgenauigkeit dieser Messungen ist sehr gut, während die Abweichungen in der Größe der reizäquivalenten Potentiale interindividuell beträchtlich sein können (Shallop 1993).

Anwendung finden diese Potentiale in Fällen, wo ein technisches Versagen nachgewiesen oder widerlegt werden soll.

Beispiele zum reizäquivalenten Potential

Bei einem neunjährigen Kind, das nach ca. einem Jahr mit dem Implantat angab, nichts mehr zu hören, fanden wir bei der Funktionsprüfung des Implantates unter Narkose auf allen Elektroden und bei allen Reizintensitäten gleiche Meßkurven (Abb. 5.5). Sie zeigten nur die HF-Einstreuung ohne ein Reizpotential. Man konnte daher davon ausgehen, daß das Implantat nicht mehr stimulierte. Diese wurde nach der Explantation und Einsendung zum Hersteller von dort bestätigt.

Ein anderes Kind, 10 Jahre alt und seit 3 Jahren implantiert, gab an, unabhängig von der Einstellung des Sprachprozessors nur extrem leise zu hören. Die Ableitung des Reizpotentials zeigte für unterschiedliche Elektroden zwar unterschiedliche Kurven, was auf

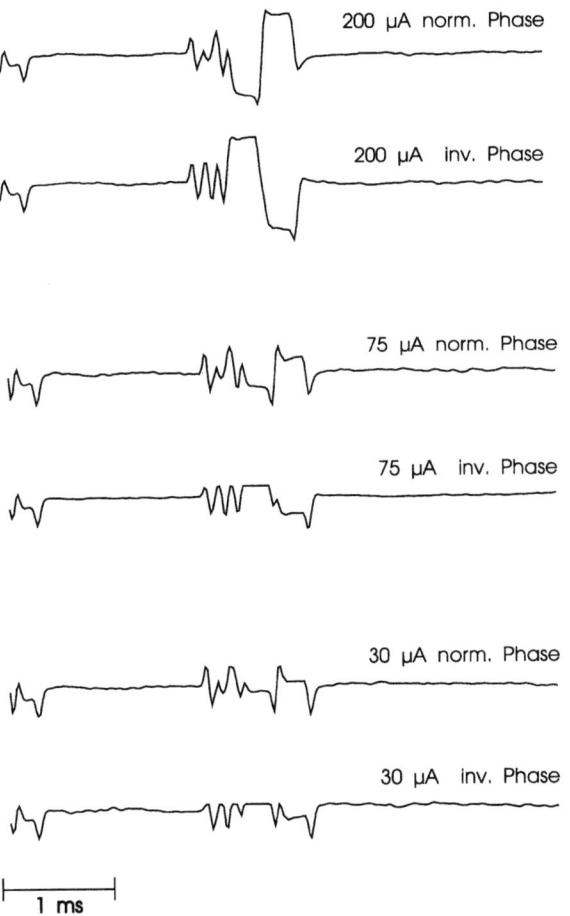

Abb. 5.4. Um das reizäquivalente Potential auch unter ungünstigen Ableitbedingungen von der HF-Einstreuung trennen zu können, sollte die Phasenlage des Stimulus gedreht werden. Der Vergleich beider Kurven zeigt dann deutlich das Vorhandensein eines Reizstromes

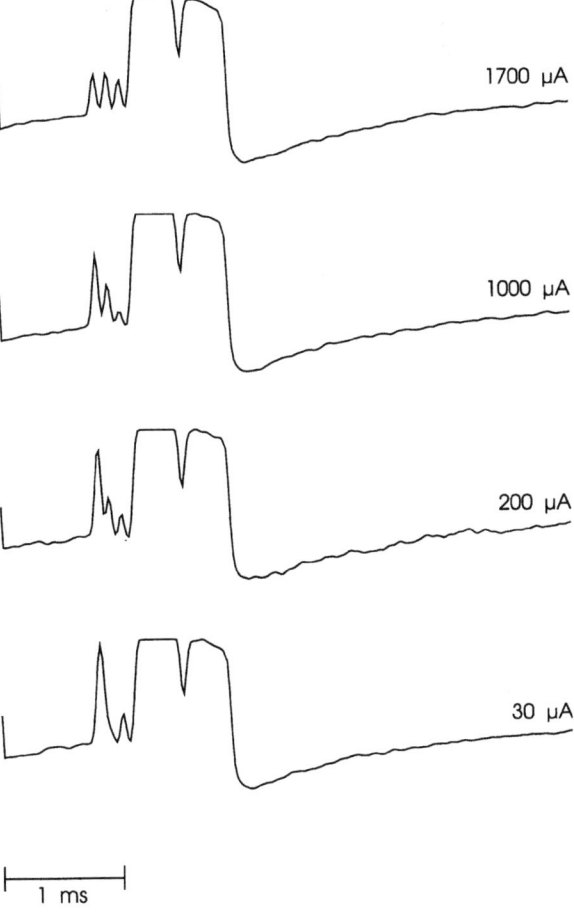

Abb. 5.5. Totalausfall des Implantates. Trotz Einstellung unterschiedlicher Stromstärken ist weder ein biphasischer Anteil noch eine Veränderung der Amplitude zu erkennen

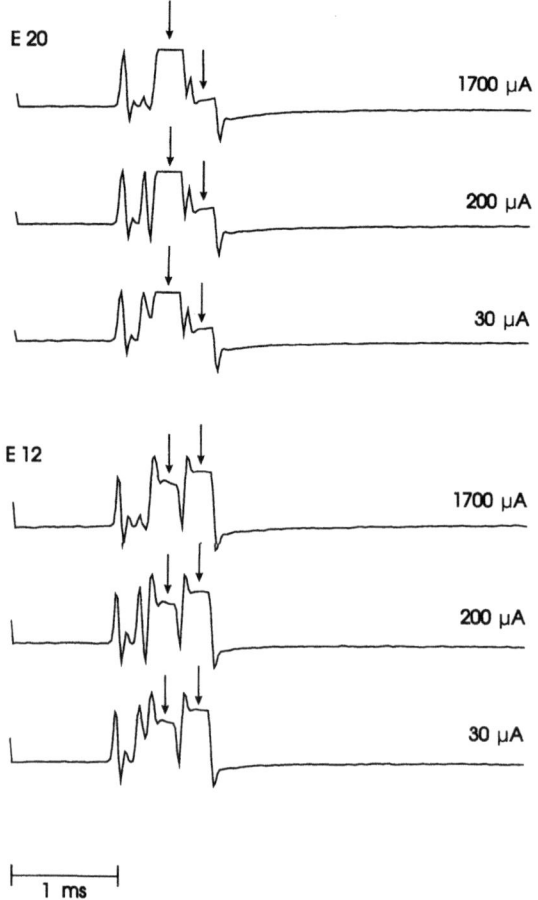

Abb. 5.6. Fehlende Einstellbarkeit des Stromes. Die *Pfeile* zeigen den biphasischen Stimulus, der in der Phase drehbar ist, sich aber nicht mit unterschiedlicher Stromeinstellung ändert

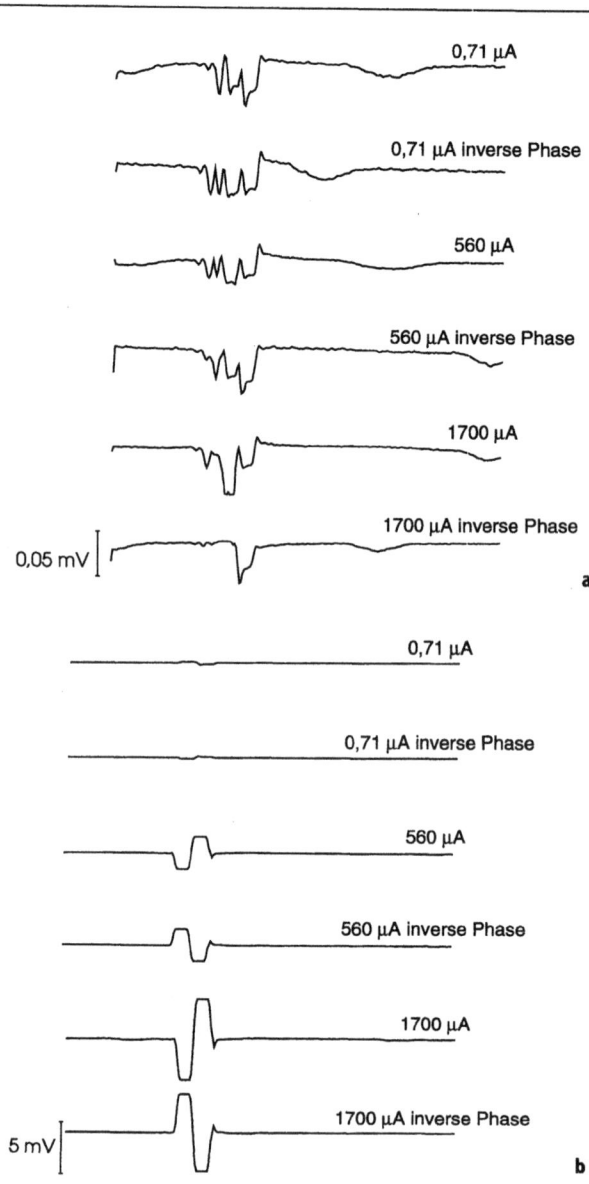

Abb. 5.7a, b. Zu geringer Ausgangsstrom des Implantates, der sich jedoch in seiner Größe einstellen läßt. Im Vergleich zu einem intakten Implantat (**b**) sind die Kurven links (**a**) mit einer Spannung von 0,03 mV_{ss} gegenüber 8 mV_{ss} um mehr als zwei Zehnerpotenzen zu klein. Der Wert für 1,7 mA (239 CL) und 0,56 mA (210 CL) Reizstrom ist von einem Reizstrom von 0,14 mA (150 CL) aus rechnerisch ermittelt worden

einen vorhandenen Reizstrom hindeutete, allerdings veränderten sie sich nicht bei unterschiedlichen Reizintensitäten (Abb. 5.6). Das Implantat aktivierte also unterschiedliche Elektroden, gab auch einen Reizstrom ab, war jedoch nicht in der Lage, die Stromstärkeninformation zu decodieren. Die Untersuchung des Implantates durch den Hersteller ergab einen Fehler in der Elektronik des Implantates.

Die Ableitung der reizäquivalenten Potentiale bei einem erwachsenen Patienten der ca. drei Monate nach Implantation angab, keine Hörempfindung zu haben, ergab die Kurven der Abb. 5.7a. Der Reizstrom des Implantate verändert sich mit der Einstellung, die Phasenlage des Reizes läßt sich ebenfalls verändern. Der Vergleich mit den Potentialen eines anderen Patienten (Abb. 5.7b) zeigt, daß sie mit 0,05 mV bei maximaler Stromstärke etwa um den Faktor 120 niedriger liegen als bei dem Vergleichspatienten, dessen Wert für 1,7 mA allerdings rechnerisch aus einer Messung mit geringerer Stromstärke ermittelt wurde. Diese Abweichung läßt trotz der großen individuellen Abweichungen den sicheren Schluß zu, daß das Implantat defekt ist.

Eine 72-jährige Patientin klagte über wiederholtes Fehlen der Hörempfindung. Dies konnten wir über eine längere Zeit während wiederholter Anwesenheit der Patientin in unserer Klinik nicht nachvollziehen. Mehrfach technische Überprüfungen der externen Teile des CI-Systems erbrachten ebenfalls kein Ergebnis. Während einer Sitzung im Februar 1992 trat dann das Aussetzen der Hörempfindung in unserer Klinik

5.3 Durchführung der Messungen

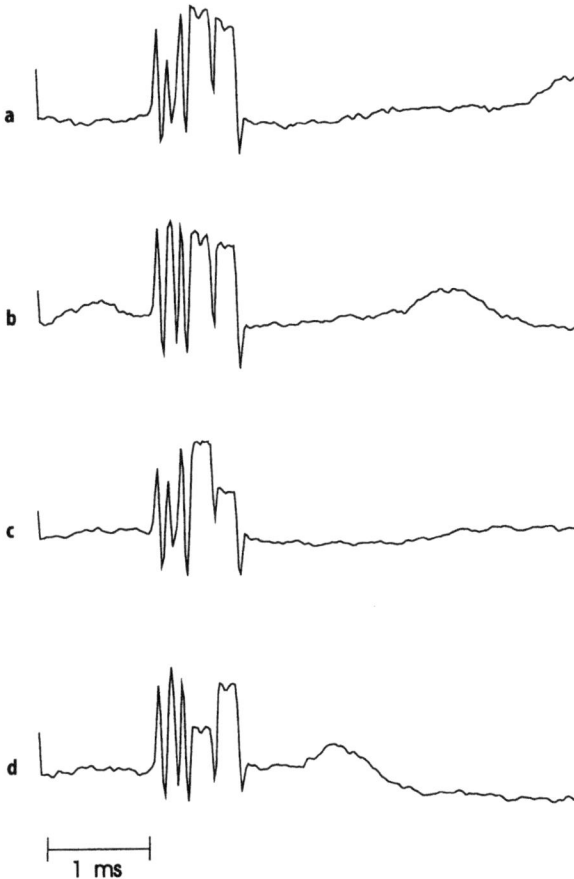

Abb. 5.8a–d. Intermittierender Implantatfehler. Die oberen Kurven (a, b) zeigen nur die HF-Einstreuung. Die unteren Kurven (c, d) sind aufgenommen worden, als die Hörwahrnehmung der Patientin kurzzeitig wieder einsetzte, und zeigen auch den Reizstrom

auf. Eine sofortige Registrierung der reizäquivalenten Potentiale ergab die Kurven der Abb. 5.8(a) und (b), in denen kein Reizstrom vorhanden ist. Die Kurven (c) und (d) wurden aufgenommen, nachdem die Patientin angab, wieder etwas zu hören.

Das Ergebnis der Überprüfung des Implantates ▶ war eine teilweise gebrochene Antenne.

5.3.3
Messung der physiologischen Potentiale

Der Anwendungsbereich der physiologischen Potentiale liegt dort, wo die Funktion des Implantates nachgewiesen werden konnte, dennoch aber keine adäquate Hörempfindung auftritt. Am sichersten ist die 5. Welle bei Hirnstamm-ERA nachzuweisen. Sie liegt bei Cochlea-Implantat-Patienten früher als bei Normalhörenden (etwa bei 4 ms). Die Latenzverschiebung durch Lautheitsänderungen ist sehr gering, weswegen eine Schwellenbestimmung kaum möglich ist.

Beispiele zu den physiologischen Potentialen ◀
Eine erwachsene Patientin erschien mit dem Problem einer spontanen Hörminderung, obwohl ihre Hör- und Unbehaglichkeitsschwelle seit Jahren stabil war. Bei der Überprüfung der psychophysikalischen Daten ließ sich bei den meisten Elektroden auch bei maximaler Stimulationsintensität keine laute Hörempfindung erreichen. Eine Überprüfung des Reizpotentials ergab ein normales Verhalten des Implantates. Der Stapediusreflex war entsprechend der früheren Hör- und Unbehaglichkeitsschwelle bei 66 % des Dynamikbereiches normal zu registrieren (s. Abb. 5.9a).

Eine unter Narkose durchgeführte Ableitung der Reizantworten des Hirnstammes ergab eine deutlich ausgeprägte 3. Welle, während die 5. Welle fast vollständig fehlte (s. Abb. 5.9b). Cortikale Potentiale waren bei der wachen Patientin nicht abzuleiten. Nach einigen Wochen normalisierte sich die Hörempfindung wieder. Es waren jetzt sowohl eine 5. Welle, als auch Hirnrindenpotentiale abzuleiten.

Eine Erklärung für diese Befunde konnten wir bisher nicht finden.

Bei einem 4-jährigen Mädchen konnte intraoperativ nur auf den basalen Elektroden (1 und 2) ein Stapediusreflex registriert werden. Bei der späteren Anpassung des Sprachprozessors machte das Kind unklare Angaben über seine Hörwahrnehmung. Die Ableitung der reizäquivalenten Potentiale unter Narkose ergab auf allen Elektroden eine normale Funktion des Implantates (s. Abb. 5.10a). Dennoch konnte in der anschließenden Ableitung der Hirnstammantworten die 5. Welle nur mit den Elektroden 1 bis 3 ausgelöst werden (s. Abb. 5.10b). Eine mögliche Erklärung wäre das weitgehende Fehlen funktionsfähiger Ganglienzellen mit Resten im basalen Bereich der Cochlea.

Eine weitere Patientin, seit 2 Jahren implantiert, gab über längere Zeit an, beim Tragen des Sprachprozessors durch die Berührung metallischer Gegenstände elektrische Schläge zu erhalten, die sich durch entsprechende Versuche allerdings nicht nachweisen ließen. Später berichtete sie, nach einem lauten Knall nichts mehr zu hören. Einen Defekt der externen Komponenten konnten wir ausschließen; daher wurde mit der Patientin ein vollständiger Integritätstest durchgeführt. Er ergab eine normale Funktion des Implantates.

Der elektrisch ausgelöste Stapediusreflex war bei 70 % des früheren Dynamikbereiches normal zu registrieren (s. Abb. 5.11a).

Bei der Hirnstammableitung war die 5. Welle deutlich zu erkennen (Abb. 5.11b); cortikale Potentiale waren allerdings nicht ableitbar. Unserer Auffassung nach handelt es sich hier um eine psychisch bedingte Hörstörung, obwohl auch ein zentralneuraler Defekt nicht ganz auszuschließen ist.

Kapitel 5 Intra- und postoperative Funktionskontrolle des Implantats und der Hörbahn

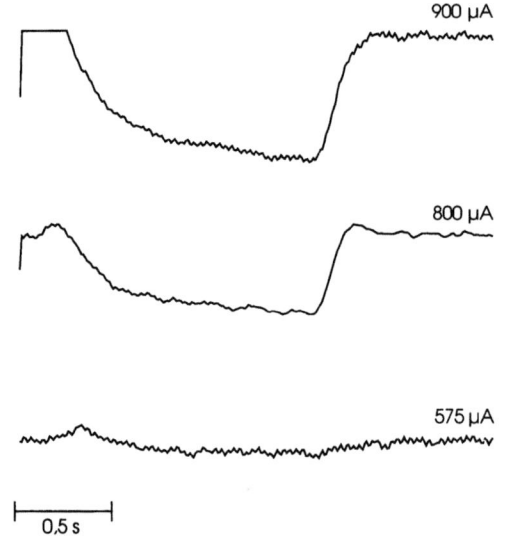

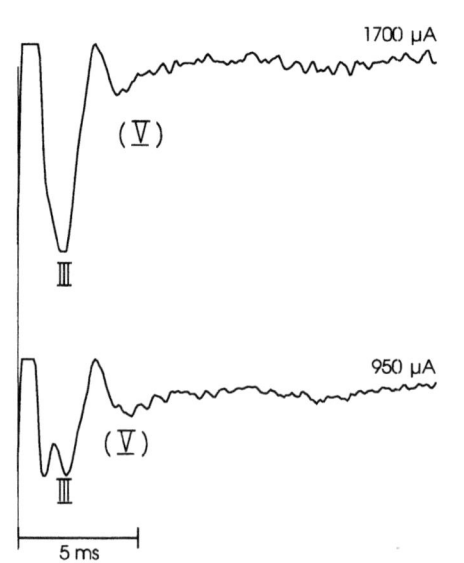

Abb. 5.9a, b. Physiologisch bedingter Ausfall bei Patient A.C. **a** Normaler elektrisch ausgelöster Stapediusreflex mit einer Schwelle bei 575 µA entsprechend etwa 70% des Dynamikbereiches. Der Reflex wurde contralateral mit einer Reizdauer von 1,5 s und einem Aufnahmefenster von 2,5 s Länge registriert. **b** Hirnstammpotentiale mit einer klaren 3. Welle und einer kaum erkennbaren 5. Welle. Das Zeitfenster der Aufnahme beträgt 20 ms. Gereizt wurde mit Einzelreizen mit einer Pulsdauer von 200 µs/Phase. Filtereinstellung: 300–3000 Hz

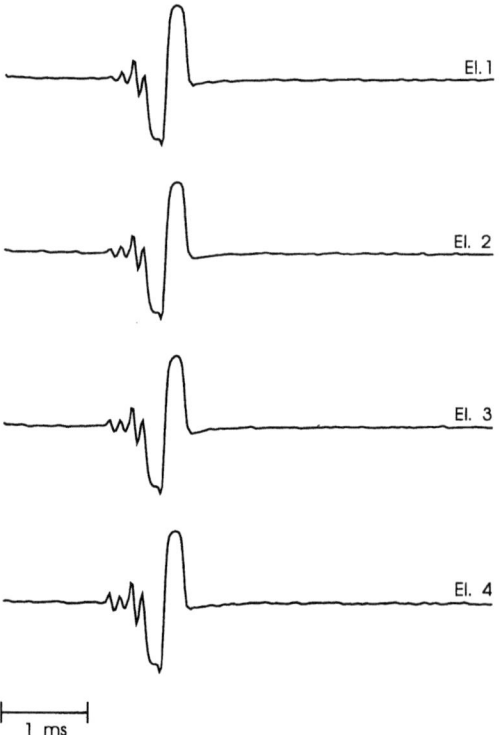

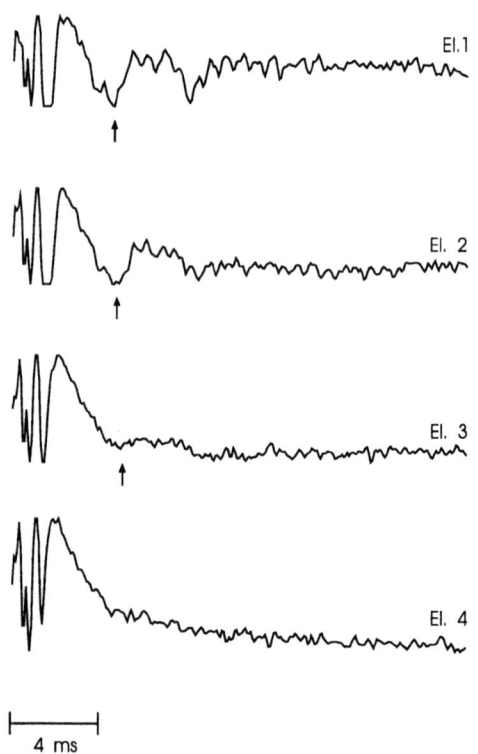

Abb. 5.10a, b. Physiologisch bedingter Ausfall bei Patient N.O. **a** Normale Funktion des Implantates mit gut erkennbaren biphasischen Stimuli auf allen Kanälen. Hier dargestellt Elektroden 1–4. **b** Elektrisch evozierte Hirnstammpotentiale bei demselben Patienten. Selbst bei maximaler Stromstärke (1500 µA) sind Potentiale nur auf den Elektroden 1–3 erkennbar, wobei sie auch dort mit steigender Entfernung vom basalen Ende der Schnecke deutlich schwächer werden

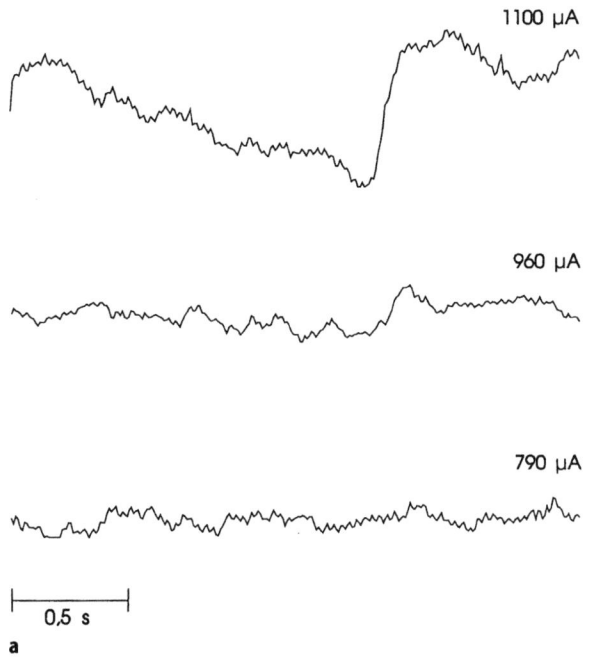
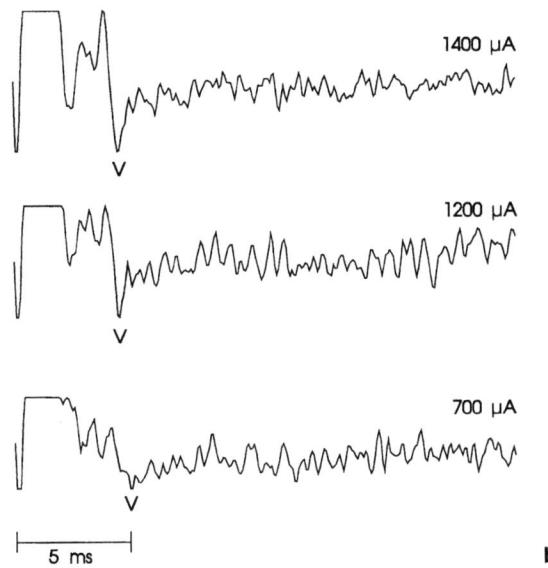
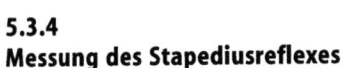

Abb. 5.11a, b. Psychogene Hörstörung bei Patient G.M. a Normaler elektrisch ausgelöster Stapediusreflex. b Normale elektrisch ausgelöste Hirnstammpotentiale

5.3.4
Messung des Stapediusreflexes

Die Stapediusreflexschwelle kann durch Messung der kontralateralen Mittelohrimpedanz jederzeit nach der Implantation ermittelt werden, jedoch sind dazu Reizintensitäten notwendig, die besonders von Kleinkindern ohne Hörerfahrung nicht toleriert werden. Es bietet sich daher an, die Messungen bereits direkt nach der Implantation noch unter Vollnarkose durchzuführen. Dieser Meßzeitpunkt ermöglicht es außerdem, noch vor dem Verschließen der Operationswunde den ipsilateralen Reflex im Operationsmikroskop zu beobachten und so auch eine ipsilaterale Stapediusreflexschwelle ·zu ermitteln. Beide Messungen werden mit der oben beschriebenen Meßanordnung durchgeführt.

Die Stromstärke wird jeweils soweit gesteigert, bis der Reflex bzw. die Impedanzänderung deutlich zu erkennen ist, um dann durch stufenweise Verminderung der Stromstärke die Reflexschwelle aufzusuchen.

> Bei diesen Messungen zeigte sich, daß nicht nur die Muskelrelaxation, sondern auch die Wahl des Anästhetikums den Stapediusreflex wesentlich beeinflußt.

Die Wirkung unterschiedlicher Anästhetika haben wir mittels des akustisch ausgelösten Stapediusreflexes bei normalhörenden Patienten intraoperativ untersucht und mit der präoperativen Reflexschwelle verglichen (Gnadeberg et al. 1994). Die akustische Reizung wurde gewählt, um evtl. vorhandene Einflüsse durch die elektrische Reizung zu vermeiden. Sieben Anästhetika bzw. Analgetika und Hypnotika wurden ohne zusätzliche Relaxation verwendet (vgl. Tab. 5.2).

Dabei sahen wir, daß Brevimytal, Dormicum, Ketanest und Fentanyl die Reflexschwelle nur geringfügig anheben, wobei Fentanyl als Narkoanalgetikum nur in Kombination mit Dormicum und Brevimytal eingesetzt wird. Disoprivan und Trapanal erhöhen die Schwelle deutlich, während Isofluran den Reflex zumindest bis zu einer Reizlautstärke von 125 dB vollständig unterdrückt (s. Abb. 5.12).

Tabelle 5.2. In der Untersuchung verwendete Anästhetika jeweils mit Wirkstoff und Einleitungs- bzw. Erhaltungsdosis

Name	Wirkstoff	Dosis (Einleitungs- und Erhaltungs-)
Brevimytal	(Methohexital)	1,0–1,5 mg/kg 2,0–3,0 mg/kg/h
Dormicum	(Midazolam)	0,1–0,2 mg/kg 0,3–0,4 mg/kg/h
Fentanyl	(Fentanyl)	0,005–0,01 mg/kg
Isofluran	(Isofluran)	0,7–2,1 Vol%
Disoprivan	(Propofol)	2,0–2,5 mg/kg 3,0–7,0 mg/kg/h
Ketanest	(Ketamin)	0,5–1,5 mg/kg
Trapanal	(Thiopental)	3,0–7,0 mg/kg

Abb. 5.12.
Anhebung der Schwelle des akustisch ausgelösten Stapediusreflexes durch den Einfluß unterschiedlicher Anästhetika bei normal hörenden Erwachsenen

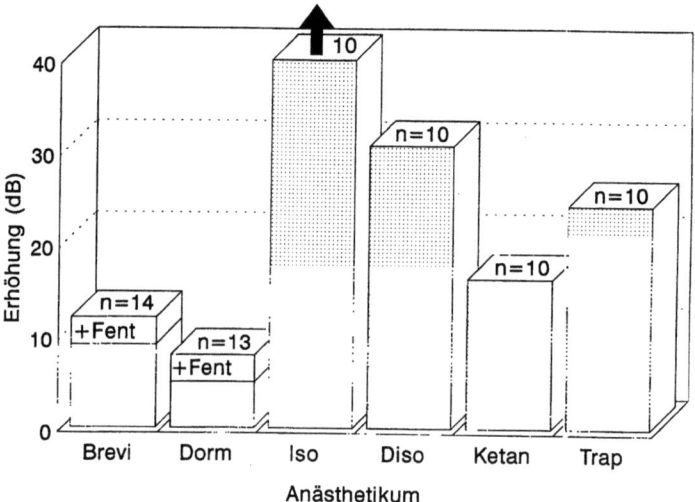

Zur Untersuchung des Einflusses auf den elektrisch ausgelösten Stapediusreflex wählten wir zwei Narkotika mit einer geringen Anhebung der Reflexschwelle: Brevimytal und Dormicum, beide in Kombination mit Fentanyl, und zwei Narkotika mit einer starken Anhebung der Reflexschwelle: Disoprivan, das ebenfalls mit Fentanyl kombiniert wird, und Isofluran, das allein verwendbar ist.

Die elektrisch ausgelöste Stapediusreflexschwelle wurde mit einer basalen, einer medialen und einer apikalen Elektrode bei erwachsenen Patienten während der Implantation eines Cochlea-Implantats ermittelt. Für jedes der vier Narkosemittel wurde eine Gruppe von 10 Patienten untersucht.

Zum Vergleich wurde die Differenz in Stimulusleveln zwischen der Reflexschwelle und dem postoperativ subjektiv ermittelten C-Level („maximum comfortable level") berechnet. Der Mittelwert aller Patienten und Elektroden ist in Abb. 5.13 dargestellt. Die Verwendung von Brevimytal und Dormicum führt zu wesentlich geringeren Differenzen als Isofluran und Disoprivan.

Bei 7 der 10 Patienten, die eine Brevimytal-Narkose erhalten hatten, haben wir die Stapediusreflexschwelle postoperativ nachgemessen. Es zeigte sich, daß sie im Durchschnitt etwa 10 Stimuluslevel unter der intraoperativen Schwelle lag (s. Abb. 5.14). Bezieht man beide Schwellen auf den subjektiven C-Level, liegt die intraoperative Reflexschwelle etwa 10 % über dem C-Level, während die postoperative Schwelle mit dem C-Level übereinstimmt (s. Abb. 5.15). Abweichend verhält sich die Elektrode 1 mit 18 % bzw. 6 %. Dieses Verhalten liegt wahrscheinlich darin begründet, daß sehr schrille Töne eher als unangenehm empfunden werden und dadurch die Unbehaglichkeitsschwelle niedriger angegeben wird.

In einem Einzelfall haben wir intraoperativ das Narkosemittel geändert. Zusätzlich zu einer abklingenden Brevimytal-Narkose wurde Isofluran gegeben. Gleichzeitig wurde die Stapediusreflexschwelle

Abb. 5.13.
Differenz zwischen der elektrisch ausgelösten intraoperativ gemessenen Stapediusreflexschwelle und dem postoperativ ermittelten C-Level (Reflexschwelle) bei erwachsenen CI-Patienten (Anzahl der Patienten: 10)

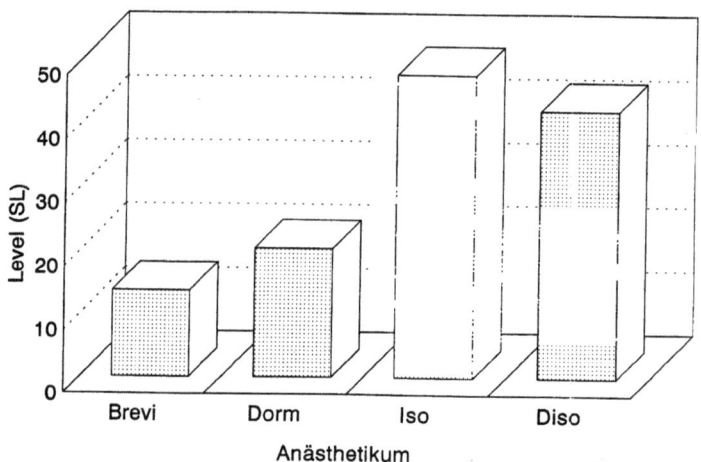

5.3 Durchführung der Messungen

Abb. 5.14.
Vergleich der elektrisch ausgelösten, intraoperativ ermittelten Stapediusreflexschwelle mit der postoperativ nachgemessenen Reflexschwelle bei erwachsenen CI-Patienten (Anzahl der Patienten: 7)

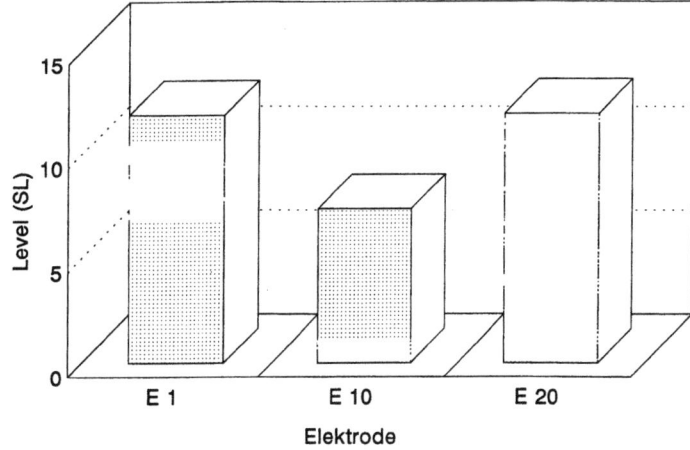

Abb. 5.15.
Elektrisch ausgelöste intraoperative und postoperative Stapediusreflexschwelle, jeweils bezogen auf den postoperativ subjektiv ermittelten C-Level (Anzahl der Patienten: 7)

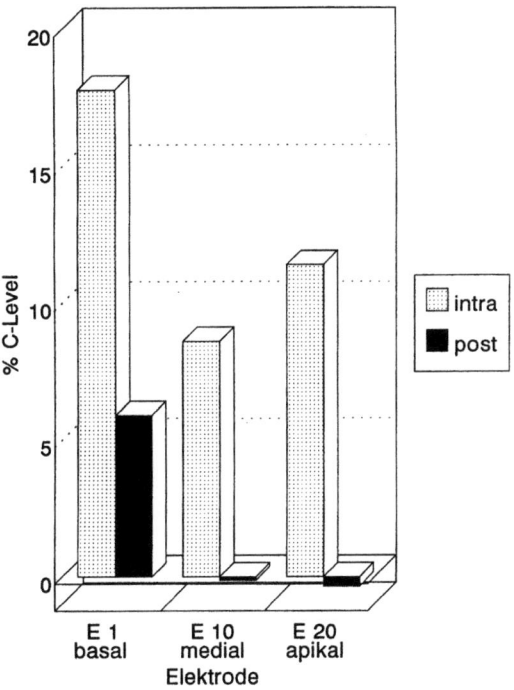

Abb. 5.16.
Anstieg der Schwelle des elektrisch ausgelösten Stapediusreflexes bei einem Wechsel von einer Brevimytal-Fentanyl- auf eine Isofluran-Narkose

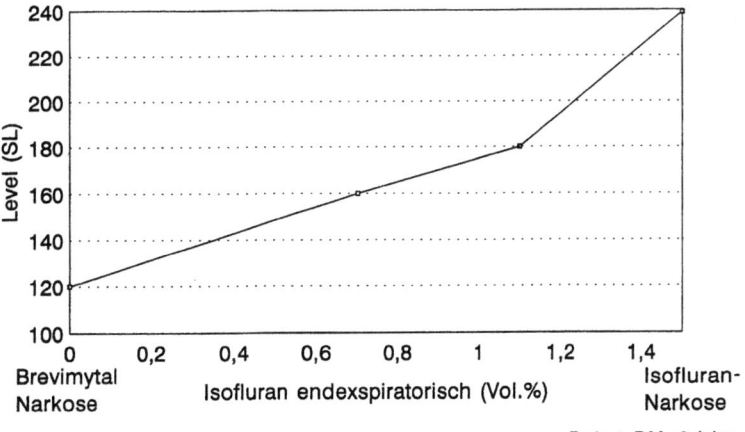

Patient: P.M., 6 Jahre

bestimmt. Es zeigte sich, daß mit ansteigender Isoflurankonzentration auch die Reflexschwelle um insgesamt 120 Stimuluslevel anstieg (Abb. 5.16).

> Unsere Untersuchung zeigt, daß die intraoperativ ermittelte elektrische Stapediusreflexschwelle stark vom gewählten Anästhetikum abhängt. Sie ist jedoch bei günstiger Auswahl des Narkosemittels als obere Grenze bei der Sprachprozessoranpassung mit kleinen Kindern anwendbar. Realistischer ist es, mit dem C-Level um etwa 10% unter der Reflexschwelle zu bleiben, um sicher unangenehme Lautheitseindrücke zu vermeiden.

Literatur

Battmer RD, Laszig R, Lehnhardt E (1990a) Electrically elicited stapedius reflex in cochlear implant patients. Ear Hear 11:370–374

Battmer RD, Lehnhardt E, Gnadeberg D (1990b) Intraoperativ elektrisch ausgelöste Stapediusreflexe und ihre Bedeutung zur Anpassung beim Cochlear-Implant. Arch Otorhinolaryngol Suppl 2:152–154

Battmer RD, Gnadeberg D, Lehnhardt E, Lenarz Th (1994) An integrity test battery for the Nucleus Mini 22 Cochlear Implant System. Eur Arch Otorhinolaryngol 251:205–209

Gnadeberg D, Battmer RD, Lüllwitz E, Laszig R, Dybus U, Lenarz Th (1994) Der Einfluß der Narkose auf den intraoperativ elektrisch ausgelösten Stapediusreflex. Laryngo-Rhino-Otol 73:132–135

Jerger J, Jenkins H, Fifer R, Mecklenburg D (1986) Stapedius reflex to electrical stimulation in a patient with a cochlear implant. Ann Otol Rhino Laryngol 95:151–157

Jerger J, Oliver TA, Chmiel RA (1988) Prediction of dynamic range from stapedius reflex in cochlear implant patients. Ear Hear 9:4–8

Shallop J (1993) Objective electrophysiological measures from cochlear implant patients. Ear Hear 14/1:58–63

Stephan K, Welzl-Müller K, Stiglbrunner H (1988) Stapedius reflex threshold in cochlear implant patients. Audiology 24:227–233

Stehpan K, Welzl-Müller K, Stiglbrunner H (1991) Acoustic reflex in patients with cochlear implants (analog stimulation). Am J Otol 12:48–51

Zierhofer CM, Hochmair-Desoyer IJ, Hochmair ES (1995) Electronic design of a cochlear implant for multichannel high-rate pulsatile stimulation strategies. IEEE Trans Rehabil Eng 3/1

Zilbermann Y, Santogrossi T (1995) Back-telemetry and the Clarion Cochlear Prosthesis. International Cochlear Implant Speech and Hearing Symposium, Melbourne 1994

KAPITEL 6

Indikation, Kontraindikation und Voruntersuchung bei Kindern

R. Hartrampf

6.1 Indikation 96
6.1.1 Voraussetzungen 96
6.1.2 Lebensalter und Taubheitsdauer 96
6.1.3 Motivation der Kinder 97
6.2 Auswahl zur Voruntersuchung 98
6.3 Diagnostische Untersuchungen 99
6.3.1 Ärztliches Gespräch und Anamnese 99
6.3.2 HNO-ärztliche Untersuchung 99
6.3.3 Hörtestverfahren 99
6.3.4 Radiologische Diagnostik 100
6.3.5 Besonderheiten bei Klein(st)kindern 100
6.3.6 Pädagogische Evaluierung 100
6.4 Ergebnisse der Untersuchungen 101
6.4.1 Ergebnisse aus der Durchführung des Reintonaudiogramms 101
6.4.2 Messung otoakustischer Emissionen und Nachweis des Stapediusreflexes 101
6.4.3 Ergebnisse der Hirnstammaudiometrie und Elektrocochleographie 101
6.4.4 Inspektion der Paukenhöhlen und des Nasenrachenraumes 102
6.4.5 Ergebnisse aus der Anwendung bildgebender Verfahren 103
6.4.6 Obliteration infolge von Meningitis 103
6.5 Ablehnungsgründe und Kontraindikationen 103
6.5.1 Absolute Kontraindikationen 103
6.5.2 Relative Kontraindikationen 104
6.5.3 Ablehnungsgründe 105
6.6 Rückstellungen 105
6.7 Verwendete Implantate 106

EINLEITUNG

Die Cochlea-Implantation stellt für gehörlose und ertaubte Kinder die einzige Möglichkeit dar, zu hören oder das Hören wieder zu erlangen. Seit 1987 wird an der Medizinischen Hochschule Hannover (MHH) die Implantation einer Innenohrprothese in ständig steigender Zahl bei Kindern durchgeführt. Aufbauend auf den Erfahrungen mit Erwachsenen, die seit 1984 an der MHH mit einem Cochlea-Implantat versorgt werden, wurden die Indikationen und Kontraindikationen für die Implantation von Kindern abgeleitet und erweitert. Im Laufe der letzten 7 Jahre waren die Kriterien zur Implantation einem ständigen Wandel unterworfen, so daß heute aufgrund der hoch entwickelten Operationstechniken und der Vielzahl positiver Erfahrungen die Anzahl der Kontraindikationen gegen eine Cochlea-Implantation reduziert werden konnte. Heute können Kinder von einem Cochlea-Implantat profitieren, welche bei identischer Konstellation der Einflußfaktoren Ende der 80er Jahre noch von einer Cochlea-Implantation ausgeschlossen worden wären, wie z. B. Kinder mit obliterierter Cochlea oder Kinder mit Mehrfachbehinderungen.

Diese positiven Erfahrungen führten dazu, daß innerhalb kurzer Zeit jüngere und auch kongenital oder prälingual ertaubte Kinder mit fehlender oder sehr geringer Hörerfahrung implantiert wurden.

Die Beobachtung der Kinder zeigt, daß durch intensives Training nach Cochlea-Implantationen auch gehörlose Kinder, d. h. Kinder, die aufgrund von genetischen Defekten, Mißbildungen, intrauterinen Infektionen oder Geburtstraumen noch nie gehört haben, eine Hör- und Sprachentwicklung erfahren können.

Bedingt durch eine größere Plastizität des Gehirns im jüngeren Alter sollte eine möglichst frühzeitige Implantation bei gehörlosen Kindern angestrebt werden. Bei ertaubten Kindern sollte der Zeitraum zwischen Ertaubung und Implantation ebenfalls möglichst kurz gehalten werden, da es nach der Ertaubung mit der Zeit zu einem Verlust des Hör- und Sprachgedächtnisses sowie der Sprachkontrolle kommen kann.

Essentiell neben dem frühzeitigen Erkennen einer Hörstörung ist anschließend für die Abschätzung des Ausmaßes der Hörstörung eine konsequente, fortführende und umfassende Diagnostik.

Die Voruntersuchung von Kindern unterscheidet sich in einigen Punkten von der Voruntersuchung erwachsener Patienten. Mit abnehmendem Alter der Kinder gewinnen objektive Hörtestmethoden zur Ermittlung des Hörstatus an Bedeutung, da subjektive audiometrische Tests nicht durchführbar oder verwertbar sind.

Bei der Entscheidung für oder gegen eine Implantation fließen neben der medizinischen Eignung auch eine pädagogische Beurteilung, eine neuro-pädiatrische Begutachtung, die Stellungnahme der betreuenden Fördereinrichtung sowie eine Beurteilung des sozialen Umfelds mit ein.

An der HNO-Klinik der Medizinischen Hochschule Hannover wurden im Zeitraum von 1987 bis

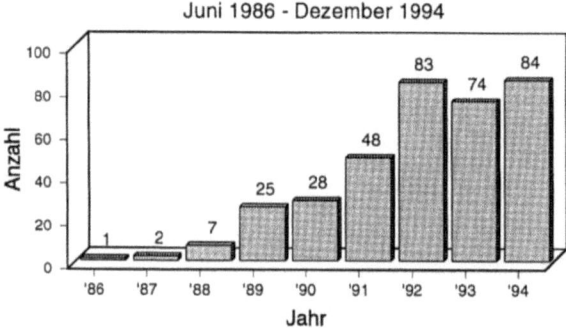

Abb. 6.1. Anzahl der implantierten Kinder an der Medizinischen Hochschule Hannover (n = 352)

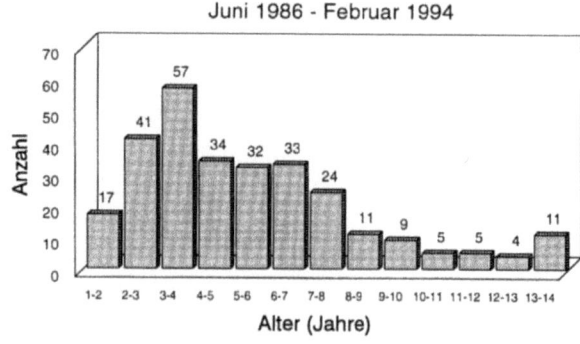

Abb. 6.2. Durchschnittliches Alter der implantierten Kinder (n = 283)

Dezember 1994 352 Kinder mit einem Cochlea-Implantat versorgt (Abb. 6.1). Die Altersverteilung reicht von 1–14 Jahren, wobei die obere Grenze willkürlich festgelegt wurde, $^2/_3$ aller implantierten Kinder waren unter 5 Jahren (Abb. 6.2). Die Anzahl der operierten Kinder nahm im Laufe der Jahre bis heute ständig zu, und so wurden seit Anfang 1993 75 % aller Operationen durchgeführt.

6.1 Indikation

6.1.1 Voraussetzungen

> Die grundsätzliche Voraussetzung für eine Versorgung mit einem Cochlea-Implantat ist die beidseitige, streng intracochleär gelegene Schädigung des Sinnesapparates. Eine Schädigung der Reizleitung, d. h. des Hörnervs oder der zentralen Verarbeitung (Hörzentren, Hörrinde), vereitelt eine Implantation, da durch die Einlage der Elektroden in die Cochlea nur der Ausfall der Sinnesrezeptoren ersetzt werden kann.

Eine Versorgung mit einem Cochlea-Implantat kommt auch nur dann in Betracht, wenn die Innenohrschädigung ein solches Ausmaß erreicht hat, daß keine verwertbaren Hörreste mehr nachweisbar sind. Nicht verwertbare Hörreste werden definiert als akustische Wahrnehmung, die eine Sprachperzeption bzw. Sprachdiskriminierung nicht mehr ermöglichen. In der Reintonaudiometrie ist die Aufzeichnung von Höreindrücken im Tiefbereich in vielen Fällen noch möglich. Die Wahrnehmung dieser Frequenzen geschieht am ehesten über das Vibrationsempfinden, weshalb diese Meßwerte auch als Fühlwerte bezeichnet werden. Gekennzeichnet durch den Schrägabfall im Tiefbereich werden diese Meßkurven als Corner-Audiogramm bezeichnet (Abb. 6.3). Ein Sprachverständnis kann mit diesen Fühlwerten nicht erreicht werden.

Taub geborenen oder prälingual ertaubten Kindern mit derartig geringen Hörresten ist ein Spracherwerb nicht möglich. Bei postlingual ertaubten Kindern kommt es, abhängig vom Ertaubungszeitpunkt, mit zunehmender Ertaubungsdauer zum Verlust der Sprachkontrolle, zu einer Verschlechterung der Artikulation und zu einer Reduktion bzw. zum Versiegen der Sprachproduktion.

6.1.2 Lebensalter und Taubheitsdauer

Es können sowohl gehörlose als auch ertaubte Kinder mit einem Cochlea-Implantat versorgt werden.

> Eine möglichst kurze Taubheitsdauer wird in allen Fällen als positives Kriterium für das postoperative Ergebnis gewertet.

Bei gehörlosen Kindern kann davon ausgegangen werden, daß eine möglichst frühzeitige Implantation, welche die Ausbildung nervaler Strukturen und Assoziationsbahnen beeinflussen kann, eine wichtige Voraussetzung für ein Sprachverstehen und eine Sprachentwicklung darstellt.

Die Indikation zur Implantation wird aus den erwähnten Gründen bei gehörlosen Kindern über 6 Jahren zurückhaltender gestellt. Die bis zum Zeitpunkt der Untersuchung durchgeführte Förderung des Kindes, d. h. vor allem eine lautsprachliche Erziehung, sowie die Ausnutzung etwaiger geringer Hörreste durch hochverstärkende Hörgeräte, gewinnt mit zunehmendem Alter bei diesen Kindern an Bedeutung für die Indikationsstellung. Die bis dahin durchgeführte lautsprachliche Erziehung stellt eine positive Grundlage für die Sprachentwicklung nach Cochlea-Implantation dar.

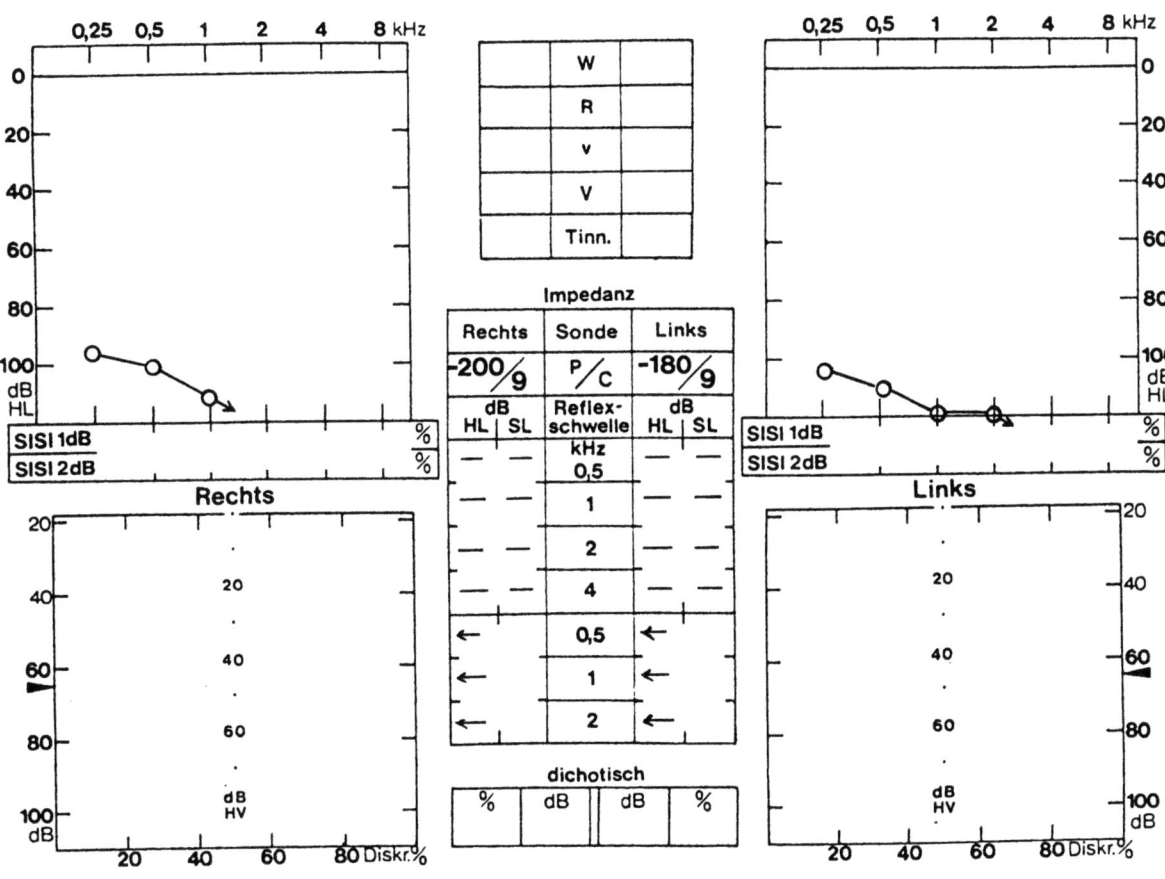

Abb. 6.3. Corner-Audiogramm

Werden gehörlose oder prälingual ertaubte Kinder, die älter als 6 Jahre sind, mit einem Cochlea-Implantat versorgt, kann dieses für die Betroffenen von großem Nutzen sein. Zwar nimmt die Wahrscheinlichkeit, ein offenes Sprachverständnis mit einem Cochlea-Implantat zu erlangen, in dieser Gruppe mit zunehmendem Alter ab, doch die dazugewonnene auditive Wahrnehmung durch das Implantat kann durch die Kinder vielfältig genutzt werden, z. B. als Unterstützung beim Lippenablesen, zur Wahrnehmung von Geräuschen, für die Reaktion auf Ansprache von hinten u. v. a. m.

In der Regel wird heutzutage mit der Implantation bis zur Vollendung des 1. Lebensjahres gewartet, doch werden in Ausnahmefällen auch Kinder im Alter von unter 1 Jahr mit einem Cochlea-Implantat versorgt. Gründe für die Zurückhaltung bei der Implantatversorgung sehr junger Kinder sind überwiegend die größeren Schwierigkeiten der Diagnoseerhebung einer streng cochleären Taubheit mit den derzeit gängigen Testmethoden und das Fehlen subjektiver Testmöglichkeiten. In Fällen einer Ertaubung müssen zunächst für einen Zeitraum von ca. 3–6 Monaten auch die Regenerationsmöglichkeiten des Innenohres nach Schädigung abgewartet und eine suffiziente Hörgeräteversorgung durchgeführt werden, bevor die Entscheidung für oder gegen ein Cochlea-Implantat gefällt wird.

Die Implantation sehr junger Kinder im Alter unter 1 Jahr wird zur Zeit nur bei Vorliegen bestimmter Ertaubungsfaktoren, wie z. B. nach Meningitis, durchgeführt. In diesen Fällen sind meist eine drohende Verknöcherung oder bindegewebige Verlegung der Hörschnecke der Grund für das sehr frühzeitige Vorgehen.

6.1.3
Motivation der Kinder

Mit zunehmendem Alter der Kinder ist auch immer stärker deren persönliche Einstellung zur Implantation mit in die Entscheidung einzubeziehen, da psychologische Momente wie die Integration in eine Gehörlosengemeinschaft (Gehörlosenschule, Gehörlosenbund) von immer größerer Bedeutung für die Kinder werden. Die Ablehnung der Cochlea-Implantat-Versorgung durch die Gehörlosengemeinschaft kann bei einer Implantation zu Konflikten für die

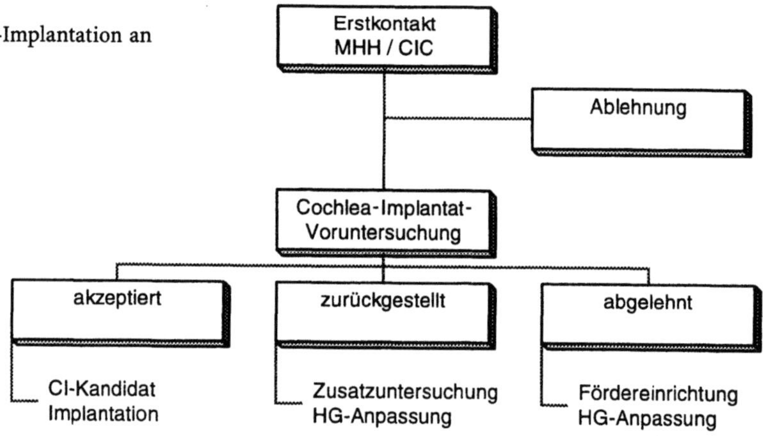

Abb. 6.4.
Kontaktaufnahme und Auswahl zur Cochlea-Implantation an der Medizinischen Hochschule Hannover

Kinder führen. Bei jungen, selbst nicht entscheidungsfähigen Kindern obliegt die Entscheidung über eine Implantation, wie in allen anderen Bereichen, den Eltern. Die umfassende Beratung über die Möglichkeiten und Grenzen der Cochlea-Implantation ist Voraussetzung für die Entscheidungsfindung der Eltern und Kinder.

6.2
Auswahl zur Voruntersuchung

Zur Auswahl der möglichen Kandidaten für eine Cochlea-Implantation ist eine aufwendige Diagnostik erforderlich, welche an der HNO-Klinik der Medizinischen Hochschule Hannover (MHH) in enger Zusammenarbeit mit den Rehabilitationszentren, dem Cochlear Implant Centrum Hannover und der Rehabilitationsklinik Werscherberg sowie der Kinderklinik des Klinikums Minden durchgeführt wird.

In den meisten Fällen nehmen die Eltern hörgeschädigter Kinder Kontakt mit der HNO-Klinik der MHH oder mit dem Cochlear Implant Centrum Hannover auf oder werden über den niedergelassenen HNO-Arzt, Pädaudiologen, Pädiater oder Hausarzt in der Klinik vorgestellt, oder eine Vorstellung wird von der betreuenden Fördereinrichtung vorgeschlagen (Abb. 6.4). Nach Prüfung der eingesandten Unterlagen wird ein Vorstellungstermin zur stationären Cochlea-Implantat-Voruntersuchung vereinbart.

In sehr vielen Fällen kann bereits am Ende eines ca. 3–5-tägigen stationären Aufenthaltes eine Entscheidung gefällt werden, ob das Kind zur Cochlea-Implantation geeignet ist oder andere Hörhilfen und/oder Fördermaßnahmen indiziert sind. In einem geringen Teil der Fälle sind weitere zusätzliche Voruntersuchungen notwendig und führen zu einer Rückstellung des Kindes und Wiedervorstellung an der HNO-Klinik der MHH.

An der HNO-Klinik der MHH wurde im Zeitraum von 1986 bis September 1994 bei 688 Kindern im Alter zwischen 6 Monaten und 14 Jahren eine Cochlea-Implantat-Voruntersuchung durchgeführt (s. Abb. 6.5). Bei ca. 1400 insgesamt durchgeführten Cochlea-Implantat-Voruntersuchungen (Kinder und Erwachsene) entspricht dies der Hälfte aller Voruntersuchungen.

Zur Zeit werden zwischen 16 und 20 Kinder pro Monat zur Cochlea-Implantat-Voruntersuchung, meist zusammen mit einer Begleitperson, stationär aufgenommen.

Abb. 6.5.
Alter der Kinder bei der Voruntersuchung (n = 569)

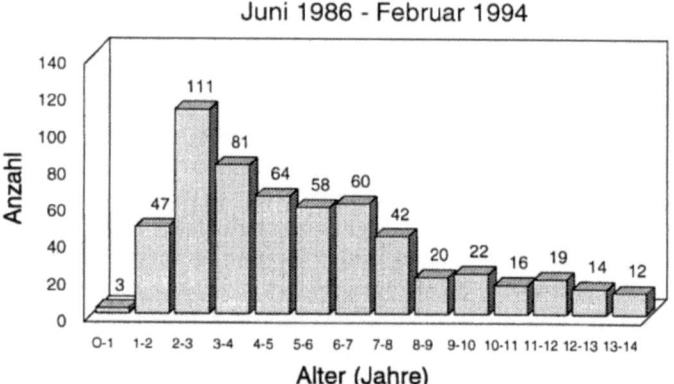

6.3 Diagnostische Untersuchungen

Die Cochlea-Implantat-Voruntersuchung enthält neben den medizinischen und audiologischen Untersuchungen auch die pädagogische Beurteilung an der Cochlea-Implantat-Rehabilitationseinrichtung sowie die Gewichtung der zuvor angeforderten vorwiegend pädagogischen bzw. neuro-pädiatrischen Gutachten.

6.3.1 Ärztliches Gespräch und Anamnese

Die Untersuchungen sowie der Untersuchungsablauf entsprechen im großen und ganzen der Voruntersuchung im Erwachsenenalter (s. auch Kap. 8). Im ärztlichen Gespräch werden zunächst die Kinder sowie die Eltern über den Verlauf der Cochlea-Implantat-Voruntersuchung informiert, und über die Anamneseerhebung wird versucht, den Beginn der Hörstörung bzw. den Ertaubungszeitpunkt sowie die Ätiologie der Ertaubung in Erfahrung zu bringen.

In Fällen von akuten Ereignissen, die eine ausgeprägte Hörstörung zur Folge hatten, wie z. B. Infektionen, Meningitiden, Felsenbeinfrakturen, läßt sich ein Kausalzusammenhang der Ertaubung mit dem akuten Ereignis nachweisen. In vielen Fällen frühkindlicher Taubheit läßt sich aber anamnestisch keine Ertaubungsursache feststellen, da den Eltern eine Hörstörung meist erst im Alter von 4–6 Monaten aufgefallen oder trotz vermuteter Hörminderung eine weiterführende Diagnostik erst im Alter von 6–9 Monaten eingeleitet worden ist. Es läßt sich somit nicht bei allen Kindern zweifelsfrei klären, ob eine kongenitale Taubheit vorlag oder eine Ertaubung während der ersten Lebensmonate auftrat.

Anamnestisch läßt sich des weiteren erfahren, ob bereits eine suffiziente Hörgeräteversorgung bei den Kindern durchgeführt wurde, seit wann Hörgeräte getragen werden, ob die Hörgeräte akzeptiert werden und ob, für die Eltern ersichtlich, ein Gewinn durch das Tragen der Hörgeräte für das Kind zu registrieren ist.

Zur Anamnese und Untersuchung gehört auch die Erhebung der allgemeinen Krankengeschichte, der Ausschluß von Kontraindikationen gegen eine Operation an sich oder gegen eine Intubationsnarkose. Aus den Gesprächen gewinnt der Arzt ebenfalls einen Überblick über den Informationsstand, die Vorstellungen und die Erwartungen der Eltern oder des Patienten über das Cochlea-Implantat.

6.3.2 HNO-ärztliche Untersuchung

Die klinische HNO-ärztliche Untersuchung achtet insbesondere auf die Mittelohrverhältnisse, da chronische Infektionen (Seromukotympanum, chronische Mittelohrentzündung, Cholesteatom) vor einer möglichen Implantation saniert werden müssen.

6.3.3 Hörtestverfahren

Der Ermittlung der Hörreste dienen *subjektive Hörtestverfahren*, z. B.

- Reintonaudiometrie,
- Verhaltensaudiometrie,
- Sprachaudiometrie,
- Promotoriumtest sowie

objektive Testverfahren wie

- Stapediusreflexmessung,
- die Ableitung transitorisch evozierter otoakustischer Emissionen,
- die Durchführung der Hirnstammaudiometrie und
- der Elektrocochleographie.

Mit abnehmendem Alter der Kinder wird die Beurteilung der Hörfähigkeit durch subjektive Methoden immer schwieriger, weshalb die Bedeutung objektiver Testmethoden zunimmt.

Verhaltens- und Sprachaudiometrie

Die Ermittlung der Tonschwellen für Knochenleitung und Luftleitung wird seitengetrennt mittels Kopfhörer durchgeführt und ist häufig bei Kindern ab dem 4. Lebensjahr möglich. Bei jüngeren Kindern oder bei fehlender Kooperation in der Schallschutzkabine mit Kopfhörern kann mit Hilfe der Verhaltensaudiometrie im Freifeld eine nicht seitengetrennte Hörschwellenbestimmung für Luftleitung durchgeführt werden. Häufig lassen sich bei diesen Untersuchungen nur noch Hörreaktionen im Tieftonbereich feststellen. Diese Hörreste, im Audiogramm auch als Corner-Audiogramm bezeichnet, reichen normalerweise nicht aus zur Sprachperzeption und ermöglichen somit jungen Kindern auch keine Sprachentwicklung. Die Sprachaudiometrie, die sicherlich noch eindeutiger den Nutzen der vorhandenen Hörreste für ein Sprachverständnis widerspiegelt, läßt sich erst bei älteren Kinder verläßlich durchführen, da sie sehr stark von intellektuellen Einflußfaktoren, der Compliance sowie dem Wortschatz der Kinder beeinflußt wird. Die Überprüfung erfolgt mit und ohne Hörgeräte.

Promontoriumtest

Promotoriumtest, ein Verfahren, bei welchem mit einer Nadelelektrode, die auf dem Promotorium plaziert wird, durch elektrische Stimulation ein Höreindruck provoziert werden soll, ist nur selten bei Kindern durchführbar. Es handelt sich hierbei um eine invasive Methode, bei der in Lokalanästhesie eine Nadelelektrode durch das Trommelfell gestochen werden muß. Bei Kindern unter 8–10 Jahren ist der Promotoriumtest normalerweise nicht durchführbar. Bei älteren Kindern läßt sich durch den Promotoriumtest nach Bestimmung der Wahrnehmungsschwelle und Unbehaglichkeitsschwelle für verschiedene Frequenzen ein Dynamikbereich festlegen. Außerdem dient dieser Test zur Feststellung einer Hörermüdung bei elektrischer Stimulation des Hörnervs. Eine Hörminderung läßt sich mit einer Stimulation des Hörnervs mittels Cochlea-Implantat nicht vereinbaren. Objektiver Promontoriumtest s. Kap. 2.

Evozierte otoakustische Emissionen
Die Ableitung otoakustischer Emissionen aus dem Innenohr der Patienten erlaubt eine Beurteilung der Innenohrfunktion. Die Registrierung transitorisch evozierter otoakustischer Emissionen (EOAE) und der Distorsionsprodukte otoakustischer Emissionen (DPOAE) schließt eine Hörstörung im Innenohrbereich schlechter als ca. 30 dB (EOAE) und ca. 50 dB (DPOAE) aus, nicht aber eine ausgeprägte retrocochleäre Hörstörung.

Elektrische Reaktionsaudiometrie
Zur Eingrenzung der retrocochleären Schwerhörigkeit bzw. Taubheit wird die Hirnstammaudiometrie (BERA), die Ableitung von Potentialen mittlerer Latenz (MLRA) und die Ableitung cortikaler Potentiale (CERA) herangezogen. Das Ausbleiben von Reizantworten läßt auf eine Taubheit schließen.

Elektrocochleographie
Eine möglichst cochleanahe Ableitung von elektrischen Potentialen nach akustischer Reizung erfolgt durch die Elektrocochleographie. Hierbei werden über eine auf dem Promontorium liegende Nadelelektrode elektrische Potentiale aus der Cochlea abgeleitet, die durch akustische Reizung ausgelöst wurden. Bei dieser Messung können intracochleäre Potentialänderungen in Form von „cochlear microphonics" (CM) sowie das „compound action potential" (CAP), ein frühes Nervenaktionspotential, abgeleitet werden. Der Nachweis eines CAP, welches der ersten Welle in der Hirnstammaudiometrie entspricht, würde zum Ausschluß von der Implantation führen. Ebenso legt der Nachweis von CM, die bereits bei Schwellen besser als 70 dB ausgelöst werden können, den Verdacht einer zumindest partiell funktionstüchtigen Cochlea nahe.

Vestibularisprüfung
Zur weiteren Eingrenzung der Innenohrschädigung dient die Durchführung der Vestibularisprüfung.

Auch in diesem Falle gilt, daß eine verwertbare Prüfung von der Compliance der Kinder abhängt und somit häufig gerade bei den jüngeren Kindern keine kalorische Stimulation möglich ist.

6.3.4
Radiologische Diagnostik

In der radiologischen Diagnostik nimmt die hochauflösende Computertomographie heutzutage den größten Stellenwert ein und erlaubt auch häufig eine ausreichende Beurteilung der Innenohranlage und der intracochleären Räume sowie der übrigen knöchernen Strukturen des Felsenbeins und des Mastoids. In Fällen von Innenohrmißbildungen bewährt sich der Einsatz der Kernspintomographie u. a. zum Nachweis der Anlage eines 8. Hirnnervens. Obschon die Aussagen bezüglich einer flüssigkeitsgefüllten Cochlea versus einer obliterierten Cochlea durch die Kernspintomographie verläßlicher sind, kommt sie in dieser Fragestellung heutzutage nicht immer zum Einsatz.

6.3.5
Besonderheiten bei Klein(st)kindern

Bei Kindern ab 8 Jahren können bei Vorliegen reizloser Mittelohrverhältnisse meistens alle diagnostischen Untersuchungen ohne Narkose durchgeführt werden, ebenso ist es ab diesem Alter bereits in einigen Fällen möglich, einen Promontoriumtest durchzuführen. Hierzu ist allerdings eine gute Kooperation des Kindes erforderlich.

Bei jüngeren Kindern wird zur Optimierung der Mittelohrverhältnisse und der Testergebnisse ein Teil der Untersuchungen in Intubationsnarkose durchgeführt (Hirnstammaudiometrie, Elektrocochleographie, hochauflösende Computertomographie der Felsenbeine). In gleicher Narkose wird vorbereitend für diese Untersuchungen eine Parazentese ausgeführt, um ein Serotympanum auszuschließen und um die Bedingungen für die Messungen zu optimieren. Falls erforderlich wird eine Adenotomie durchgeführt, um ein Wiederauftreten eines Serotympanum zu vermeiden.

6.3.6
Pädagogische Evaluierung

Alle Kinder durchliefen die in der folgenden Übersicht dargestellten diagnostischen Untersuchungen. Die meist im Anschluß an die medizinische Untersuchung durchgeführte pädagogische Evaluierung der Kinder, sowie die Beurteilung des sozialen Umfelds der Kinder wird in der Cochlea-Implantat-Rehabilitationseinrichtung durchgeführt. Bei diesem Termin

6.4 Ergebnisse der Untersuchungen

Cochlea-Implantat-Voruntersuchung
3 Tage

- Anamnese
- medizinische Untersuchung
- HNO-ärztliche Untersuchung
- Vestibularisprüfung
- Audiometrische Testung
  - Reintonaudiometrie, Spiel-, Verhaltens-, Reflexaudiometrie
  - Otoakustische Emissionen
  - Impedanzmessung: Tympanometrie/Stapediusreflexe

- Electrocochleographie ⎫
- BERA   ⎬ in Narkose
- HRCT, NMR   ⎪
- Adenotomie, Parazentese ⎭

- Promontoriumstest (ältere Kinder)
- Gutachten: neuropädiatrisch/pädagogisch

haben die Eltern wie auch die Kinder Gelegenheit, mit anderen Eltern und Kindern in Kontakt zu treten, die bereits mit einem Cochlea-Implantat versorgt sind, und somit Informationen von Betroffenen zu erhalten.

Die Gespräche mit den Pädagogen der Rehabilitationseinrichtung dienen zur Beurteilung der Rehabilitationsfähigkeit, der Motivierbarkeit und der intellektuellen Fähigkeiten des Kindes sowie der Ermittlung der Motivation der Eltern, deren Vorstellungen und Erwartungen.

6.4 Ergebnisse der Untersuchungen

Die Ergebnisse beziehen sich auf einen Datenpool von 569 voruntersuchten bzw. 276 implantierten Kindern.

6.4.1 Ergebnisse aus der Durchführung des Reintonaudiogramms

Ein Reintonaudiogramm konnte bei 38,7 % der Kinder durchgeführt werden und bildet normalerweise ab dem 4. Lebensjahr die Grundlage subjektiver Auswahltests (s. Abb. 6.6). Bei vor allem jüngeren Kindern konnte zusätzlich mit der Spiel-/Reflexaudiometrie bei 18,4 % Hörschwellen ermittelt werden und somit von insgesamt 57,1 % subjektive audiometrische Daten gewonnen werden.

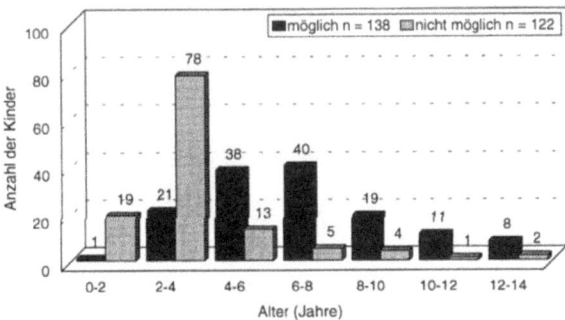

Abb. 6.6. Altersabhängige Durchführbarkeit der Tonaudiometrie (n = 260)

6.4.2 Messung otoakustischer Emissionen und Nachweis von Stapediusreflexen

Die Messung otoakustischer Emissionen konnte, außer bei wenigen Ausnahmen (technische Unzulänglichkeiten, Gehörgangsanomalien), seit Einführung dieser Methode bei fast allen Kindern durchgeführt werden. Bei keinem Kind, welches im Rahmen der Cochlea-Implantat-Voruntersuchung untersucht und später implantiert wurde, waren EOAE nachweisbar. Vergleicht man die durchschnittlichen Hörverluste bei 500/1000/1500 Hz von Kindern, die zur Implantation akzeptiert wurden, und den Hörverlust von Kindern, die von einer Implantation ausgeschlossen wurden, so zeigt sich eine Verteilung der Hörprüfergebnisse mit besseren Hörschwellen bei den abgelehnten Kindern (Tabelle 6.1).

Der Nachweis von Stapediusreflexen (6,2 %) führte zum Ausschluß von der Cochlea-Implantation. Bei der Mehrzahl der untersuchten Kinder waren keine Stapediusreflexe auslösbar (Abb. 6.7).

6.4.3 Ergebnisse der Hirnstammaudiometrie und Elektrocochleographie

Bei den meisten Kindern unter 8 Jahren wurden weitergehende, objektive audiometrische Messungen

Tabelle 6.1. Ergebnisse der Reintonaudiometrie bei akzeptierten und abgelehnten Kindern (Hörprüfung mit 500–1500 Hz)

dB	Akzeptiert (n = 137)		Abgelehnt (n = 109)	
	Rechtes Ohr	Linkes Ohr	Rechtes Ohr	Linkes Ohr
85–100	46	32	72	59
105–120	60	60	19	35
über 120	31	45	18	15

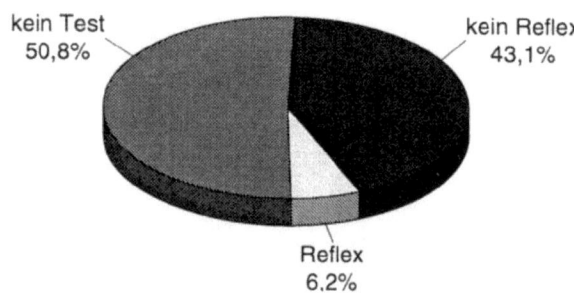

Abb. 6.7. Ergebnisse der Stapediusreflexmessung (n = 569)

wie z. B. die BERA/ECochG in Vollnarkose durchgeführt. Eine Ableitung von Potentialen bei der Hirnstammaudiometrie führte obligat zur Ablehnung von einer Implantation, da bei diesen Kindern von einer Hörschwelle ausgegangen werden mußte, die durch konventionelle, hochverstärkende Hörgeräte genützt werden könnte. Dasselbe gilt für den Nachweis eines CAP in der Elektrocochleographie, wo nach akustischer Reizung über eine auf dem Promontorium liegende Nadelelektrode ein elektrisches Potential, entsprechend der ersten Welle bei der Hirnstammaudiometrie, nachgewiesen wurde.

Die bei der ECochG abgeleiteten CM waren bei den meisten Kindern mit Reizlautstärken zwischen 80 und 100 dB registrierbar. In einem geringen Prozentsatz waren keine CM nachweisbar, was bedeutet, daß es durch akustische Reizung zu keinen Potentialänderungen innerhalb der Cochlea kommt, welche dann über die Nadelelektrode auf dem Promontorium abgeleitet werden konnten. Das Ausbleiben der CM kann Zeichen einer Fixierung der Basilarmembran sein und somit ein Hinweis für eine intracochleäre Obliteration darstellen (Abb. 6.8). Um die cochleären Verhältnisse weiter darzustellen, wurde bei allen Kindern eine hochauflösende Felsenbeincomputertomographie und bei einigen Kindern eine Kernspintomographie durchgeführt.

6.4.4
Inspektion der Paukenhöhlen und des Nasenrachenraumes

Bei ca. 80 % der Kinder fanden sich otoskopisch reizlose Trommelfelle und gut belüftete Paukenhöhlen. Ein Sero- oder Mukotympanum lag in ca. 6 % der Fälle vor. Bei 0,8 % waren bereits im Vorfeld eingelegte Paukendrainagen noch in situ.

Bei der Nasenracheninspektion, die grundsätzlich bei allen Kindern im Rahmen der Voruntersuchung durchgeführt wird, zeigten sich in 40,4 % Adenoide oder Adenoidenreste bzw. Rezidivadenoide (Tabelle 6.2). Die häufig zur Sanierung der Mittelohrverhältnisse notwendige Adenotomie wurde in 31,6 % der Fälle als Primäreingriff durchgeführt, in 8,8 % der Fälle handelte es sich um eine Readenotomie bei Rezidivadenoiden.

Bei 59,6 % der Kinder zeigten sich unauffällige Verhältnisse im Nasenrachen, wobei in dieser Gruppe bereits bei 22,8 % zu einem früheren Zeitpunkt eine Adenotomie durchgeführt worden war. Nach der obligat durchgeführten Parazentese ließ sich häufiger seröses Sekret aus der Pauke absaugen als nach dem otoskopischen Befund zu erwarten gewesen wäre. Nach Abschluß dieser sanierenden Maßnahmen konnten innerhalb der gleichen Narkose unter optimierten Bedingungen die objektiven audiologischen Untersuchungen sowie eine hochauflösende Computertomographie der Felsenbeine durchgeführt werden. Bei nahezu allen später implantierten Kindern ließen sich durch die Adenotomie und Parazentese

Tabelle 6.2. Ergebnisse der Nasenracheninspektion (n = 364)

Nasenrachen	Prozent
Adenoide	40,4
Nasenrachen frei	36,8
Zustand nach Adenotomie	22,8

Abb. 6.8.
Stimulationsschwelle der cochleären Mikrofonpotentiale

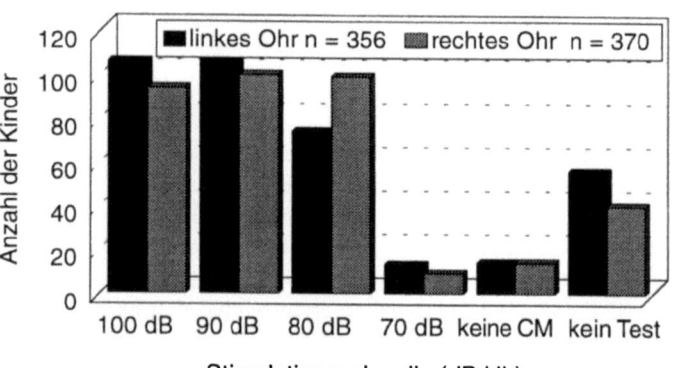

infektfreie Verhältnisse für die Cochlea-Implantat-Operation schaffen.

6.4.5
Ergebnisse aus der Anwendung bildgebender Verfahren

In der Computertomographie als wichtigstem bildgebenden Verfahren zeigte sich bei 12 Kindern eine Dysplasie der Cochlea, meist vom Typ Mondini, bei 19 Kindern eine einseitige und bei 14 Kindern eine beidseitige partielle oder komplette Obliteration der Cochlea. In Bezug auf die intraoperativ festgestellten intracochleären Verhältnisse stimmte in 76,7% der CT-Befund mit dem intraoperativen Befund überein (61,7% Normalbefund, 15,5% Obliteration). Falsche negative Aussagen des Befundes, d.h. freie Cochlea im CT und Obliteration intraoperativ, waren zu 8,7% vertreten, falsche positive Befunde der CT-Bilder (Obliteration im CT, freie Cochlea intraoperativ) zu 3,3% (vgl. Tabelle 6.3).

Für den Nachweis eines implantierbaren, flüssigkeitsgefüllten Lumens und der Integrität der Hörnerven ist bisweilen neben einer Computertomographie in axialen und coronaren Schichten eine Kernspintomographie erforderlich. Unsere Erfahrungen bei 6 implantierten Kindern mit Mondini-Dysplasie zeigen, daß trotz cochleo-vestibulärer Deformität ein funktionstüchtiger Hörnerv angelegt und im Kernspintomogramm nachweisbar war. 38% aller implantierten Kinder waren infolge einer Meningitis ertaubt (s. Abb. 6.9). Bei $^1/_3$ dieser Patienten wurde in der Computertomographie der Verdacht einer Cochlea-Obliteration geäußert (teilobliteriert/komplett obliteriert).

Tabelle 6.3. Übereinstimmung zwischen präoperativem CT-Befund und intraoperativem Befund

CT	Intraoperativ	Prozent
frei	frei	61,7
Obliteration	Obliteration	15,5
frei	Obliteration	8,7
Obliteration	frei	3,3

Tabelle 6.4. Häufigkeitsverteilung der Mengitiserreger bei obliterierten Cochleae (n = 43)

Erreger	Anzahl in Prozent
Pneumokokken	48,8
Hämophilius	16,3
E. coli	2,3
Staphylokokken	2,3
unbekannt	30,3

6.4.6
Obliteration infolge von Meningitis

86,4% aller intraoperativ gefundenen Obliterationen oder Teilobliterationen fanden sich nach einer Meningitis, wobei anscheinend erregerspezifisch Pneumokokken am häufigsten zu intracochleären Veränderungen führen (48,8%) (vgl. Tabelle 6.4).

Bei 12 Kindern mit kompletter Ossifikation der Cochlea waren als Erreger der Meningitis in 8 Fällen Pneumokokken und in einem Fall Hämophilius influenzae zu eruieren, in den übrigen 3 Fällen lagen keine Angaben über die Meningitiserreger vor.

In 17 Fällen wurde aufgrund von Anzeichen beginnender Obliteration im CT, in 16 Fällen nach Meningitis, eine sehr frühzeitige Implantation angestrebt. Dabei wurden Kinder im Alter zwischen 7 und 24 Monaten implantiert. In 5 dieser Fälle ließ sich auch intraoperativ eine partielle und in einem Fall eine komplette Obliteration der Cochlea nachweisen, was in diesem einen Fall zu einer inkompletten Insertion von 8 Elektroden eines Nucleus Kombi 20 + 2-Implantats führte. In den anderen Fällen konnte nach Beseitigung der partiellen Obliteration eine komplette Insertion der Elektroden erzielt werden.

6.5
Ablehnungsgründe und Kontraindikationen

Die Indikationsstellung für eine Implantation hat sich seit den frühen Jahren der Cochlea-Implantation bei Kindern geändert und ist weniger restriktiv geworden, was sich durch die zunehmenden Erfahrungen mit der Cochlea-Implantat-Versorgung von Kindern erklären läßt. Die heute gültigen Kontraindikationen lassen sich in absolute und relative Kontraindikationen einteilen (s. Übersicht).

6.5.1
Absolute Kontraindikationen

Narkose. Die Cochlea-Implantation wird normalerweise in Intubationsnarkose durchgeführt. Die Im-

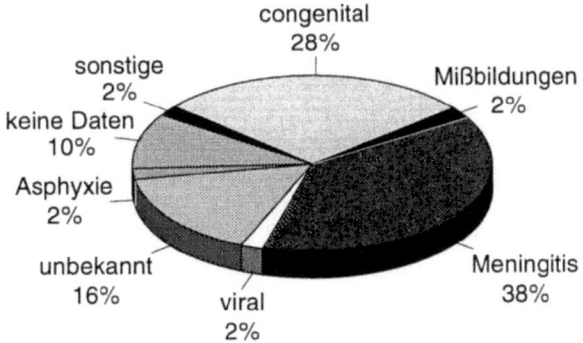

Abb. 6.9. Ätiologie der Taubheit von implantierten Kindern (n = 251)

> **Kontraindikationen**
>
> - Verwertbares Hörvermögen mit konventionellen Hörgeräten
> - Neuronale Taubheit
> - Schwere intellektuelle Defizite
> - Schwere Innenohrmißbildungen
> - Mittelohraffektionen
> - Alter über 8 Jahre bei kongenitaler/prälingualer Ertaubung
> - Fehlende Rehabilitationsfähigkeit oder Einrichtung für eine postoperative Rehabilitation

plantation verbietet sich deshalb grundsätzlich bei Vorliegen von Kontraindikationen gegen eine Allgemeinnarkose. Auch bei Vorliegen ernsthafter Erkrankungen, die ein erhöhtes Operationsrisiko beinhalten, kommt dieser Elektiveingriff nur bedingt in Frage.

Hörnerventaubheit. Spezifische Kontraindikationen einer Cochlea-Implantation sind die Hörnerventaubheit bzw. zentrale Hörstörung, da bei diesen Formen die angebotene Information nicht weitergeleitet werden kann bzw. nicht zentral verarbeitet werden kann.

Verwertbares Hörvermögen. Ein verwertbares Hörvermögen, d. h. ohne oder mit Hörgeräten erzielbares offenes Sprachverständnis oder bei jüngeren Kindern reproduzierbare adäquate Reaktionen auf akustische Reize sowie der Beginn der Sprachproduktion, sollte von einer Implantation zu diesem Zeitpunkt Abstand nehmen lassen. Engmaschige Untersuchungen dieser Kinder sollen eine weitere Progredienz der Hörstörung erfassen. Eine Verschlechterung des Hörstatus macht sich z. B. durch Reduktion oder Versiegen der Reaktionen auf Schallreize, einer Verschlechterung der gesprochenen Sprache oder ein Nachlassen des offenen Sprachverständnisses bemerkbar und sollte zu einer erneuten Cochlea-Implantat-Voruntersuchung führen.

Psychische Erkrankungen und Entwicklungsstörungen. Schwere psychische Erkrankungen, schwere Intelligenzdefizite, schwerste psychomotorische Entwicklungsstörungen, therapieresistente Krampfleiden, Zerebralsklerose und Autismus sprechen grundsätzlich gegen eine Cochlea-Implantation.

Infektionen. Eine floride Infektion der Mittelohrräume muß vor Implantation zur Ausheilung gebracht werden, da sonst eine Labyrinthitis oder weitere otogene Komplikationen drohen.

Motivation. Fehlende Motivation sowie fehlende Rehabilitationseinrichtungen verbieten ebenfalls die Implantation besonders junger Kinder, da diese einer speziellen postoperativen rehabilitativen Fürsorge bedürfen.

Innenohrmißbildungen. Innenohrmißbildungen sind nur bei Aplasie der Cochlea ein Ablehnungsgrund. Bei den meisten Innenohrmißbildungen vom Typ Mondini läßt sich zumindest ein Teil der Elektroden inserieren und anschließend zur Stimulation nutzen. Voraussetzung für die Implantation von Kindern mit Innenohrmißbildungen ist aber der präoperative Nachweis des 8. Hirnnervs durch Kernspintomographie.

6.5.2
Relative Kontraindikationen

Lebensalter. Zu den relativen Kontraindikationen zählen das Alter der Kinder bei kongenitaler Taubheit, wobei die Indikation bei Kindern über 8 Jahre strikter gestellt wird.

Cochleaobliteration. Im Gegensatz dazu stellt die Cochleaobliteration keine Kontraindikation mehr dar, da in diesen Fällen zumindest eine partielle Elektrodeninsertion möglich ist und die Verwendung von speziellen Implantaten mit zusätzlichen intracochleären Elektroden (wie z. B. Nucleus Double Array) eine ausreichende Stimulierbarkeit der neuronalen Strukturen mit nahezu normalen Stromstärken gewährleistet.

Zusatzbehinderungen. Intellektuelle Defizite und Desintegrationsstörungen sind, abhängig vom Ausmaß der Störung, Kontraindikationen gegen eine Implantation. In beiden Fällen sollte durch neuropädiatrische Untersuchungen versucht werden, das Ausmaß der Zusatzbehinderung zu erfassen, um deren Einfluß auf den postoperativen Erfolg abzuschätzen.

Kinder mit Erkrankungen, für deren Verlaufskontrolle die Kernspintomographie notwendig ist, sollten derzeit nur mit einem magnetfreien Implantat oder einem Implantat mit herausnehmbarem Magneten versorgt werden.

Motivation. Ältere Kinder, die bereits in eine Gehörlosengemeinschaft integriert sind, müssen über die Möglichkeiten und Grenzen einer Implantation genauestens aufgeklärt werden und von sich aus stark motiviert sein, um für eine Implantation in Betracht zu kommen.

Fremdsprachigkeit. Fremdsprachigkeit ist aufgrund des in deutscher Sprache durchgeführten Rehabilitationsprogramms u. U. ein Ablehnungsgrund. Rehabilitationseinrichtungen, die ausländische Kinder in ihrer Muttersprache unterrichten könnten, sind bislang nicht vorhanden.

Motorische Störungen. Bei Kindern mit motorischen Störungen konnte nach der Implantation eine positive Weiterentwicklung auch auf dem Gebiet der Zusatzbehinderung beobachtet werden. Aus diesem Grund sind motorische Störungen bei Kindern selten Ablehnungsgründe.

6.5.3
Ablehnungsgründe

Von 569 voruntersuchten Kindern wurden 54% zur Cochlea-Implantation angenommen, 27% wurden abgelehnt, 10% waren zum Zeitpunkt der Erhebung noch nicht entschieden. Aus der Anzahl von 569 voruntersuchten Kindern wurden 154 Kinder von der Cochlea-Implantat-Operation ausgeschlossen (s. Abb. 6.10).

Die häufigsten Ablehnungsgründe waren:

- medizinische Gründe,
- neuropädiatrische Gründe,
- soziale Gründe,
- das Alter bei kongenital ertaubten Kindern,
- nutzbares Restgehör.

Resthörvermögen, welches mit konventionellen Hörgeräten hinreichend verstärkt werden konnte (s. Tabelle 6.5), wurde besonders sorgfältig beachtet.

6.6
Rückstellungen

Nicht bei allen Kindern kann am Ende der Cochlea-Implantat-Voruntersuchung eine endgültige Entscheidung über Akzeptanz oder Ablehnung der Implantation getroffen werden.

> Lassen sich keine eindeutigen Aussagen zum Hörstatus machen oder bestehen andere Zweifel an der Eignung zur Cochlea-Implantation, führt dies zu einer Rückstellung des Kindes.

Zwischen 1987 und 1993 wurden 156 Kinder zurückgestellt und zusätzliche Untersuchungen durchgeführt.

In Fällen mit insuffizienter Hörgeräteversorgung oder zu geringer Hörgeräteerfahrung wurde vor einer endgültigen Entscheidung eine Phase zur suffizienten Hörgeräteanpassung bzw. Hörtraining vorgeschaltet.

Weitere neuropädiatrische Untersuchungen waren notwendig bei Kindern mit Entwicklungsverzögerungen, intellektuellen Defiziten, sensomotorischen Desintegrationsstörungen, motorischen Störungen und cerebralen Defiziten. Bei Vorliegen einer oder mehrerer Zusatzbehinderungen wird in speziellen Zentren versucht, das Ausmaß dieser Zusatzbehinderungen zu erkennen, deren Einfluß auf die Rehabilitationsfähigkeit und die Beeinflußbarkeit der Zusatzbehinderung durch ein Cochlea-Implantat abzuschätzen (s. Abb. 6.11).

Nach der zusätzlichen Untersuchung und Wiedervorstellung an der Medizinischen Hochschule nach ca. 3–6 Monaten konnte ein großer Teil zur Implantation akzeptiert werden. Nur ein geringer Anteil wurde von der Implantation ausgeschlossen und anderen Fördermaßnahmen zugeführt.

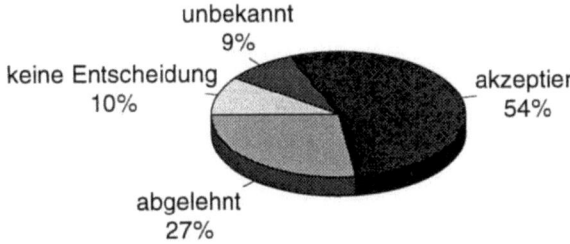

Abb. 6.10. Anzahl der akzeptierten und abgelehnten Kinder für eine Cochlea-Implantation (n = 569)

Abb. 6.11.
Entscheidungen nach zusätzlicher Voruntersuchung (n = 156)

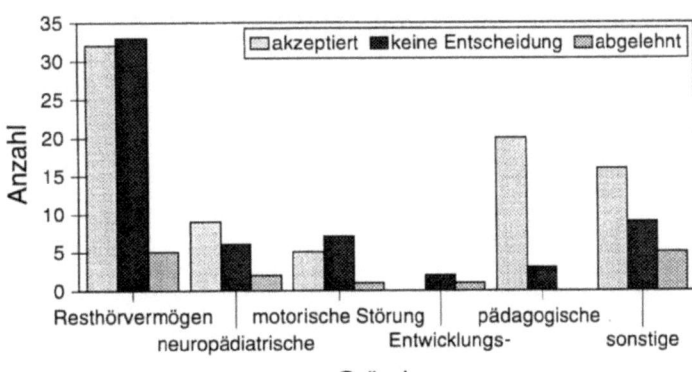

Tabelle 6.5.
Ablehnungsgründe für die Implantation (n = 154)

Neuropädiatrische Störungen	sensomotorische Desintegration, intellektuelle Defizite, cerebrale Defizite, Autismus, neurale Taubheit	18%
Soziale Faktoren	Sprache, keine Möglichkeit der Rehabilitation	13%
Medizinische Gründe	Mißbildungen, Obliterationen, motorische Entwicklungsstörungen	5%
Verwertbares Hörvermögen		22%
Alter		18%
Sonstige Gründe		24%

6.7 Verwendete Implantate

Die meisten Kinder wurden mit einem 22-kanaligen Gerät der Fa. Nucleus (Mini 22 oder CIL4M) versorgt. Seit 1994 wurde damit begonnen, Implantate der Fa. Clarion auch bei Kindern einzusetzen. Die Implantate unterscheiden sich sowohl in der äußeren Form, der Form der Elektrode, der Anzahl der Elektroden und der Anordnung der Elektroden auf dem Elektrodenträger. Weitere Unterschiede bestehen in der Sprachverarbeitung im externen Teil des Implantat-Sets und der Möglichkeit verschiedener Codierungsstrategien beim Clarion-Implantat der Fa. Advanced Bionics, bei welchem sich postoperativ zwischen einer analogen und digitalen Sprachverarbeitung auswählen läßt (s. auch Kap. 4).

Die Cochlear-Implantation ist bei Kindern mit einer beidseitigen Innenohrschädigung ohne verwertbares Resthörvermögen die Methode der Wahl, um diesen Kindern ein Hören und in diesem Zusammenhang auch die Entwicklung der Sprache zu ermöglichen.

Die Erfahrung zeigt, daß die Kinder bei sorgfältiger Auswahl der zu implantierenden Kandidaten und intensiver Nachbetreuung nach der Implantation sehr stark von einem Cochlea-Implantat profitieren. Eine Implantation ist sowohl möglich bei taub geborenen oder prälingual ertaubten Kindern, wobei die größten Erfolge, d.h. Erlangung eines offenen Sprachvermögens und Entwicklung von deutlich artikulierter Sprache, bei Implantation in einem möglichst jungen Alter erzielt werden. Auch bei postlingual ertaubten Kindern jeden Alters sind die Erfolge sehr vielversprechend, wobei hier der Zeitraum zwischen Ertaubung und Implantation möglichst kurz gehalten werden sollte, da sich eine lange Ertaubungsdauer negativ auf den postoperativen Erfolg auswirken kann.

Mit weiter fortschreitender Erfahrung und Weiterentwicklung der Implantationstechnik werden sich auch in Zukunft die Kontraindikationen reduzieren.

Verbesserungen der Implantate und der Sprachcodierung erweitern den Anwendungsbereich von Cochlea-Implantaten, z.B. hin zur Implantation sehr junger Kinder ggf. innerhalb des 1.–2. Lebensjahres und zur Implantation von Kindern mit besserer Hörschwelle und größerem Resthörvermögen.

Literatur

Battmer RD, Lehnhardt E, Laszig R (1986) Promontoriumstest und Elektrocochleographie im Hinblick auf die Indikation zum Cochlear Implant. HNO 34:139–142

Battmer RD, Gnadeberg D, Wallenberg von E, Lehnhardt E, Allum DJ (1993) A study of monopolar and bipolar stimulations modes with a modified Nucleus Mini-22 cochlear implant. Adv Otorhinolaryngol 48:9–16

Balkany T, Gantz B, Dinner B et al. (1987) Evaluation of the cochlear implant candidate. Am J Otol 8:263–268

Balkany T, Gantz B, Nadol JB jr (1988) Multichannel cochlear implants in partially ossified cochleas. Ann Otol Rhinol Laryngol Suppl 135/97:3–7

Clark GM, O'Laughlin BJ, Rickards FW, Tong Y, Williams AJ (1977) The clinical assessment of cochlear implant patients. J Laryngol Otol 91:697–708

Clark GM, Cohen NL, Shepherd RK (1991) Surgical and safety considerations of multichannel cochlear implants in children. Ear Hear 12:15–24

Cohen NL, Hoffman RA (1991) Complications of cochlear implant surgery in adults and children. Ann Ortol Rhinol Laryngol 100:708–711

Cohen NL, Waltzman SB (1993) Partial insertion of the Nucleus multichannel cochlear implant: technique and results. Am J Otol 14:357–361

Dahm MC (1994) Indikationen, Kontraindikationen, Diagnostik und Auswahlkriterien aus medizinischer Sicht zum Cochlear Implant bei Kinder an der Medizinischen Hochschule Hannover. In: Lenarz T, Lehnhardt E, Bertram B (Hrsg) Cochlear Implant bei Kindern. Thieme, Stuttgart

Dawson PW, Blamey PJ, Rowland LC et al (1992) Cochlear implants in children, adolescents and prelinguistically deafened adults: speech perception. J Speech Hear Res 35:L401–417

Gantz BJ, McCabe BF, Tyler RS (1988) Use of multichannel cochlear implants in obstructed and obliterated cochleas. Otolaryngol Head Neck Surg 98:72–81

Hartrampf R (1994) Ergebnisse der Cochlear-Implant-Voruntersuchung bei Kindern an der Medizinischen Hochschule Hannover. Indikationen und Kontraindikationen. In: Lenarz T, Lehnhardt E, Bertram B (Hrsg) Cochlear Implant bei Kindern. Thieme, Stuttgart

Hartrampf R, Weber B, Dahm MC, Lenarz T (1994) Management of obliteration of the cochlea in cochlear implantation. Ann Otol Rhinol Laryngol Suppl 166/104:416–418

Hartrampf R, Lesinski A, Lenarz Th et al. (1995) Reasons for rejected candidacy for cochlear implantation in children. Adv Otorhinolaryngol 50:14–18

Kemink JL, Zimmermann-Phillips S, Kileny P, Firszt JB, Novak MA (1992) Auditory performance of children with cochlear ossification and partial implant insertion. Laryngoscope 102/9:1001–1005

Lehnhardt E, Gnadeberg D, Battmer RD, Wallenberg von E (1992) Experience with the cochlear miniature speech processor in adults and children together with a comparison of unipolar and bipolar modes. ORL J Otorhinolaryngol Relat Spec 54/6:308–313

Lehnhardt E, Hirshorn M (Hrsg) (1986) Cochlear implant. Springer, Berlin Heidelberg New York Tokyo

Meyer V, Bertram B, Lenarz T (1995) Performance comparisons in congenitally deaf children with different ages of implantation. Adv Otorhinolaryngol 50:129–133

Miyamoto RT, Osberger MJ (1993) Prelingually deafened children's performance with the nucleus multichannel cochlear implant. Am J Otol 14:437–445

Weber B, Lenarz T, Hartrampf R et al. (1995) Cochlear implantation in children with malformation of the cochlea. Adv Otorhinolaryngol 50:59–65

KAPITEL 7

Rehabilitationskonzept bei Kindern

B. Bertram*

7.1 Das Cochlear Implant Centrum „Wilhelm Hirte" Hannover (CIC)   109
7.2 Voruntersuchung   110
7.2.1 HNO-ärztliche Voruntersuchung an der HNO-Klinik der MHH   110
7.2.2 Voruntersuchung im Cochlear Implant Centrum   111
7.3 Pädagogisch-therapeutische Anschlußbehandlung   112
7.3.1 Schwerpunkte des Rehabilitationskonzepts   112
7.4 HNO-ärztliche Nachsorge   115
7.5 Betreuung der CI-Kinder nach Beendigung der Initialrehabilitation   115
7.6 Aufgabe der Hannover-Hörprüfreihen (HHPR)   116
7.6.1 Begründung für die Wahl einer Materialsammlung   116
7.6.2 Material   116
7.7 Ergebnisse   117
7.8 Weitere Aufgaben   118

EINLEITUNG

Eine hochgradige Hörschädigung im sehr frühen Kindesalter wirkt sich ohne rechtzeitige medizinische und hörgeschädigtenpädagogische Intervention nachhaltig negativ auf die Persönlichkeitsentwicklung der betroffenen Kinder aus. Daher ist mit Nachdruck auf die frühestmögliche Diagnose, verbunden mit einer umfassenden Differentialdiagnostik, zu drängen. Daran muß sich die sofortige Versorgung mit Hörgeräten anschließen und eine intensive interaktionale Hör-Spracherziehung erfolgen. Dieses ist nur zu verwirklichen, wenn eine enge Kooperation zwischen Pädiatern, Neuropädiatern, HNO-Ärzten, Pädaudiologen, Psychologen und Hörgeschädigtenpädagogen sowie anderen Fachleuten sichergestellt ist.

Nur eine ständige Verlaufsdiagnostik hinsichtlich der weiteren Entwicklung der Kinder ermöglicht es, sowohl deren aktuelle apparative Versorgung kritisch zu beurteilen als auch ihre geistige, sprachliche, psychische und soziale Entwicklung einzuschätzen (Heinemann 1994).

---

* Frau Dipl.-Päd. I. Maneke und Herrn Dipl.-Ing. (FH) V. Meyer gebührt mein Dank für die Erstellung der statistischen Daten. Ebenso danke ich Herrn Dipl.-Ing. (FH) W. Kanert für die computergrafische Gestaltung der Abbildungen.

Durch den frühen Einsatz modernster Hörgerätetechnik und durch eine frühe intensive Hör-Spracherziehung konnten Bildungsziele in der Schulausbildung und bessere Chancen für die berufliche Integration Hörgeschädigter erreicht werden, wie man sie bisher nicht für möglich gehalten hat.

Gleichwohl ist festzuhalten, daß nicht alle hörgeschädigten Kinder, bedingt durch ihr individuelles Hörschädigungsmuster, aus der modernen Hörgerätetechnik Nutzen ziehen können für den hörgestützten Spracherwerb.

Solchen Kindern steht heute das Cochlea-Implantat (CI) als Alternative zur Verfügung. Es stellt derzeit die einzige Möglichkeit zur symptomatischen Behandlung der Innenohrtaubheit dar und dient gleichsam als funktioneller Ersatz des defekten Innenohres. Das Hörschädigungsmuster der betroffenen Kinder ist gekennzeichnet durch den fast völligen oder sogar totalen Ausfall der Haarzellen in der Cochlea.

Durch das Cochlea-Implantat wird die Funktionsweise des Mittelohrs und des Corti-Organs ersetzt, indem entsprechend konfigurierte elektrische Biopotentiale direkt dem Hörnerv zugeleitet werden (Lehnhardt 1993a, S. 18).

Unter der Leitung von Lehnhardt wurde 1984 an der HNO-Klinik der Medizinischen Hochschule Hannover die CI-Versorgung von postlingual ertaubten Patienten aufgenommen. Kinder waren zunächst von diesem Programm ausgenommen. Dafür gab Lehnhardt (1990) mehrere Gründe an:

- Der zu implantierende Teil erschien uns mit 11 mm zu dick für den Schädel des Kleinkindes,
- entsprechend dem Wachstum des Schädels befürchteten wir ein Herausschlüpfen des Elektrodenträgers aus der Schnecke,
- wir zweifelten an der Möglichkeit, im Verlaufe des noch langen Lebens die intracochleären Implantate auswechseln zu können,
- die Effektivität des Systems sollte sich erst im Laufe der Jahre bestätigt haben,
- die Dauerhaftigkeit des Implantats mußte sich erst im Laufe der Jahre bestätigt haben,
- die Differenzierung zwischen Innenohr- und Hörnerventaubheit an Hand des subjektiven Promontoriumstests ist bei Kleinkindern nicht möglich,
- die Frage, ob beim jeweiligen Kleinkind tatsächlich eine vollständige Taubheit vorliegt, sollte auch im Einzelfall zu beantworten sein,

- die individuelle Anpassung des Sprachprozessors erschien uns zu kompliziert, als daß Sie auch bei wenig kooperativen Kleinkindern zu schaffen wäre (Lehnhardt 1990, S. 162).

Erst nach der CI-Versorgung von über 130 erwachsenen nach Spracherwerb ertaubten Patienten und den überwiegend positiven Rehabilitationsergebnissen sowie durch die nachgewiesene dauerhafte Zuverlässigkeit des verwendeten Nucleus-Implantats wurden 1988 nach Spracherwerb ertaubte Kinder versorgt (Lehnhardt 1988). Die technische Weiterentwicklung des Implantats zum Mini-System 22, die Verkleinerung des Sprachprozessors und die guten Erfahrungen bei vereinzelten Reimplantationen trugen ebenso zu dieser Entscheidung bei wie die Tatsache, daß Kleinkinder operationstechnisch keine Besonderheiten bieten bis auf die „...Fixation des Elektrodenträgers möglichst nahe der Schnecke, um sein Herausschlüpfen während des Schädelwachstums zu verhindern" (Lehnhardt 1990, S. 161), (vgl. Lehnhardt 1992).

Hinsichtlich der medizinischen Eignung für eine Operation werden die Kinder während eines 3tägigen Aufenthaltes in der HNO-Klinik der Medizinischen Hochschule Hannover eingehend voruntersucht. Sollte es notwendig sein, erfolgen zusätzliche neuropädiatrische sowie pädiatrische Spezialuntersuchungen an anderen spezialisierten Zentren. Die pädagogisch-psychologische Überprüfung der Eignung der Kinder und das eingehende Vorgespräch mit den Eltern erfolgt während des Klinikaufenthaltes im Cochlear Implant Centrum „Wilhelm Hirte" Hannover (CIC).

7.1 Das Cochlear Implant Centrum „Wilhelm Hirte" Hannover (CIC)

Aus hörgeschädigtenpädagogischer Sicht konnte allein die medizinische Versorgung der für die CI-Operation in Frage kommenden Kinder nicht genügen, da eine umfassende Hör-Lautsprachentwicklung nur durch eine intensive und gezielte interaktionale Hör-Spracherziehung zu erreichen ist.

Daher war es zwingend notwendig, ein spezielles Rehabilitationszentrum zu etablieren, das dieser Forderung entsprach und gleichzeitig als Beratungs- und Weiterbildungszentrum für Eltern, Pädagogen, Therapeuten und andere Fachleute aus dem In- und Ausland diente.

Lehnhardt und Bertram entwickelten dafür ein inzwischen weit über die Grenzen Deutschlands hinaus anerkanntes medizinisch-pädagogisches Konzept zur CI-Versorgung ertaubter und taubgeborener Kinder.

Es war von Anbeginn an von dem Grundgedanken getragen, die Cochlea-Implantat-Versorgung von Kindern als eine interdisziplinäre Aufgabenstellung zu begreifen.

Nur auf diesem Wege und unter enger Einbindung der Eltern war eine adäquate Förderung und erfolgreiche Habilitation bzw. Rehabilitation zu gewährleisten.

Darum gehörte es zu den vordringlichsten Zielen in Hannover, ein Handlungsmodell zu entwickeln, das die Mitwirkung aller Beteiligten schon während der vorbereitenden Maßnahmen für die Auswahl der Kinder aber auch für die der Operation nachfolgen-

Abb. 7.1.
Cochlear Implant Centrum „Wilhelm Hirte" Hannover (CIC)

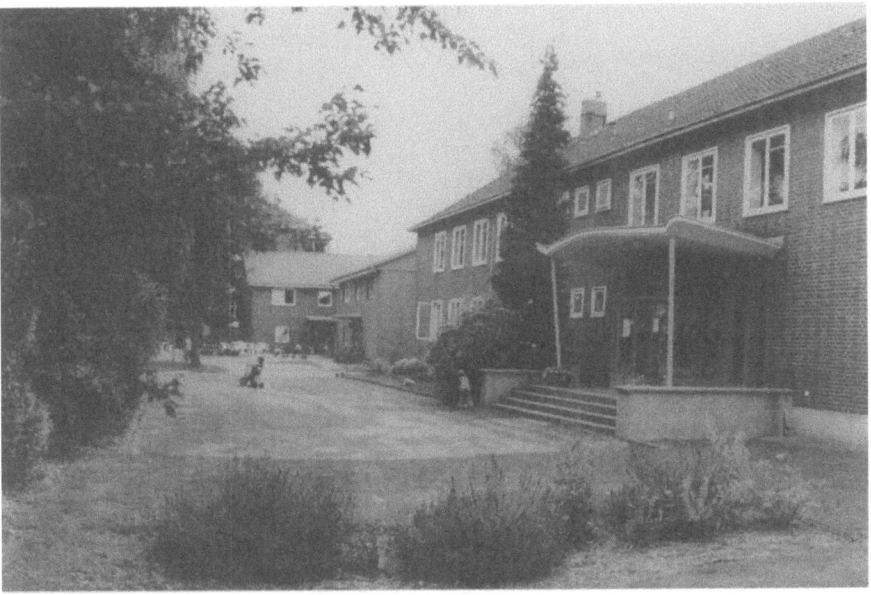

den pädagogisch-therapeutischen Förderung sicherstellte. Nicht minder wichtig war es, die Eltern sowie Pädagogen und Therapeuten vor einer möglichen Implantation umfassend über Möglichkeiten und Grenzen der CI-Versorgung zu informieren und zu beraten.

Das CIC Hannover war weltweit die erste und ist derzeit die größte pädagogisch-therapeutische Einrichtung, die sich der Rehabilitation Cochlea-Implantat-versorgter Kinder widmet. Es wurde im Juli 1990 eröffnet. Das Zentrum ist eine eigenständige Institution, die sich in der Trägerschaft der Stiftung Hannoversche Kinderheilanstalt e.V. befindet (Abb. 7.1).

Ein Team von derzeit 3 Hörgeschädigtenpädagogen und 3 Sprachbehindertenpädagoginnen, 2 Atem-, Sprech- und Stimmlehrern, 1 Erzieherin und 1 Motopädin sowie von 3 Ingenieuren ist mit der umfassenden rehabilitativen Arbeit der CI-versorgten Kinder befaßt.

Eine Sekretärin und 4 Hauswirtschaftskräfte sichern den kaufmännischen Bereich sowie den Wirtschafts- und Versorgungsdienst der Patienten in der Einrichtung.

Zur Zeit werden ca. 450 Kinder im Zentrum betreut. Wöchentlich halten sich 18 Kinder mit je einer Bezugsperson (Mutter oder Vater) im CIC auf. Sie sind in 3 Kinderhäusern in 18 Zweibettzimmern (jeweils mit Dusche und WC ausgestattet) untergebracht.

7.2
Voruntersuchung

Die Voruntersuchung für eine Cochlea-Implantat-Versorgung umfaßt sowohl die eingehende medizinische Abklärung als auch die pädagogisch-psychologische Begutachtung der Kinder hinsichtlich ihrer Eignung. Die pädagogischen Gutachten der Hörgeschädigtenpädagogen und der Therapeuten am Heimatort, die die Kinder in der Regel über Jahre kennen und betreuen, sowie die kinderpsychologischen Beurteilungen stellen eine wesentliche Hilfe für die Entscheidungsfindung dar.

Die sonderpädagogische Diagnostik ist insofern von Bedeutung, als sie auch Hinweise bezüglich der späteren Förderung geben kann. Somit ist sie gleichzeitig auch *Förderdiagnostik* (Bundschuh 1991).

Der organisatorische Ablauf der Voruntersuchungen für eine CI-Versorgung ist in der nachfolgenden Übersicht (Abb. 7.2) dargestellt:

7.2.1
HNO-ärztliche Voruntersuchung an der HNO-Klinik der MHH

In der HNO-Klinik werden folgende Untersuchungen durchgeführt:

- Anamnese,
- allgemeinmedizinische Untersuchungen,
- HNO-ärztliche Untersuchung,
  - HNO-Spiegelbefund,
  - Vestibularisprüfung,
- Audiometrie,
  - orientierende Hörprüfung,
  - Spielaudiometrie,
  - Tonschwelle,
  - Stapediusreflexmessung,
  - Impedanzmessung,
  - BERA,

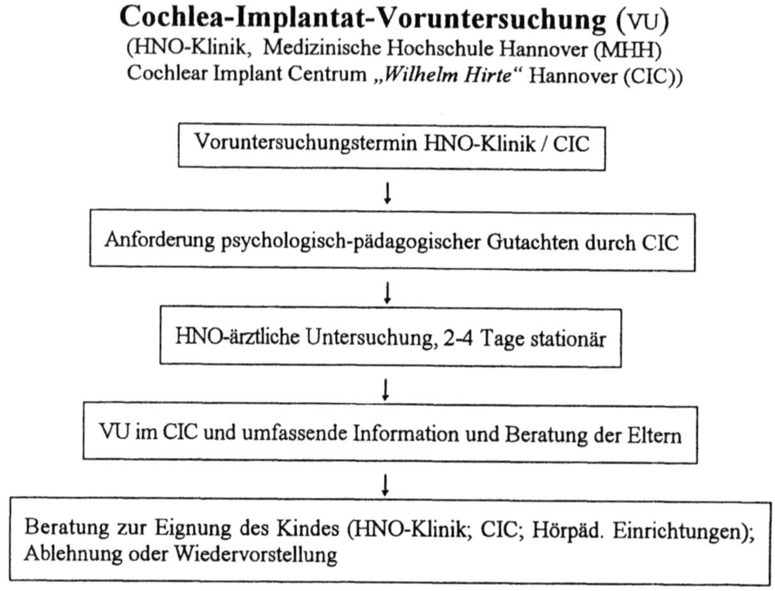

Abb. 7.2.
Ablauf der Cochlea-Implantat-Voruntersuchung

Cochlea-Implantat-Voruntersuchung (VU)
(HNO-Klinik, Medizinische Hochschule Hannover (MHH)
Cochlear Implant Centrum „*Wilhelm Hirte*" Hannover (CIC))

Voruntersuchungstermin HNO-Klinik / CIC

↓

Anforderung psychologisch-pädagogischer Gutachten durch CIC

↓

HNO-ärztliche Untersuchung, 2-4 Tage stationär

↓

VU im CIC und umfassende Information und Beratung der Eltern

↓

Beratung zur Eignung des Kindes (HNO-Klinik; CIC; Hörpäd. Einrichtungen); Ablehnung oder Wiedervorstellung

- Elektrocochleographie,
- Bildgebende Verfahren,
- Computertomographie,
- Kernspintomographie,
- Adenotomie,
- Parazentese,
- subjektiver Promontorialtest (nur bei älteren Kindern).

7.2.2
Voruntersuchung im Cochlear Implant Centrum

Während des Aufenthaltes des Kindes in der Klinik wird es zur pädagogischen Begutachtung im Cochlear Implant Centrum „Wilhelm Hirte" vorgestellt. Hier werden eine Reihe von Untersuchungen durchgeführt wie:

- Spielaudiometrie (im Freifeld),
- Hannover-Hörprüfreihen (Bertram 1996),
- Elternbefragung zum allgemeinen und sprachlichen Entwicklungsstand des Kindes,
- Diagnostikbogen,
- Motoriktest.

Neben der Begutachtung des Kindes erfolgt eine Auswertung der kinderpsychologischen und der hörgeschädigtenpädagogischen Gutachten, die durch das Zentrum von den pädagogischen Einrichtungen an den Heimatorten vorab angefordert werden.

Bei der Evaluierung der sprachlichen Entwicklung des Kindes in Abhängigkeit von seinem Lebens- und Entwicklungsalter stehen u. a. im Mittelpunkt:

- Stimmqualität,
  - Stimmgebung,
  - Stimmeinsatz,
  - Stimmansatz,
  - allgemeine Körperspannung;
- Artikulation
  - Koartikulation, Mund-/Zungen-/Lippenmotorik,
  - verfügbare Laute (Phoneme),
  - Lautfehler;
- Sprachentwicklung,
  - Sprachverständnis,
  - Sprachaufbau,
  - Spontansprache (Bertram 1991 a, b; Bertram et al. 1992; Bertram 1995).

Da vorwiegend sehr junge Kinder vorgestellt werden, wird auch das vorsprachliche Stadium des einzelnen Kindes, sein Eßverhalten, sein Nachahmungsverhalten, sein Kontakt- und Forderungsverhalten sowie sein Zuwendungsverhalten (visuell/auditiv) und allgemeines Kommunikationsverhalten erfragt. Ebenso wichtig ist das Erfragen besonderer Auffälligkeiten (Lampe 1994; Dultz et al. 194).

Zusätzlich werden wichtige Daten zum chronologischen Alter der Kinder, zum Zeitpunkt, zur Ursache und zur Dauer ihrer Taubheit, zu ihrer psychosozialen und erzieherischen Situation, zum Zeitpunkt der Erstversorgung mit Hörgeräten und deren Nutzen hinsichtlich der sprachlichen Entwicklung und zur aktuellen Fördersituation erfragt.

Beratungsgespräch

Anschließend an diese Untersuchung findet ein eingehendes Informations- und Beratungsgespräch mit den Eltern statt.

Dieses beinhaltet nachstehende Punkte:

- Anamnese,
- psychosoziale Situation der Familie (Umgang mit der Hörschädigung des Kindes und die psychische Verarbeitung durch die Eltern, Eigen- und Fremderleben),
- Effektivität der bisherigen HG-Versorgung sowie der Hör-Spracherziehung aus der Sicht der Eltern,
- Kommunikation zwischen Eltern und Kind,
- Motivation und Erwartungshaltung der Eltern,
- Bereitschaft zur Unterstützung der postoperativen Maßnahmen,
- Aussichten/Integrationsmöglichkeiten, -absichten,
- pädagogische und medizinische Auswahlkriterien,
- Verlauf der Operation (mögliche Risiken),
- Funktionsweise und Pflege des Sprachprozessors, Fehlersuche,
- Absicht und Inhalt des Vortrainings für die Erstanpassung des Sprachprozessors,
- Habilitations- bzw. Rehabilitationsmaßnahmen nach erfolgter Operation,
- Zusammenarbeit mit den Frühförderern, Kindergärten, Schulen und Therapeuten am Heimatort,
- Stellung des Gehörlosenverbandes zur CI-Versorgung taubgeborener und ertaubter Kinder.

Die Eltern haben zusätzliche Möglichkeiten der Information durch:

- Videos,
- schriftliches Material (Broschüren, Merkblätter),
- Hospitation bei der praktischen Arbeit im CIC,
- Gespräche mit Eltern bereits operierter Kinder,
- Adressen und Telefonnummern von Eltern-Selbsthilfegruppen.

> **Für die Eltern besteht jederzeit die Möglichkeit zu weiteren Gesprächen. Die Voruntersuchung verpflichtet sie zu keiner Entscheidung!**

Empfehlungen

Nach Abschluß der Voruntersuchungen und des eingehenden Vorgespräches mit den Eltern geben die Mitarbeiter des CIC folgende Empfehlungen an die HNO-Klinik der MHH:

- Eignung oder Nichteignung,
- Wiedervorstellung des Kindes nach 6–8 Monaten,
- ggf. Hörgeräteversorgung und Kontaktaufnahme zu pädaudiologischen Beratungsstellen an Schulen für Hörgeschädigte bezüglich der Einleitung der Frühförderung (in solchen Fällen, in denen bisher keine hörgeschädigtenpädagogische Frühförderung erfolgte),
- Differentialdiagnostik bei mehrfachbehinderten Kindern (Neuropädiatrie) und adäquate vorbereitende Therapien,
- Rückfragen und Informationen an Pädagogen und Therapeuten am Heimatort hinsichtlich des weiteren Vorgehens.

Die Empfehlungen werden gemeinsam mit den Ärzten der HNO-Klinik diskutiert und weitere Maßnahmen besprochen. Die Eltern und die Pädagogen werden über das Ergebnis informiert.

7.3 Pädagogisch-therapeutische Anschlußbehandlung

Die Rehabilitation beginnt für jedes Kind ca. 6 Wochen nach der Entlassung aus der Klinik. Sie umfaßt die Zeitdauer von 12 Wochen innerhalb von $2^{1}/_{2}$–3 Jahren. Zuvor jedoch erfolgt ein Vortraining mit dem Kind im CIC zur Erstanpassung des Sprachprozessors 5 bis 6 Tage nach der Operation (halbtägige Hospitation). Ziel des Vortrainings ist es vor allem, ihm die Angst vor dem Prozedere der Erstanpassung zu nehmen, die Mitarbeiter kennenzulernen und erstes Vertrauen zu entwickeln.

Das Zentrum verfügt über modernste Technik. Für die individuelle Therapie stehen kindgerecht ausgestattete und freundliche Räume zur Verfügung. Des weiteren sind ein Motopädie- und ein Rhythmikraum vorhanden.

7.3.1 Schwerpunkte des Rehabilitationskonzepts

Im Mittelpunkt der fachpädagogisch-therapeutischen Arbeit steht die ganz auf die individuellen Bedingungen der Kinder abgestimmte Therapie.

Diese beinhaltet und vereint eine Vielzahl von Schritten, die im folgenden dargestellt werden.

Anpassung des Sprachprozessors und Evaluation der Hör-Sprachentwicklung

Dieser Bereich umfaßt:

- die Erstanpassung („tune up") des Sprachprozessors (SP) (Abb. 7.3),
- weitere individuelle Folgeanpassungen,
- die regelmäßige technische Überprüfung des Sprachprozessors und seiner Zusatzteile sowie die enge Kooperation mit den Servicepartnern,
- Videodokumentationen (während der Erstanpassung des SP und einzelner Therapieeinheiten, bei Testsituationen, zur Zusammenstellung von Entwicklungsverläufen),
- Tests der sprachperzeptiven Fähigkeiten und der Sprachentwicklung [Hannover-Hörprüfreihen HHPR (Bertram 1997); Diagnostikbogen zur sprachlichen Entwicklung] des Kindes nach vorgegebenen Zeitintervallen. Die ständige Verlaufskontrolle des Rehabilitationsprozesses für jedes einzelne Kind ist unabdingbar und erfordert eine enge Kooperation aller am Prozeß beteiligten Personen.

Interaktionale Hör-Spracherziehung

Der interaktionalen Hör-Spracherziehung kommt innerhalb der Rehabilitation nach Cochlea-Implantat-Versorgung ein großer Stellenwert zu. Mit Hilfe des CI lernen die Kinder, die durch das Implantat vermittelten Reize mittels genetisch angelegter Hördisposition wahrzunehmen, sie zu speichern und diese Hörmuster wieder zu reaktivieren. Dieser Prozeß wird wesentlich von der Intaktheit des neuronalen Substrats mit beeinflußt.

Sowohl der richtige Zeitpunkt der Reizgebung als auch die Art der Reize bestimmen mit, inwieweit vorprogrammierte neuronale Strukturen ihre volle Funktionstüchtigkeit erhalten. Je später adäquate Reize gesetzt werden, desto größer ist die Gefahr der Degeneration der Neuronensysteme des Hör-Sprachsystems (Sinz 1983).

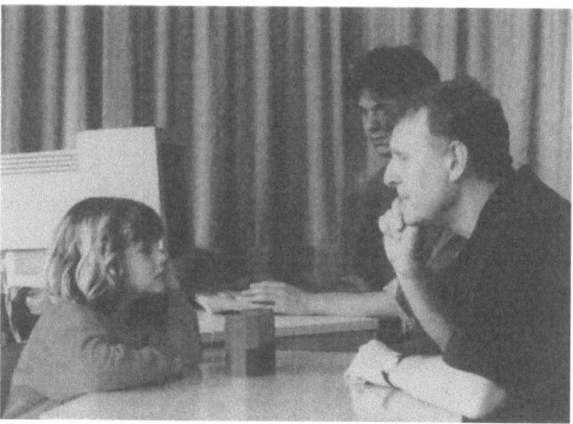

Abb. 7.3. Anpassung des Sprachprozessors

7.3 Pädagogisch-therapeutische Anschlußbehandlung

> Daher ist jede sich bietende Gelegenheit zur lautsprachlichen Interaktion als Einheit von Hören, Sprechen und Sprache zu verstehen, da somit entsprechende Sinnesreize dem Hör-Sprachsystem zugeführt und die dem Kind innewohnende Spracherwerbskompetenz genutzt werden kann.

Das Hören mit dem Implantat muß erlernt werden.

Lernen findet ständig statt, meistens unbemerkt. Es ist eine Aktivität, die auf Voraussetzungen aufbaut. Lernen ist umso erfolgreicher, je besser es auf die individuellen Lernbedürfnisse bezogen ist und an bereits vorhandene Lernerfahrungen anschließt. Nicht zuletzt muß ein erfolgversprechendes Lernangebot aber auch der Reife des Lernenden inhaltlich und methodisch entsprechen (Claussen 1995, S. 32).

In der Anfangsphase stehen sowohl individuelle Hörerkundungen in der unmittelbaren Umwelt des Kindes (Selbsterfahrung) als auch gezielte Hörübungen bei gleichzeitiger Förderung der handlungsbezogenen lautsprachlichen Interaktion im Mittelpunkt der Rehabilitation. Es bedarf einer angemessenen Zeit, ehe die Kinder mit einem CI klar erkennen, was sie hören, wo sich die Geräuschquelle befindet und welchen Objekten oder Personen sie zuzuordnen sind (Abb. 7.4).

Um Lautsprache mittels Cochlea-Implantat zu erlernen und zu verstehen, muß das Kind ausreichende Gelegenheit haben, Lautsprache zu hören und diese zu verbalisieren.

Durch

- verlangsamte, aber nicht unnatürliche Zusprache,
- klare Segmentierung,
- eine gute Sprechmelodie sowie durch
- klare Artikulation

wird es dem Kind erleichtert, gesprochene Sprache auditiv wahrzunehmen. Der Einsatz natürlicher Mimik und Gestik unterstützt diesen Prozeß, da sie das Sprachverstehen, besonders in der Anfangszeit, neben den oben genannten akustischen Korrelaten nachhaltig fördern.

Dem Erreichen des gesteckten Ziels dienen

- Hörerziehung,
- Hörtraining (für nach Spracherwerb ertaubte Kinder),
- Entwickeln der Eigen- und Fremdwahrnehmung (Herausbilden des senso-motorischen Regelkreises),
- Lallspiele zum Funktionstraining der Artikulationsorgane und zum Bewußtwerden der eigenen Stimme,
- Atem- und Stimmtherapie,
- Entwickeln von Sprechen und Lautsprache,
- Entwickeln des Sprachverstehens,
- Sprechkorrektur.

Für den Bereich der Sprache ist es das Ziel, CI-Kindern entsprechend ihrem Alter und ihrem Sprachentwicklungsstand eine möglichst altersgemäße Entwicklung der Lautsprache zu ermöglichen (Diller 1997, S. 99).

Der Prozeß des Hörenlernens und des Spracherwerbs wird Eltern und Pädagogen ein gerüttelt Maß an Geduld abverlangen. Das schließt mit ein, sich dem Kind voll Zuversicht und Vertrauen zuzuwenden und auf die ihm innewohnenden Fähigkeiten zu bauen.

Eine Vielzahl von Variablen beeinflußt den Rehabilitationsverlauf. So sind die intrapersonellen Eingangsvoraussetzungen des Kindes dafür ebenso wesentlich wie die Einwirkungen seiner sozialen Mitwelt (Familie und pädagogisches Umfeld mit der Bereitstellung von ausreichenden Lernmöglichkeiten).

Nach Spracherwerb ertaubte Kinder bringen für das Hörenlernen mit einem Implantat und für den hörgestützten Spracherwerb bessere Voraussetzungen mit als geburtstaube ohne Sprachkompetenz. Letztere erleben eine verspätete adäquate Reizung des auditorischen Systems, die u.U. zu einer ungenügenden Reifung der Hörbahnen führt. Dieser Umstand ist zu bedenken und muß seinen Niederschlag in der individuell abgestimmten Förderung finden. Die auditiven Wahrnehmungsstrukturen festigen sich erst innerhalb eines langwierigen Ausbildungsprozesses und benötigen daher einen angemessenen Zeitraum. Sie vollziehen sich über das Herausbilden elementarer Fähigkeiten in der Perzeption akustischer Merkmale bis zur Herausbildung von Hörstrategien höherer Qualität im Sprachverstehen (Bertram 1991a; Bertram 1992; Bertram, 1994) (Abb. 7.5).

Die erste Etappe in der Ontogenese der Sprachentwicklung des hörendes Kindes ist durch folgende Merkmale gekennzeichnet:

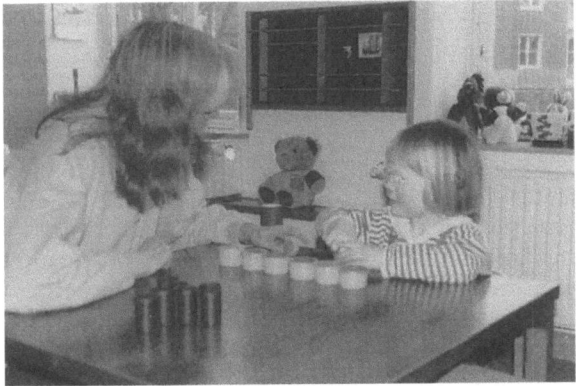

Abb. 7.4. Erste Hörerfahrungen nach Sprachprozessoranpassung

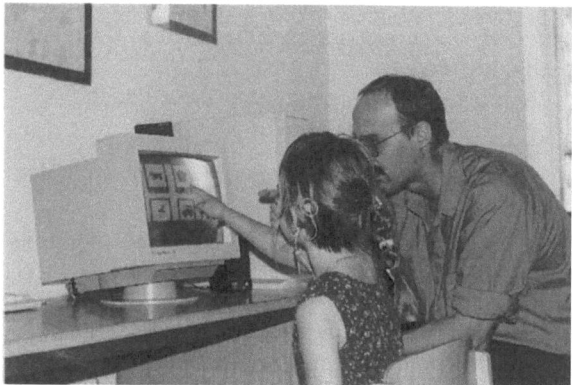

Abb. 7.5. Hören am „touch-screen"

In den zerebralen Strukturen des Kindes bildet sich eine Verbindung zwischen der primären Aufnahme, Analyse-Synthese, Speicherung akustischer Signale, der visuellen Verarbeitung des benannten Gegenstandes (einschließlich kinästhetischer Signale der Augenmotorik) und den komplexen Impulsen zu einer bestimmten motorischen Handlung aus, wobei ständig Gedächtniselemente einbezogen werden.

Den folgenden Etappen der Sprachentwicklung ist gleich, daß bei allen Prozessen eine Begrenzung und Einengung der beteiligten interneuralen Verbindungen erfolgt, um die Abläufe zu präzisieren und zu stabilisieren. Sprache ist Organisator der Repräsentation der Umwelt im Gehirn des Menschen. Ihre Ausbildung ist als Funktion des komplexen Zusammenwirkens umschriebener Hirnstrukturen zu verstehen (Pickenhain 1992).

Das Cochlea-Implantat ist gleichsam die Basis für

- die Entwicklung grundlegender auditiver Fähigkeiten wie das Hören- und Verstehenlernen von Geräuschen der Umwelt (Perzeption sensorischer Stimuli),
- die akustische Handlungssteuerung (Nutzen der Warn-, Signal- und Orientierungsfunktion des Hörens) im Alltag und darüber hinaus entscheidend für
- die Entwicklung des Sprechens und den Erwerb der Lautsprache (s. folgende Übersicht).

Auch bedeutet das CI eine wesentliche Entlastung für das Absehen, da eine auditive Sprachwahrnehmung sowohl suprasegmentaler als auch segmentaler Anteile lautsprachlicher Informationen möglich ist. Durch ein sich entwickelndes auditives Feedback ist eine günstige Einflußnahme auf die Artikulation zu erwarten, da die Kinder nunmehr in der Lage sind, durch eine wirksame Eigenkontrolle und Eigenkorrektur nachhaltig auf Höhe, Intensität und Dauer ihrer Stimme einzuwirken.

Dieser Umstand zeigt auch günstige Rückwirkungen auf die Sprechbewegungsabläufe (Praxie und Motorik der Artikulationsorgane), die sich so viel natürlicher entwickeln.

Hören auf elementarer Stufe

- Wahrnehmung, Diskrimination und Identifikation von Umweltgeräuschen (Fähigkeit zur akustischen Handlungssteuerung)
- prosodische Merkmale lautsprachlicher Signale wie
  Dauer
  Höhe
  Intensität
- Wahrnehmen und Verstehen von Musik

Wahrnehmen und zentralnervöse Verarbeitung von Lautsprache

- suprasegmentale Anteile
  (Silbigkeit von Wörtern, Anzahl von Wörtern im Satz etc.)
- segmentale Anteile
  Vokale
  Konsonanten
  Lautverbindungen
  Wörter
  Sätze
- Diskrimination und Identifikation der sprachlichen Komponenten im „closed set" (mit Unterstützung geschlossener Phonem- und Wortlisten)
- offenes Sprachverstehen (Lautsprache wird ohne Absehen vom Mund verstanden)

Die gegebenen Chancen des Cochlea-Implantats für den hörgestützten Spracherwerb sind durch eine intensive Rehabilitation in den speziellen Zentren und in den Familien zu nutzen. Um ein Maximum an Möglichkeiten zu erreichen, muß ein Paradigmenwechsel in der Hörgeschädigtenpädagogik speziell für diese Kinder erfolgen.

Es liegt jetzt an den Schulen für Hörgeschädigte, dies in gleicher Weise zu tun, indem Sie die dringend erforderlichen inhaltlichen und organisatorischen Konsequenzen ziehen, um eine hörgerichtete ganzheitliche Förderung des Kindes sicherstellen zu können.

Wenn wir die Fehler aus der Phase der Zeit der Hörgeräte nicht wiederholen wollen, müssen wir nicht nur ein neues Kapitel in der Gehörlosenpädagogik aufschlagen, sondern müssen zu einem neuen Buch greifen (Diller 1995, S. 169).

Motorische Schulung und Verhaltenserziehung

Neben der umfassenden Hör-Spracherziehung nach Implantation sind zusätzlich grundlegende sensorische, motorische, kognitive sowie emotionale Basisfunktionen zu schulen und zu fördern. Dazu trägt die *motorische Schulung* mit rhythmisch-musikalischer Erziehung und Bewegungsschulung (Motopädie) ebenso bei wie die *Verhaltenserziehung und Entwicklung der Kreativität*.

Deren Inhalte sind:

- das Entwickeln sozialen Verhaltens,
- die emotionale Erziehung sowie das Gestalten von
- Spielkreisen und Arbeitsgemeinschaften zu unterschiedlichen Themen.

Das Freispiel des Kindes muß aber Spiel bleiben, ihm also Freude und Sinnerfüllung bringen und darf unter keinen Umständen unter dem therapeutischen Blickwinkel betrachtet werden.

Sowohl die rhythmisch-musikalische Erziehung als auch die Bewegungsschulung dienen der Förderung der körperlich-motorischen Entwicklung und der Verarbeitung von Sinneserfahrungen und Bewegungserlebnissen. Die Bewegungsfreude der Kinder soll geweckt und erhalten werden. Bewegungen ermöglichen Erfahrungen und Auseinandersetzung mit dem eigenen Körper und das Experimentieren mit Geräten und Gegenständen. Kinder lernen dabei, Gefühle in Bewegung umzusetzen, sich in ihrer räumlichen Umwelt zu orientieren, ihre körperliche Leistungsfähigkeit zu erweitern, Gleichgewicht und Körperkoordination zu schulen und im Zusammenspiel mit anderen soziales Verhalten zu entwickeln.

Elternarbeit

Der jeweils einwöchige gemeinsame Aufenthalt von Mutter oder Vater mit dem Kind bietet vielfältige Möglichkeiten zum persönlichen Austausch von Erfahrungen mit den Pädagogen und Therapeuten des Zentrums. Die Elternarbeit bedeutet einerseits, die spezielle Kompetenz der Eltern, die sich aus dem täglichen Zusammenleben mit ihrem behinderten Kind entwickelt, nicht in Frage zu stellen, ihnen menschliche Zuwendung, Anteilnahme sowie Verständnis für ihre schwierige Situation teilwerden zu lassen. Andererseits sind ihnen Wege zur Selbsthilfe zu zeigen, und sie sind in ihrer Hoffnung und Zuversicht bezüglich der Entwicklungsfähigkeit ihres Kindes zu stärken.

Eltern sind in die pädagogische Arbeit mit einzubeziehen. Die Elternarbeit umfaßt:

- die eingehende Information und Beratung zur CI-Thematik,
- die Zusammenarbeit mit CI-Elternselbsthilfegruppen in Deutschland, Österreich und der Schweiz,
- individuelle Gespräche,
- Gruppengespräche,
- Rollenspiele,
- Anleitung und Weiterbildung zu Fachthemen,
- Entlastung.

Eltern bedürfen einer sachgerechten Information und spezieller Anleitung. Allerdings darf sich diese nicht ausschließlich in einem Wissenstransfer erschöpfen. Vielmehr muß das, was an die Eltern herangetragen wird, im Alltag wieder für sie auffindbar sein. Eine von der realen Situation der einzelnen Familie abgehobene Arbeit läuft Gefahr, an ihr vorbeizudriften.

Die im Zentrum jährlich durchgeführten Elternforen sowie andere Veranstaltungen dienen dem Austausch zwischen Eltern und Fachleuten hinsichtlich der Persönlichkeitsentwicklung CI-versorgter Kinder und zu Fragen ihrer speziellen Förderung und schulischen Integration.

7.4
HNO-ärztliche Nachsorge

Neben der fachpädagogisch-therapeutischen Nachsorge der CI-versorgten Kinder kommt der ärztlichen Langzeitbetreuung eine nicht unbedeutende Rolle zu. Sie gibt den Eltern die Sicherheit hinsichtlich medizinischer Fragestellungen. So erfolgen in vorgegebenen Intervallen HNO-ärztliche Überprüfungen durch die HNO-Klinik der Medizinischen Hochschule Hannover. Während ihres Aufenthaltes im Zentrum können die Eltern jederzeit die Ärzte der Klinik konsultieren. Außerdem stehen ebenso die Ärzte der Hannoverschen Kinderheilanstalt bei akuten Ereignissen stets zur Verfügung.

Die enge Zusammenarbeit zwischen der HNO-Klinik der MHH und dem CIC gewährleistet außerdem eine kontinuierliche Evaluierung der Entwicklung des Kindes.

7.5
Betreuung der CI-Kinder nach Beendigung der Initialrehabilitation

Langzeitbetreuung

Nach Beendigung der Rehabilitationsphase am CIC Hannover erfolgt die jährliche Wiedervorstellung der Kinder zur Überprüfung des Sprachprozessorprogramms sowie ihrer sprachperzeptiven und sprachexpressiven Leistungen. Die Mitarbeiter des Zentrums stehen den Eltern für weitere Beratungen hinsichtlich der schulischen und sozialen Integration der Kinder ebenso zur Verfügung wie bei der Beseitigung von technischen Defekten des Sprachprozessors. Hier gibt es eine gute Zusammenarbeit mit zwei Hörgeräteakustikern, die über eine Vielzahl von Filialen in Deutschland verfügen. Auch ist eine kontinuierliche Zusammenarbeit mit den pädagogischen Einrichtungen in den Heimatorten Bestandteil dieser Betreuung.

Kontakte

Das CIC Hannover pflegt eine enge Kooperation mit HNO-Kliniken, insbesondere mit der HNO-Klinik der MHH sowie mit anderen CI-Zentren im In- und Ausland und mit ca. 50 Einrichtungen für Hörgeschädigte im ganzen Bundesgebiet. Die Zusammenarbeit mit den Pädagogen und den Therapeuten in den Heimatorten ist ein wesentlicher Bestandteil des Rehabilitationskonzeptes. Dieses dokumentiert sich u. a. durch kontinuierliche Hospitationen im Zentrum und dem Austausch von Erfahrungsberichten (wöchentlicher Report).

7.6
Aufgabe der Hannover-Hörprüfreihen HHPR
(Bertram 1997)

Mit Hilfe der Hannover-Hörprüfreihen soll ermöglicht werden, die lautsprachperzeptiven Fähigkeiten von hörgeschädigten Kindern mit Hörgeräten oder mit einem Cochlea-Implantat zu dokumentieren sowie ihre Fähigkeit zum sinnentnehmenden Sprachverstehen und ihrer Sprachproduktion zu objektivieren. Die HHPR können somit in der Diagnostik in pädaudiologischen Beratungsstellen der Gehörlosen- und Schwerhörigenschulen, in pädiatrischen Abteilungen der HNO-Kliniken, in Kliniken der Phoniatrie und Pädaudiologie und u.U. auch in den Praxen von Kinderärzten bzw. HNO-Ärzten zum Einsatz kommen. Darüber hinaus ist auch an eine Anwendung für Hörgeräteakustiker, aber auch in logopädischen Praxen zur Abklärung von Hörschädigungen zu denken.

Trotz aller bekannten Unwägsamkeiten galt es den Versuch zu unternehmen, dafür ein Prüfmaterial zu erstellen. Von den insgesamt 11 Hörprüfreihen sind außer Hörprüfreihe 1 (nachfolgend als HPR bezeichnet) fünf (HPR 2-HPR 6) als „closed set" (geschlossene Antwortmöglichkeiten; Sprach-Bild-Test) gestaltet, um ein unötiges Raten der jungen Probanden zu vermeiden und den Schwierigkeitsgrad des Prüfmaterials allmählich zu steigern. Drei Hörprüfreihen sind als „open set" (ohne Bildvorlage; HPR 7-HPR 9) gestaltet. Die restlichen 2 Hörprüfreihen werden auditiv-visuell dargeboten. Die Hannover-Hörprüfreihen stellen gleichsam eine Materialsammlung ähnlich der bekannten MAC-Batterie (Minimal Auditory Capabilities) von Owens et al. (1981) dar und sind die ersten ihrer Art in Deutschland. Die HHPR können von 3 Jahren an aufwärts zur Überprüfung der sprachperzeptiven und sprachexpressiven Fähigkeiten Anwendung finden.

7.6.1
Begründung für die Wahl einer Materialsammlung

In letzter Zeit wird verstärkt darauf hingewiesen, daß Hörtests allein auf der Basis von Einsilbertests des Typs CVC in Form „isolierter Wörter" nicht genügen, um die Sprachverständlichkeit im Alltag einzuschätzen, da der „satzphonetische Kontext unberücksichtigt bleibt" (Sendlmeier 1990). Nur mittels eines umfassenden Überprüfungsspektrums ist man in der Lage, Sprachdiskriminationsstörungen zu erfassen (Kollmeier 1990). Auf dieser theoretischen Grundlage war es notwendig, aufbauend auf vorhandene Sprachtests, Mehrsilber- und Satztests zu entwickeln, die u. a. auch für Cochlea-Implantat-Versorgte eingesetzt werden könnten (Kollmeier 1990; Kliem 1993). Dabei mußten insbesondere die Anforderungen hinsichtlich der Sprachtestgestaltung bei Kindern bedacht werden.

7.6.2
Material

Die Hörprüfreihen bestehen aus einer Beschreibung, einer Ergebnisübersicht sowie aus insgesamt 11 Hörprüfreihen mit ansteigendem Schwierigkeitsgrad, Bildmaterial und einer Compact Disc (CD) oder Audiocassette. Zielwörter sind sinnvolle Wörter wie unflektierte Substantive für die Wortlisten und zusätzlich einfache flektierte Verben für die Satzlisten. Bei der Auswahl der unflektierten Substantive erfolgt eine Orientierung am Testwortinventar des Mainzer und Göttinger Kindersprachtests, an der Testwortliste für schwerhörige Vorschulkinder und Schulanfänger nach Liebe (1961) sowie am Zweisilber-Kinder-Reimtest (Kliem 1993). Für die Erstellung der Sätze (HPR 8, 10, 11) wurden Beispiele der Listen 1-4 des „Beginner's Intelligibility Test (BIT)" und für die Sätze der HPR 9 der Listen A-F des „Common Phrases Test" des De Vault Otologic Research Lab. der Indiana University School of Medicine, Indianapolis, IN (USA) adaptiert. Es wurde bewußt auf eine präzise phonetisch ausgewogene Wortauswahl verzichtet. Ebenso wurden Logatome ausgeschlossen. Es ging vielmehr darum, Wörter und Sätze zu finden, die in ihrer Zusammenstellung dem kindlichen Vorstellungsvermögen entsprechen. Insbesondere mußte bedacht werden, daß die vorwiegend sehr jungen Probanden aufgrund ihrer von Geburt an bestehenden Gehörlosigkeit über einen äußerst insuffizienten Wortschatz sowie über ein kaum entwickeltes oder gar kein Sprachleistungsniveau verfügen.

Zu den HPR 3, 4, 5a, 5b, 5c sowie zu HPR 6 gehören farbige Abbildungen, die dem Wortmaterial entsprechen. Die Stimuli der HPR 1-7 werden dem Probanden in randomisierter Form angeboten. Jeder Stimulus wird nur einmal zugesprochen. Absehen ist dabei völlig ausgeschlossen. Die Ergebnisse werden in eine Konfusionsmatrix eingetragen. Die HPR 2-6 werden in Form geschlossener Wortlisten mit Bildvorlage dargeboten. HPR 7-9 sind „open sets" ohne Vorlage von Bild- oder Schriftmaterial. Da in HPR 10 inhaltliches Erfassen des Gesprochenen und in HPR 11 die Sprachproduktion abgeprüft werden sollen, erfolgen die Zusprache bzw. das Erfragen auditiv-visuell (bedeutet im folgenden Hören kombiniert mit Absehen). Dabei ist ein einfühlsames Eingehen auf den Probanden notwendig. Zur Durchführung der HPR 10 und 11 liegen den Kindern folgende Spielmaterialien vor.

1. Schale mit Wasser
2. großes Bett
3. kleines Bett
4. Badewanne
5. Tisch
6. Buch
7. Sessel
8. Stuhl
9. Hase
10. Hund
11. Ente
12. großes Flugzeug
13. kleines Flugzeug
14. blaues Auto
15. grünes Auto
16. Mutter
17. Vater
18. Oma
19. Junge
20. Mädchen
21. Baby
22. Kamm

(Bertram 1996)

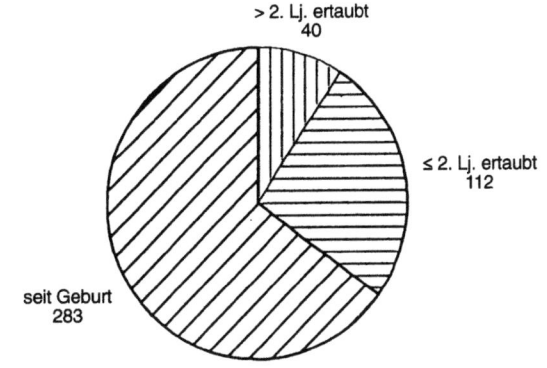

Abb. 7.6. Verteilung nach dem Beginn der Taubheit (n = 435)

7.7 Ergebnisse

Derzeit werden im CIC Hannover 435 CI-versorgte Kinder therapiert. Davon stellen die von Geburt an tauben Kinder (283) den größten Anteil (Abb. 7.6).

Seit Beginn der CI-Versorgung von taubgeborenen und ertaubten Kindern an der HNO-Klinik der Medizinischen Hochschule Hannover ist ein ständiger Anstieg der durchgeführten Operationen zu verzeichnen. Zum jetzigen Zeitpunkt werden ca. 110 Kinder pro Jahr mit einem Cochlea-Implantat versorgt.

Den größten Anteil bei der CI-Versorgung stellen die Kinder mit unbekannter Ertaubungsursache dar, gefolgt von den Kindern, die nach Meningitis ertaubten.

Die Altersgruppe der 2 bis 4-jährigen Kinder stellen die Hauptgruppe der im CIC therapierten Kinder dar.

Der Vergleich der pädagogischen Förderung der Kinder vor und nach der CI-Versorgung zeigt auf, daß die Mehrzahl von ihnen nach CI-Versorgung entweder in den Schwerhörigenbereich oder in den Regel- bzw. integrativen Bereich wechseln. Die Anzahl der im Gehörlosenbereich betreuten Kinder hat sich nach der Rehabilitation deutlich verringert (Abb. 7.7).

Betrachtet man die Gruppe der Kinder, die vor CI-Versorgung im Gehörlosenbereich gefördert wurden, (173 von 407, Stand: Mai 97), so wird deutlich, daß nach CI-Versorgung nunmehr 64 Kinder (37%) im Schwerhörigenbereich, 9 Kinder (5%) im integrativen Bereich und 20 Kinder (12%) im Regelbereich pädagogisch gefördert werden. 74 Kinder (43%) befinden sich derzeit noch im Gehörlosenbereich. 6 Kinder (3%) werden durch andere Einrichtungen betreut (Abb. 7.8).

Von den 123 Kindern aus dem Schwerhörigenbereich (von insgesamt 407 Kindern, Stand: Mai 97) verblieben nach CI-Versorgung 91 Kinder (74%) dort. 19 Kinder (16%) wechselten in den Regelbereich, 6 Kinder (5%) werden nunmehr in Bildungseinrichtungen für Gehörlose gefördert. Die übrigen Kinder verteilen sich auf andere Bereiche (Abb. 7.9).

Der oben aufgezeigte Trend läßt sich auch bei der Aufteilung der Altersgruppen nachvollziehen. Es ist festzustellen, daß bei der Altersgruppe unter 4 Jahren

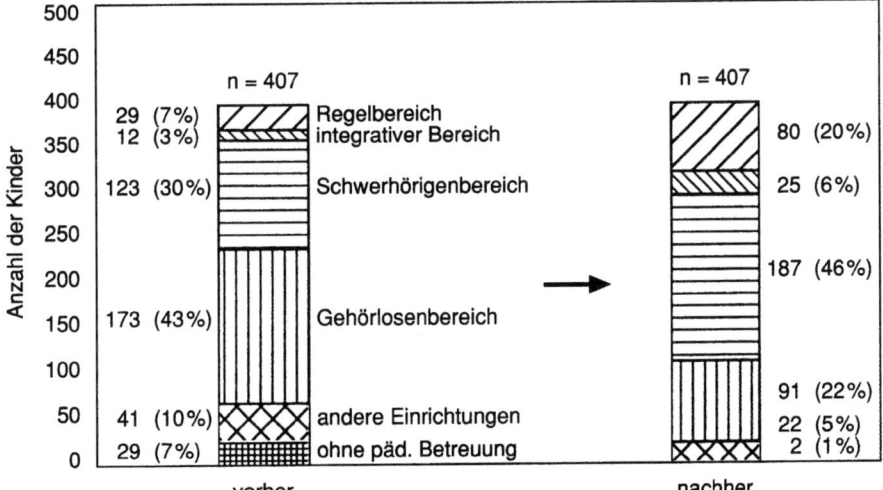

Abb. 7.7. Pädagogische Förderung der Kinder vor und nach CI-Versorgung

Abb. 7.8.
Pädagogische Förderung der im Gehörlosenbereich geförderten Kinder vor und nach CI-Versorgung

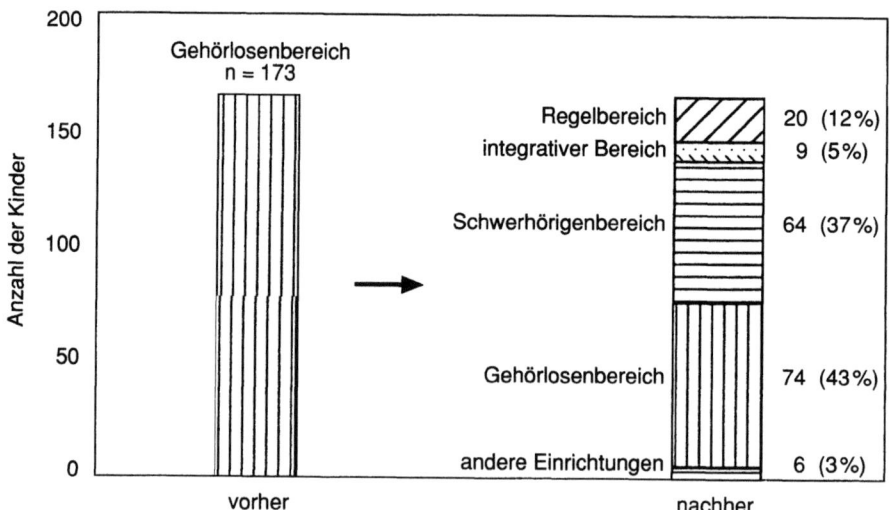

Abb. 7.9.
Pädagogische Förderung der im Schwerhörigenbereich geförderten Kinder vor und nach CI-Versorgung

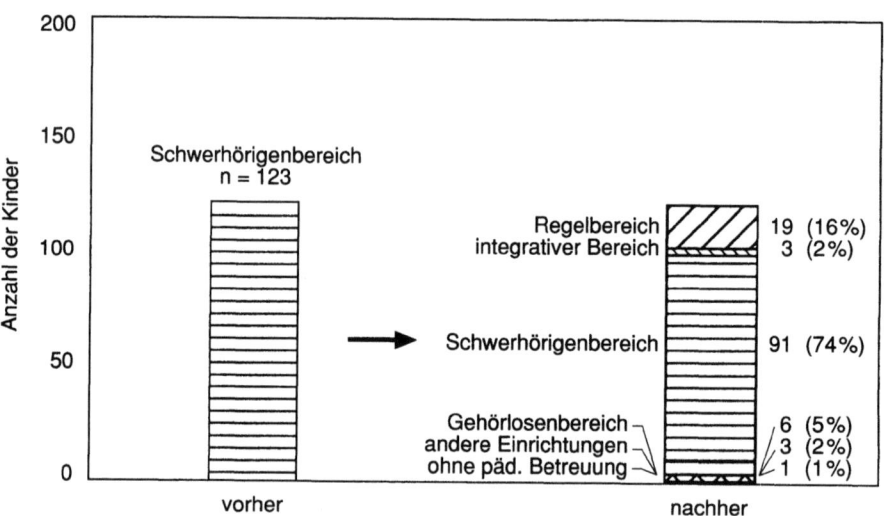

Abb. 7.10.
Pädagogische Förderung der Kinder der Altersgruppe < 4 Jahre vor und nach CI-Versorgung (n = 128 von insgesamt 435)

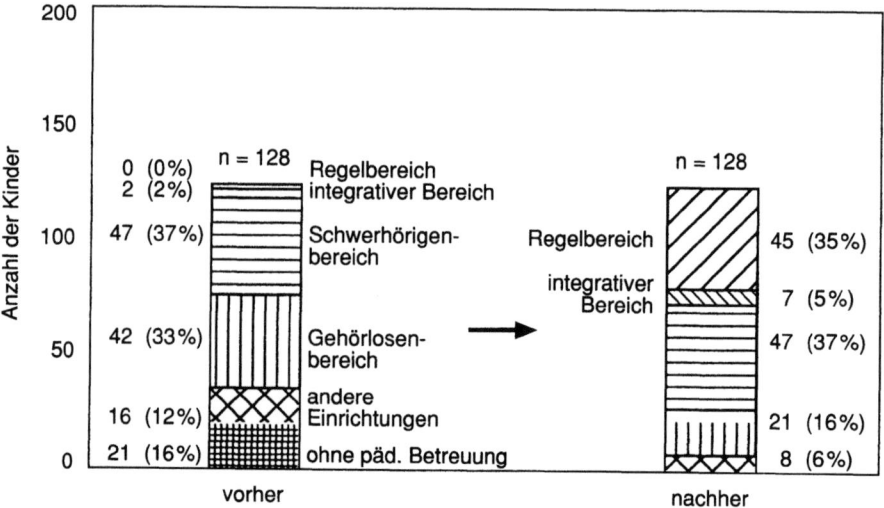

Abb. 7.11.
Pädagogische Förderung der Kinder der Altersgruppe 4–5;11 Jahre vor und nach CI-Versorgung (n = 140 von insgesamt 435)

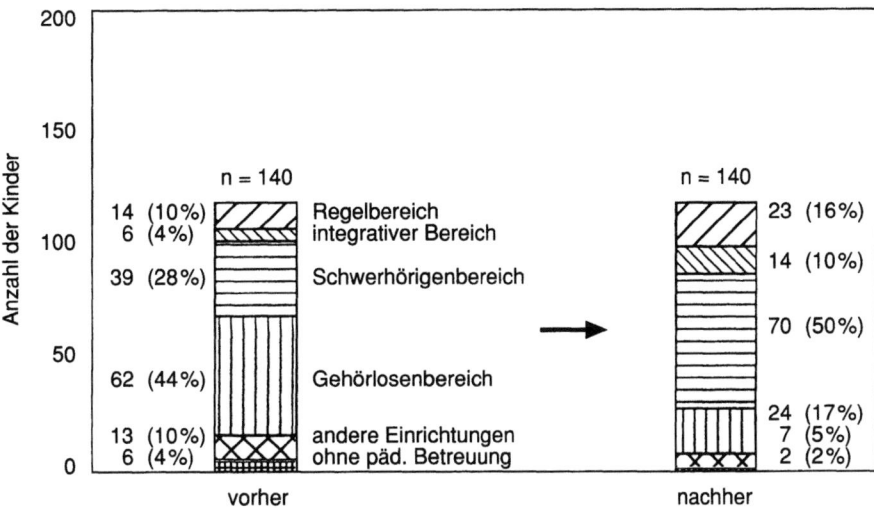

Abb. 7.12.
Pädagogische Förderung der Kinder der Altersgruppe ≥6 Jahre vor und nach CI-Versorgung (n = 167 von insgesamt 435)

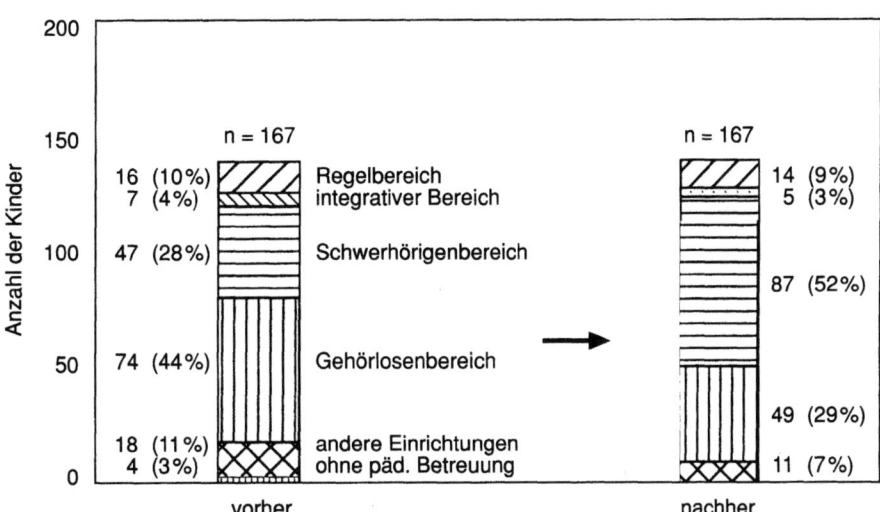

zum Zeitpunkt der CI-Versorgung nach der Rehabilitation mehr Kinder in den Regelbereich wechseln (Abb. 7.10) als bei den Altersgruppen 4–6 Jahre (Abb. 7.11) und älter als 6 Jahre (Abb. 7.12). Es ist ein deutliches Ansteigen der Anzahl der Kinder im Schwerhörigenbereich bei den beiden letztgenannten Gruppen zu beobachten.

7.8
Weitere Aufgaben

Bisher gewonnene Erfahrungen in der Cochlea-Implantat-Versorgung von Kleinkindern sowohl auf nationaler wie auf internationaler Ebene bedürfen der ständigen wissenschaftlichen Überprüfung auf ihre Richtigkeit. Die enge Zusammenarbeit von Ärzten, Technikern, Pädagogen, Therapeuten und Wissenschaftlern anderer Fachbereiche hat sich bewährt. Der internationale Erfahrungsaustausch kommt letztendlich den Nutzern der Implantatstechnik zugute und findet seinen Niederschlag in immer besseren Operationstechniken, sicheren Implantaten und intensiven und umfassenden Rehabilitatonsmaßnahmen zum auditiven Spracherwerb in speziellen Zentren.

Hinsichtlich der CI-Versorgung von Kleinkindern gilt es für die Zukunft eine Reihe von Aufgaben zu erfüllen wie u. a.:

- die noch frühere Diagnostik von Hörschäden bei Neugeborenen durch flächendeckendes Screening mittels Messung otoakustischer Emissionen (OAE) (Lenarz 1997),
- die frühere quantitative Bestätigung der Hörschädigung und die unmittelbare beidohrige Versorgung der betroffenen Säuglinge oder Kleinstkinder mit technisch hochwertigen Hörgeräten,
- die Intensivierung der interaktionalen Hör-Spracherziehung in der Früherziehung, um schneller die Nützlichkeit oder deren Nutzlosigkeit für die auditive Sprachperzeption nachzuweisen,

- der Einsatz der „soft surgery technique" bei Hörrestigen beim Zugang zur Schnecke und bei der Insertion des Elektrodenträgers in die Scala tympani, um durch spezielle Techniken vorhandene Restfunktionen des Innenohres nicht zu gefährden. Sie sollte auch bei vollständig Tauben zum Einsatz kommen, um durch das extrem behutsame Vorgehen beim Einführen des Elektrodenträgers eine möglichst geringe Traumatisierung des Schneckeninneren und eine möglicht reizlose Einheilung der Elektroden zu erreichen (Lehnhardt 1993b),
- die Optimierung der Insertionstechnik zur Plazierung von Elektroden auch im Spitzenbereich der Schnecke,
- die weitergehende Miniaturisierung der Implantate und Maximierung ihrer Zuverlässigkeit,
- die Optimierung des Bedienungs- und Tragekomforts der Sprachprozessoren,
- die Entwicklung und Optimierung neuer Sprachverarbeitungsstrategien,
- die Entwicklung total implantierbarer Systeme,
- die kontinuierliche wissenschaftliche Auswertung sowohl der Auswahlverfahren für die Cochlea-Implantat-Versorgung von Kindern und die ständige Überprüfung der Validität der postoperativen Rehabilitationsmaßnahmen sowie
- die verstärkte pädagogische Betreuung von CI-versorgten Kleinstkindern im Regelbereich, soweit es ihre individuellen Eingangsvorausetzungen und die Bedingungen vor Ort erlauben, ebenso wie in Schwerhörigeneinrichtungen und
- die wissenschaftliche Evaluierung der psychischen Entwicklung CI-versorgter Kleinkinder.

Die Cochlea-Implantat-Versorgung von Kindern ist nur als interdisziplinäre Aufgabenstellung zu bewältigen und ist inzwischen zur anerkannten Therapieform geworden. Das CI ist dann indiziert, wenn mit konventionellen elektroakustischen Hörhilfen nach angemessener Zeit trotz intensiver Hör-Spracherziehung keinerlei Gewinn für die Lautsprachperzeption erreicht werden konnte.

Unter günstigen intrapersonellen Voraussetzungen, wie sehr jungem Alter oder dem Fehlen von Zusatzschädigungen mentaler Art, ist der Erwerb einer weitgehend normalen Lautsprachkompetenz zu erwarten. Voraussetzung dafür ist weiterhin, daß sich nach der CI-Versorgung eine intensive interaktionale Hör-Spracherziehung sowohl im Elternhaus als auch im pädagogischen Umfeld über viele Jahre anschließt. Insbesondere Hörgeschädigtenpädagogen sollten diese neue Methode als Herausforderung ansehen und daraus Konsequenzen für ihr methodisch-didaktisches Arbeiten ziehen.

Literatur

Bertram B (1991a) Rehabilitation von Kindern mit einem Cochlear Implant. In: Lehnhardt E, Bertram B (Hrsg) Rehabilitaton von Cochlear-Implant-Kindern. Springer, Berlin Heidelberg New York, S 63–103

Bertram B (1991b) Fragebogen. In: Lehnhardt E, Bertram B (Hrsg) Rehabilitation von Cochlear-Implant-Kindern. Springer, Berlin Heidelberg New York Tokyo, S 63–103

Bertram B (1992) Cochlear Implant Versorgung ertaubter und taubgeborener Kinder an der HNO-Klinik der MHH und am Cochlear Implant Centrum Hannover (CIC). In: Plath P (Hrsg) Materialsammlung vom 6. Multidisziplinären Kolloquium der Geers-Stiftung, (Schriftenreihe Bd 9), S 109–116

Bertram B (1994) Besonderheiten der Hör-Spracherziehung von CI-versorgten Kindern. In: Lenarz Th, Lehnhardt E, Bertram B (Hrsg) Cochlear Implant bei Kindern. Thieme, Stutgart New York, S 79–94

Bertram B (1995) Versorgung von ertaubten und taubgeborenen Kindern nach einer Cochlear Implant Operation. In: Stiftung zur Förderung körperbehinderter Hochbegabter, Vaduz (Hrsg) Das Cochlear Implant eine (neue) Möglichkeit der Begabungsentfaltung bei Hörgeschädigten? Vaduz, S 208–225

Bertram B (1996) Medizinisch-pädagogisches Konzept der Cochlear-Implant-Versorgung bei ertaubten und taubgeborenen Kindern in Hannover. Dissertation, HNO-Klinik der Medizinischen Hochschule Hannover

Bertram B (1997) Hannover-Hörprüfreihen (HHPR). Julius Gross Verlag, Heidelberg, in Vorb.

Bertram B, Irion E, Maneke I, Sefke S (1992) Diagnostikbogen zur Erfassung der sprachlichen und motorischen Entwicklung (prä- und postoperativ). Cochlear Implant Centrum *Wilhelm Hirte* Hannover (CIC)

Bundschuh K (1991) Einführung in die sonderpädagogische Diagnostik, Ernst Reinhardt, München, S 29–39

Claussen WH (1995) Pädagogische Förderung bei hörgeschädigten Kindern mit Cochlear Implant. In: Stiftung zur Förderung körperbehinderter Hochbegabter, Vaduz (Hrsg) Das Cochlear Implant eine (neue) Möglichkeit der Begabungsentfaltung bei Hörgeschädigten? Vaduz, S 28–41

Diller G (1995) Der hörgerichtete Spracherwerb nach Cochlear Implantation. In: Stiftung zur Förderung körperbehinderter Hochbegabter, Vaduz (Hrsg) Das Cochlear Implant eine (neue) Möglichkeit der Begabungsentfaltung bei Hörgeschädigten? Vaduz, S 162–172

Diller G (1997) Hören mit einem Cochlear Implant, 2. Aufl. Edition Schindele

Dultz E, Adams D, Draesner A, Maneke I, Bertram B (1994) Elternbefragung zum allgemeinen und sprachlichen Entwicklungsstand des Kindes im Vorgespräch (Diagnostikbogen). Cochlear Implant Centrum *Wilhelm Hirte* Hannover (CIC)

Heinemann M (1994) Hörgeräteversorgung bei Kindern. In: Berufsverband Deutscher Hörgeschädigtenpädagogen (Hrsg) Von der Taubstummenbildung zur Hörgeschädigtenpädagogik - Erziehung zur Sprache im Wandel (Kongreßbericht), S 111–132

Kliem K (1993) Entwicklung und Evaluation eines Zweisilber-Reimtestverfahrens in deutscher Sprache zur Bestimmung der Sprachverständlichkeit in der klinischen Audiologie und Nachrichtentechnik. Unveröff. Dissertation Universität Oldenburg

Kollmeier B (1990) Tests mit Sprache. In: Plath P (Hrsg) Neue Technologien in der Hörgeräteakustik - Herausforderung an die Audiologie (Schriftenreihe der Geers-Stiftung, Bd 8, Bad Godesberg), S 66–80

Lampe E-M (1994) Voruntersuchung aus logopädischer Sicht. In: Lenarz Th, Lehnhardt E, Bertram B (Hrsg) Cochlear Implant bei Kindern. Thieme, Stuttgart New York, S 52–54

Lehnhardt E (1988) Cochlear Implant – Hilfe nun auch für taube Kinder. Kinderarzt 19:667

Lehnhardt E (1990) Cochlear Implant-Mini System 22 zur Versorgung ertaubter Kleinkinder. HNO 38:161–165

Lehnhardt E (1992) Das chirurgische Vorgehen zum Cochlear Implant bei Erwachsenen und Kindern. In: Cochlear AG (ed) Multilingual Surgeon's Manual for Cochlear Implants, pp 1–18

Lehnhardt E (1993a) Cochlear Implantate bei Kindern. HNO aktuell 1/1:17–21

Lehnhardt E (1993b) Intrakochleäre Plazierung der Cochlear-Implant-Elektroden in soft surgery technique, HNO 41:356–359

Lenarz Th (1994) Cochlear Implant bei Kindern: Konzept, Auswahlkriterien, operatives Vorgehen und klinische Ergebnisse. In: Lenarz Th, Lehnhardt E, Bertram B (Hrsg) Cochlear Implant bei Kindern. Thieme, Stuttgart New York, S 4–15

Lenarz Th (1997) Die Bedeutung eines universellen Neugeborenen-Hörscreenings. Geers, HörBericht 63:1–7

Liebe W (1961) Schulaudiometrie in der Schwerhörigenschule Leipzig. Sonderschule 6:26

Owens E, Kessler D, Schubert ED (1981) The minimal auditory capabilities (MAC)-Battery. Hear Aid J 34:9–34

Pickenhain L (1992) Lurijas neuropsychologische Theorie und ihre Bedeutung für die Neurowissenschaft (Vortrag auf dem wissenschaftlichen Lurija-Symposium vom 28.–28. Juni 1992 in Bremen)

Sendlmeier WF (1990) Testmaterial Sprache-Grundsätzliche Überlegungen zu Verfahren der Sprachgütemessung und Sprachaudiometrie. In: Plath P (Hrsg) Neue Technologien in der Hörgeräteakustik – Herausforderung an die Audiologie (Schriftenreihe der Geers-Stiftung, Bd 8, Bad Godesberg), S 42–65

Sinz R (1983) Zur Frage einer sensitiven Periode der Hörsprachentwicklung. Sozialpädiatrie Prax Klinik 5:532–536

KAPITEL 8

Indikation, Kontraindikation und Voruntersuchung bei Erwachsenen

M. C. Dahm

8.1   Indikationen 122
8.1.1 Bilaterale Taubheit 122
8.1.2 Funktionsfähigkeit des Hörnervs 123
8.1.3 Hörgeräte 123
8.1.4 Motivation 123
8.1.5 Bedeutung der Nachsorge 124
8.2   Kontraindikationen 124
8.3   Voruntersuchungen
       und Untersuchungsverfahren 124
8.3.1 Auswahl zur Voruntersuchung 124
8.3.2 HNO-ärztliche Untersuchung 125
8.3.3 Audiologische Diagnostik 127
8.3.4 Akustisch evozierte Potentiale (AEP) 129
8.3.5 Promontoriumstest 130
8.3.6 Vestibularisprüfung 131
8.3.7 Radiologische Diagnostik 131
8.3.8 Pädagogische Evaluierung 132
8.4   Befunddeutung 133

EINLEITUNG

Im Laufe der letzten 20 Jahre hat sich die elektrische Stimulation mit Hilfe von Cochlea-Implantaten zur Rehabilitation tauber Patienten von experimentellen Einzelstudien an ausgewählten Subjekten zu einem routinemäßig durchgeführten, wirksamen und sicheren Therapiekonzept entwickelt. Die Ergebnisse der ersten Patienten zeigten, daß die elektrische Stimulation nicht nur eine ergänzende Hilfe zur Verbesserung des Lippenablesens ist, sondern darüber hinaus noch bei einer erstaunlich hohen Anzahl auch offenes Sprachverständnis durch elektrische Stimulation allein ermöglicht (Busky et al. 1993; Cohen et al. 1993; Dowell et al. 1986; Lehnhardt 1990, 1994; Tye-Murray 1992). Die Einführung neuer, verbesserter Generationen und Systeme von Sprachprozessoren haben bereits mehrfach zu signifikanten Verbesserungen des Sprachverständnisses der Patienten geführt (Gantz et al. 1988; McKay et al. 1994). Diese und die Erfahrungen bei prälingual ertaubten Kindern und Erwachsenen haben inzwischen zu einer Erweiterung der Indikationsstellung für eine Cochlea-Implantation im Laufe der Jahre beigetragen (Dawson et al. 1992). Am ursprünglichen Ziel, den Patienten durch eine verbesserte Kommunikationfähigkeit zu einer Integration in unsere in weiten Teilen akustisch orientierte Umwelt zu verhelfen, hat sich nichts geändert. Noch immer gilt jedoch, daß nicht alle tauben Patienten von einem Cochlea-Implantat profitieren können. Verschiedene anamnestische, medizinisch-somatische und soziale Bedingungen müssen erfüllt sein, damit nach unseren Erfahrungen eine Versorgung mit einem Cochlea-Implantat sinnvoll erscheint (Aplin 1993; Balkany et al. 1987; Clark et al. 1977; Dahm 1994; Gantz 1989; Lehnhardt 1989). Eine verantwortungsbewußte und sorgfältige Auswahl ist daher nötig, um Mißerfolge zu vermeiden.

8.1 Indikationen

Eine Indikationsstellung zum Cochlea-Implantat muß immer eine individuelle sein. Die im folgenden aufgeführten Bedingungen zur Auswahl eines Patienten stellen daher allgemeine Entscheidungshilfen dar, deren Bedeutung für jeden einzelnen unterschiedlich ist.

8.1.1 Bilaterale Taubheit

Als klassische Indikation zur Versorgung mit einem Cochlea-Implantat gilt die bilaterale Taubheit durch den vollkommenen, beidseitigen Ausfall der Innenohrfunktion.

> Als Taubheit im sozialen Sinne wird das völlige Fehlen eines Zahlen- oder Wortverständnisses im Hörtest mit hohen Schalldruckpegeln bei Messung auch mit Hörgeräten definiert (Lehnhardt 1994). Entscheidend sollte daher nicht allein das Reintonaudiogramm, sondern vor allen Dingen das Sprachaudiogramm sein.

Bei vielen Patienten mit sozialer Taubheit sind im Reintonaudiogramm noch Hörreste im Tieftonbereich (z. B. 90 dB bei 500 Hz und 110 dB bei 1000 Hz) nachzuweisen, welche jedoch nicht wesentlich zu einem Sprachverständnis beitragen. Anders verhält es sich mit Hörresten oberhalb dieser Grenzwerte. Je nach Verlauf der Ertaubung und Intensität des erfolgten Hörtrainings können sich diese Patienten mit hochgradiger Schwerhörigkeit durch die Hilfe von Hochleistungshörgeräten erstaunlich gut in einer akustischen Umwelt zurechtfinden. Auch mit dem guten postoperativen Erfolg des Cochlea-Implantats, bei dem über die Hälfte der postlingual ertaubten Patienten ein offenes Sprachverständnis ohne Lippenablesen durch elektrische Stimulation allein erreicht, muß in diesen Fällen kritisch abgewogen werden, ob ein besseres Sprachverständnis mit einem Hörgerät oder mit einem Cochlea-Implantat zu erwarten ist. Durch die zunehmende Erfahrung mit Implantationen bei hochgradig schwerhörigen Patienten hat sich gezeigt, daß insbesondere Patienten mit ausgeprägtem Restgehör ein hohes Maß an offenem Sprachverstehen erreichen (Laszig u. Klenzner 1997). Die derzeit gültigen (Stand 1997) Grenzwerte liegen bei 30 % Verstehen oder weniger, getestet mit dem Freiburger Einsilbertest bei 70 dB und beidseitiger Hörgeräteversorgung (Laszig u. Klenzner 1997). Hier ist auch in Zukunft mit einer weiteren Ausdehnung der Indikationsstellung durch die sich weiterhin verbessernden Sprachprozessoren zu rechnen.

8.1.2
Funktionsfähigkeit des Hörnervs

Eine weitere klassische Voraussetzung ist die erhaltene Funktionsfähigkeit des Hörnervs. Durch den in die Scala Tympani eingeführten Elektrodenträger eines Cochlea-Implantats werden neurale Strukturen des achten Hirnnervs, höchstwahrscheinlich durch Stimulation des Ganglion spirale im Rosenthal-Kanal, elektrisch gereizt.

> Für eine auditive Sensation ist das Vorhandensein von Ganglienzellen und die Intaktheit des Nervus cochlearis sowie der zentralen Hörbahn essentiell.

Bei erwachsenen Patienten mit Innenohrtaubheit steht uns zur Überprüfung des Hörnervs und der weiterführenden Hörbahn mit dem Promontoriumstest ein subjektiver Test zur Verfügung. Wieviele Ganglienzellen oder Hörnervenaxone jedoch erhalten sein müssen, um ein Sprachverständnis durch elektrische Stimulation mit dem Cochlea-Implantat erreichen zu können, ist schwer zu eruieren und kann nach heutiger Erkenntnis auch in der präoperativen Phase nicht genau bestimmt werden. Es liegen bisher zu wenige pathologisch-anatomische Untersuchungen vor, um eine Korrelation der Ganglienzellen im Rosenthal-Kanal mit Hörergebnissen unter elektrischer Stimulation quantitativ herstellen zu können. Es ist anzunehmen, daß hier einer der Gründe liegt, warum einige Patienten besser als andere mit einem Cochlea-Implantat hören können.

Eine Ausnahme von der Regel, daß die Funktionsfähigkeit des Hörnervs erhalten sein muß, stellt das Hirnstammimplantat dar, bei dem eine direkte Stimulation des Hörkerns zu einer Hörsensation führen kann (s. Kapitel 2). Die Erfahrung mit einem solchen Implantat ist zur Zeit noch gering und die Indikation auf die kleine Gruppe der bilateralen Akustikusneurinome begrenzt (Laszig et al. 1991).

8.1.3
Hörgeräte

> Über einen angemessenen Zeitraum hin muß nachgewiesen sein, daß trotz einer adäquaten, kontrollierten, möglichst binauralen Versorgung mit qualitativ hochwertigen, leistungsstarken Hörgeräten ein Sprachverstehen nicht erreicht wird.

In Abhängigkeit von der Genese der Taubheit und der Schnelligkeit, mit der sie eingesetzt hat, muß dieser Zeitraum individuell gewählt werden. So hat der Patient mit einer langsam progredient verlaufenen Ertaubung zumeist schon über eine längere Zeit Erfahrung mit Hörgeräten. Für andere Patienten, die nach einem Aufenthalt auf einer Intensivstation realisieren, daß sie an einer postmeningitischen, medikamententoxischen oder traumatischen Taubheit leiden, stellt sich die psychische Situation und Verarbeitung der Taubheit sicherlich unterschiedlich dar. Darüber hinaus sollte aufgrund der drohenden Obliteration bei postmeningitischer Taubheit eine Implantation zügig, möglichst während der ersten 6 Monate, erfolgen.

8.1.4
Motivation

Eine positive Einstellung gegenüber dem Cochlea-Implantat und eine gute Motivation der Patienten und deren Umfeld ist unerläßlich. Die Erwartungen sollten real sein, und eine ausreichende Bereitschaft für das postoperative Sprachtraining sollte existieren. Nur durch die aktive Mitarbeit und das Feedback eines Patienten kann eine optimale Anpassung des Sprachprozessors erfolgen, welche eine Voraussetzung zum Erreichen eines offenen Sprachverständnisses darstellt.

> Grundsätzlich gilt, daß nur derjenige, welcher aus freien Stücken ein Cochlea-Implantat für sich selber wünscht, implantiert werden sollte.

Dieses ist dort von besonderer Bedeutung, wo eine feste soziale Integration in eine Gehörlosengemeinschaft besteht. Eine enge Bindung an diese Gemeinschaft kann hier bei der Versorgung mit einem

Cochlea-Implantat zu sozialen Schwierigkeiten führen. Problematisch ist auch die Situation, in der manche Patienten von ihren Angehörigen zu einer Implantation gedrängt werden.

8.1.5
Bedeutung der Nachsorge

Die postoperative Nachsorge und das Hörtraining muß gesichert sein. Eine intensive Hörübungsphase sollte sich spätestens 6 Wochen nach Implantation an die direkte postoperative Nachsorge anschließen. Die Patienten müssen zum neuen Hören angeleitet und ihre Hörleistungen quantifiziert werden, damit die optimale Einstellung des Sprachprozessors gefunden werden kann. Sie sollten wissen, wo sie Ansprechpartner für Probleme finden können. Eine regelmäßige technische Überprüfung der Sprachprozessoren und deren Einstellung („Maps") muß gewährleistet sein.

8.2
Kontraindikationen

- Patienten mit Resthörigkeit, die ein offenes Sprachverständnis mit oder ohne Hörgeräte ermöglicht, sollten von einer Implantation ausgenommen werden.
- Erwachsene mit prälingualer Taubheit sollten nur in Ausnahmefällen ein Cochlea-Implantat erhalten. Es hat sich gezeigt, daß bei einer Taubheit, die vor dem 2. Lebensjahr eingesetzt hat, nicht mit dem Erwerb von offenem Sprachverständnis gerechnet werden kann. Zwar haben auch prälingual gehörlose Patienten bei intaktem Hörnerv nach einer Implantation ein Hörerlebnis. Die durch die ausgebliebene frühkindliche Bahnung bedingten, eingeschränkten retrocochleären Verarbeitungsmöglichkeiten ermöglichen bei diesen Patienten ein Verstehen von Sprache jedoch nicht. Nur unter der reduzierten Erwartungshaltung einer durch das Cochlea-Implantat vermittelten, beschränkten akustischen Information zusätzlich zum Lippenablesen kann bei realistischer Einschätzung eine Implantation in Ausnahmefällen indiziert sein. Im Gegensatz zu der Taubheitsdauer stellt das körperliche Alter selbst keine Kontraindikation dar.
- Jede akute Pathologie des Mittelohres oder Mastoides ist eine Kontraindikation. Eine Perforation des Trommelfells mit oder ohne chronischer Entzündung muß vor einer möglichen Implantation saniert werden.
- Eine Radikalhöhle ist prinzipiell keine Kontraindikation, sie sollte jedoch, wenn möglich, zunächst verkleinert werden (Schlöndorff et al. 1989). Besser noch sollte in diesen Fällen eine Obliteration des gesamten Mittelohrs mit Verschluß des äußeren Gehörgangs erfolgen. Nach Implantation bei Radikalhöhle muß mit einer erhöhten Komplikationsrate gerechnet werden.
- Cochleäre Mißbildungen stellen nur dann eine Kontraindikation dar, wenn es sich um eine Aplasie handelt oder ein Hörnerv nachweisbar ist (Dahm et al. 1995a; Phelps 1992).
- Begleitende körperliche Mißbildungen oder Behinderungen stellen nur dann eine Kontraindikation dar, wenn sie die Handhabung des Sprachprozessors, Mikrofons und der Sendespule beeinträchtigen oder mit den Risiken einer Vollnarkose nicht vereinbar sind.
- Falls eine Erkrankung vorliegt, in deren weiterem Verlauf mit der Notwendigkeit von wiederholten kernspintomographischen Untersuchungen zu rechnen ist, muß berücksichtigt werden, daß diese Untersuchungen durch das Implantat, insbesondere durch den Magneten, beeinträchtigt oder unmöglich werden.
- Geistige Retardierung ist mit einem Cochlea-Implantat nicht vereinbar.
- Wenn ein tauber Patient in einer gehörlosen Umgebung sozial gut integriert ist, kann durch eine Implantation eine Aussonderung aus dieser Gemeinschaft erfolgen. In solchen Fällen sollte unter Umständen von einer Versorgung mit einem Cochlea-Implantat abgesehen werden.

8.3
Voruntersuchungen
und Untersuchungsverfahren

8.3.1
Auswahl zur Voruntersuchung

Die Hauptaufgabe eines Auswahlverfahrens muß es sein, diejenigen Patienten, bei welchen durch eine elektrische Stimulation des Innenohres die Lebensqualität verbessert werden kann, von denjenigen zu trennen, die keinerlei Vorteil davon hätten (Blamey et al. 1992; Knutson et al. 1991; Lehnhardt 1989, 1992; Lehnhardt u. Aschendorff 1993; Waltzmann et al. 1990). Naturgemäß ist hier Erfahrung sehr wichtig, da man aus den Fehlern der Vergangenheit lernen kann. Eine vorsichtige und ausführliche Auswertung der Befunde ist nötig, um für den einzelnen Patienten herauszufinden, ob mit Hilfe eines Hörgerätes oder durch ein Cochlea-Implantat ein besseres Sprachverständnis erreicht werden kann.

> Am Ende der Voruntersuchung muß die Entscheidung fallen, ob der behandelnde Arzt zu einer Cochlea-Implantat-Operation rät oder nicht. Dabei muß ebenfalls festgestellt werden, welche Seite möglicherweise die besseren Ergebnisse verspricht.

Die Palette der zur Zeit an der Medizinischen Hochschule in Hannover angewandten Untersuchungen, die sich zur Entscheidungsfindung bewährt haben, werden im folgenden beschrieben. Hierzu werden die Erfahrungen an über 1400 Patienten, welche in den Jahren 1984 bis 1994 als potentielle Cochlea-Implantat-Kandidaten einer Voruntersuchung unterzogen wurden, zugrunde gelegt. Im Laufe der Zeit hat sich sicherlich der Indikationsbereich für ein Cochlea-Implantat und auch die Palette der für notwendig erachteten Untersuchungen und deren Interpretationen verändert und wird einem weiteren Wandel unterliegen. Das nach unseren Erfahrungen in Hannover entwickelte und rationalisierte Schema der Voruntersuchung zur Cochlea-Implantation und deren Interpretation wird hier vorgestellt.

Um zu klären, ob für einen Patienten das Cochlea-Implantat indiziert ist, hat sich eine standardisierte Voruntersuchung bewährt. Während eines 2–3tägigen, zumeist stationären Krankenhausaufenthaltes wird die erforderliche Diagnostik durchgeführt. Zu einer solchen Voruntersuchung werden Patienten ausgewählt, deren Anamnese und evtl. vorhandene Befunde eine Rehabilitation mit einem Cochlea-Implantat für sinnvoll erscheinen läßt. Der Erstkontakt mit der Klinik erfolgt zumeist über eine Anfrage der im Vorfeld behandelnden Haus- oder HNO-Fachärzte, den Patienten selbst oder durch deren Angehörige. Falls die in dieser Anfrage mitgelieferten Informationen bezüglich des Ausmaßes und der Genese der Taubheit bereits ausreicht, wird ein Termin zu der stationären Voruntersuchung vereinbart. In vielen Fällen jedoch muß von dem behandelnden Arzt noch zusätzliche Information angefordert werden. Hierzu gehört i. allg. das Alter des Patienten, die Genese der Taubheit, der ungefähre Zeitpunkt der Ertaubung (prä- oder postlinguale Ertaubung), die Dauer der Taubheit und ob gegebenenfalls weitere Krankheiten bestehen, welche mit einer Cochlea-Implantation nicht vereinbar wären.

Das wichtigste Kriterium zur Vorentscheidung ist sicherlich ein aktuelles Ton- und Sprachaudiogramm. Da die Indikation zur Implantation die beidseitige Taubheit ist, kann bei einer einseitigen Taubheit bei einem für ein Sprachverständnis ausreichendes Restgehör von einer Voruntersuchung Abstand genommen werden. Eine Resthörigkeit auf mindestens einem Ohr ist der wohl häufigste Grund einer Ablehnung im Vorfeld. Dieses ist sicherlich auf ein Informationsdefizit zurückzuführen, da gehäuft Anfragen von Patienten eintreffen, die an einer einseitigen Taubheit leiden.

In Zweifelsfällen, in denen z. B. kein oder kein ausreichendes Sprachaudiogramm vorliegt, wird ein Termin zu einer Voruntersuchung vereinbart. Die Dauer der Hörgeräteversorgung spielt zu diesem Zeitpunkt noch eine untergeordnete Rolle. Auf die Wichtigkeit einer adäquaten Versorgung wird aber an dieser Stelle deutlich hingewiesen. Im Falle der postlingualen, nur kurz bestehenden Taubheit ist dann eine ausreichende Zeitspanne zur Erprobung von Hörgeräten bis zum Zeitpunkt der Voruntersuchung möglich.

8.3.2
HNO-ärztliche Untersuchung

Taubheitsdauer

Am Anfang der Voruntersuchung steht zunächst das ärztliche Gespräch und die Anamneseerhebung. Der Beginn der Hörstörung, die zugrundeliegende Genese, der Zeitpunkt der endgültigen Ertaubung und die Dauer der Hörgeräteversorgung werden für jedes Ohr getrennt erfragt. Der Zeitraum der aktiven Nutzung der Ohren sollte bekannt sein, und es ist zu klären, ob eine prä-, peri- oder postlinguale Taubheit vorliegt. Die Definition der einzelnen Zeiträume ist weiterhin Gegenstand von Diskussionen.

> Als sicher prälingual kann eine Ertaubung kongenital bis zum zweiten Lebensjahr angesehen werden. Ab dem fünften Lebensjahr ist normalerweise von einer postlingualen Ertaubung auszugehen.

Die Anamnese für die ersten Lebensjahre ist insbesondere wichtig, weil in dieser Zeit die Bahnung der Hörbahn erfolgt. Tierexperimentelle und klinische Untersuchungen haben gezeigt, daß eine kongenitale oder prälinguale Taubheit durch Deprivation der akustischen Reize im frühkindlichen Alter die Ausbildung der Hörbahnen hemmt. Aus diesem Grund entsteht z.B. bei einer einseitigen Taubheit ein auch anatomisch darstellbares Defizit auf der tauben Seite im Vergleich zur hörenden Seite.

> Aufgrund der ausgebliebenen Bahnung der Hörbahnen ist bei einer kongenitalen Surditas ein offenes Sprachverständnis bei Erwachsenen nur schwer zu erreichen. Daher ist es wichtig, zu wissen, welche Seite zuerst und welche Seite zuletzt ertaubt ist.

Dies hat u. a. einen Einfluß auf die Auswahl der zu operierenden Seite. Im Falle einer kongenitalen oder prä- bzw. perilingualen Ertaubung auf dem einen Ohr und bei erst später aufgetretener Taubheit auf der kontralateralen Seite wird bei ansonsten gleichen Voraussetzungen die spätertaubte Seite ausgewählt, da hier ein besseres Hörergebnis zu erwarten ist.

Auch bei Spätertaubten kann der Zeitpunkt der Ertaubung Einfluß auf die Seitenauswahl haben, da man davon ausgeht, daß ein Sprachgedächtnis existiert, welches sich mit der Dauer der Taubheit verschlechtert.

Taubheitsursache
Die Genese der Taubheit muß natürlich erfragt werden. Eine Dysplasie des Innenohres kann mit angeborener Taubheit oder, wie häufig bei der Mondini-Dysplasie zu beobachten, mit einer sich im Kindesalter entwickelnden Taubheit einhergehen. Kongenitale Mißbildungen können in unterschiedlicher Ausprägung und auch nur einseitig auftreten. Retrocochleäre Hörstörungen, wie sie nach einem Akustikusneurinom vorliegen können, stellen auf diesem Ohr für die Implantation einer konventionellen intracochleären Elektrode eine Kontraindikation dar.

Aber auch bei cochleären Taubheiten nimmt die Genese Einfluß auf die Auswahl der Operationsseite. Hier können bereits Hinweise auf möglicherweise intraoperativ zu erwartende Obliterationen der Cochlea gewonnen werden. Die Ertaubung durch Meningitis oder durch eine Otitis media entsteht zumeist durch eine Labyrinthitis, welche wiederum abhängig vom Erreger zu einer narbigen oder knöchernen Obliteration führen kann. Eine durch eine Felsenbeinfraktur bedingte Taubheit kann ebenso wie die Obliteration nach Labyrinthitis oder die Otosklerose die intraoperative Elektrodenplazierung erschweren. Obwohl in der Regel eine Implantation bei diesen Ohren ebenfalls möglich ist und keine grundsätzliche Kontraindikation darstellt, wird in einem solchen Falle die kontralaterale Seite bevorzugt (Cohen u. Waltzmann 1993; Gantz et al. 1988).

Voroperationen und weitere Erkrankungen
Voroperationen der Ohren und allgemeine Erkrankungen sind ebenfalls von großer Wichtigkeit, da sie unter Umständen mit einer Cochlea-Implantat-Operation nicht vereinbar sind. Anamnestisch sind Infektionen sowie eventuelle Voroperationen im Ohrbereich zu erfragen.

Auch ein voroperiertes Ohr kann implantiert werden, solange über einen längeren Zeitraum reizlose Verhältnisse vorlagen, welche auch für die nächsten Jahre keine Komplikationen wie z. B. ausgeprägte Retraktionen durch Ventilationsstörung oder Rezidivcholesteatome erwarten lassen. Nach Labyrintheröffnung im Laufe einer Voroperation können Obliterationen der Cochlea entstanden sein. Falls im Rahmen einer Stapesoperation ein Perilymphgusher auftrat, ist auch bei einer Cochlea-Implantat-Operation hiermit zu rechnen.

Die Patienten sollten nach Vorhandensein von Tinnitus und Schwindelbeschwerden befragt werden. Einige Patienten konnten berichten, daß der Tinnitus durch eine Implantation und Stimulation reduziert oder beseitigt werden konnte. Schwindelsymptomatik sollte auch präoperativ erfaßt werden, da sie in deutlicher Ausprägung postoperativ als wichtiges Symptom einer eventuell einsetzenden Komplikation dienen kann.

Beurteilung der Sprachproduktion
Während des Untersuchungsgespräches sollte der Arzt auch die Verständlichkeit der Sprachproduktion des Patienten beurteilen können. Sie gibt, unter Kenntnis der Anamnese, Aufschlüsse über die Intensität der bisherigen Hör- und Sprachförderung.

Informationsstand der Patienten
Neben der Erhebung der Krankheitsgeschichte wird im ärztlichen Gespräch auch eruiert, wie gut die Patienten über ein Cochlea-Implantat informiert sind. Der Grad an Information ist zumeist überraschend gut, da viele bereits persönlichen Kontakt zu Cochlea-Implantat-Trägern hatten, jedoch können auch erhebliche Defizite bestehen, die dann im Gespräch behoben werden müssen. Sehr hilfreich ist es häufig, einen Kontakt mit einem Cochlea-Implantat-Träger, z.B. aus den Reihen der sehr engagierten Selbsthilfegruppen, herzustellen. Geprüft werden muß vor allen Dingen, ob die Erwartungshaltung an ein Cochlea-Implantat realistisch ist und ob eine ausreichende Motivation auch zu dem notwendigen postoperativem Hörtraining besteht. Gleichzeitig findet natürlich eine Aufklärung über die geplanten Untersuchungen statt.

HNO-ärztliche Untersuchung
Eine klinische HNO-ärztliche Untersuchung schließt sich an. Hierbei wird insbesondere auf die anatomische Integrität und die Belüftungsverhältnisse der Mittelohre geachtet. Der Gehörgang muß für die sinnvolle Anwendung der folgenden audiologischen Untersuchungen reizlos und frei von Cerumen sein. Auf eventuell bestehende Narben durch Voroperationen im Bereich der Inzision muß geachtet werden. Die Schnittführung ist dementsprechend anzupassen. Neurochirurgisch angelegte Trepanationen und Ventrikeldrainagen im retroaurikulären Bereich müssen ebenfalls beachtet werden.

Eine klassische Stimmgabel- und Hörweitenprüfung des Gehörs kann als erste orientierende Untersuchung während des Gespräches durchgeführt werden.

8.3.3 Audiologische Diagnostik

Zu den audiologischen Untersuchungen zählen sowohl subjektive als auch objektive Hörprüfungen. Im Kindesalter sind wir mit Ausnahme der Verhaltensaudiometrie ausschließlich auf die objektiven Hörprüfungen angewiesen. Bei Erwachsenen hingegen können wir durch die Kooperation des Patienten das subjektive Hörvermögen bestimmen. Hierzu zählen das Reintonaudiogramm, das Sprachaudiogramm, die Hörgeräteüberprüfung sowie der Promontoriumstest (Abb. 8.1). Objektive Tests sind die Registrierung der transitorisch evozierten Potentiale (TOAE), der Stapediusreflexe, der Hirnstammaudiometrie und der Elektrocochleographie.

Otoakustische Emissionen

Die Registrierung der transitorisch evozierten otoakustischen Emissionen wird als erste Screeningmethode angewandt. Sie stellt eine objektive, leicht durchzuführende Untersuchung dar. Der Reizstimulus besteht aus einem akustischen Klickreiz mit einem Frequenzspektrum von 110–6000 Hz und ca. 100 μs Dauer. 256 Messungen werden durchgeführt und gemittelt. Zu beachten ist, daß die transitorisch evozierten otoakustischen Emissionen im Falle eines Mittelohrergusses nicht registrierbar sind.

> Der Nachweis von transitorisch evozierten otoakustischen Emissionen kann als eindeutiger Hinweis auf funktionstüchtige äußere Haarzellen des Innenohres gewertet werden. Das Ausbleiben der Emissionen weist lediglich auf eine Funktionsstörung des Innenohres im Bereich des empfindlichsten Hörens hin.

Eine Aussage über den Grad oder die Ursache dieser Hörbehinderung kann ohne weitere Untersuchungen jedoch nicht getroffen werden. Schon bei einer

Abb. 8.1. G.J., *25.7.1977, Reintonaudiogramm, Sprachaudiogramm, Impedanzaudiometrie und Hörgeräteüberprüfung. Trotz Angabe pantonaler Hörreste rechts können auch mit Hörgeräte keine Zahlwörter oder Einsilber verstanden werden

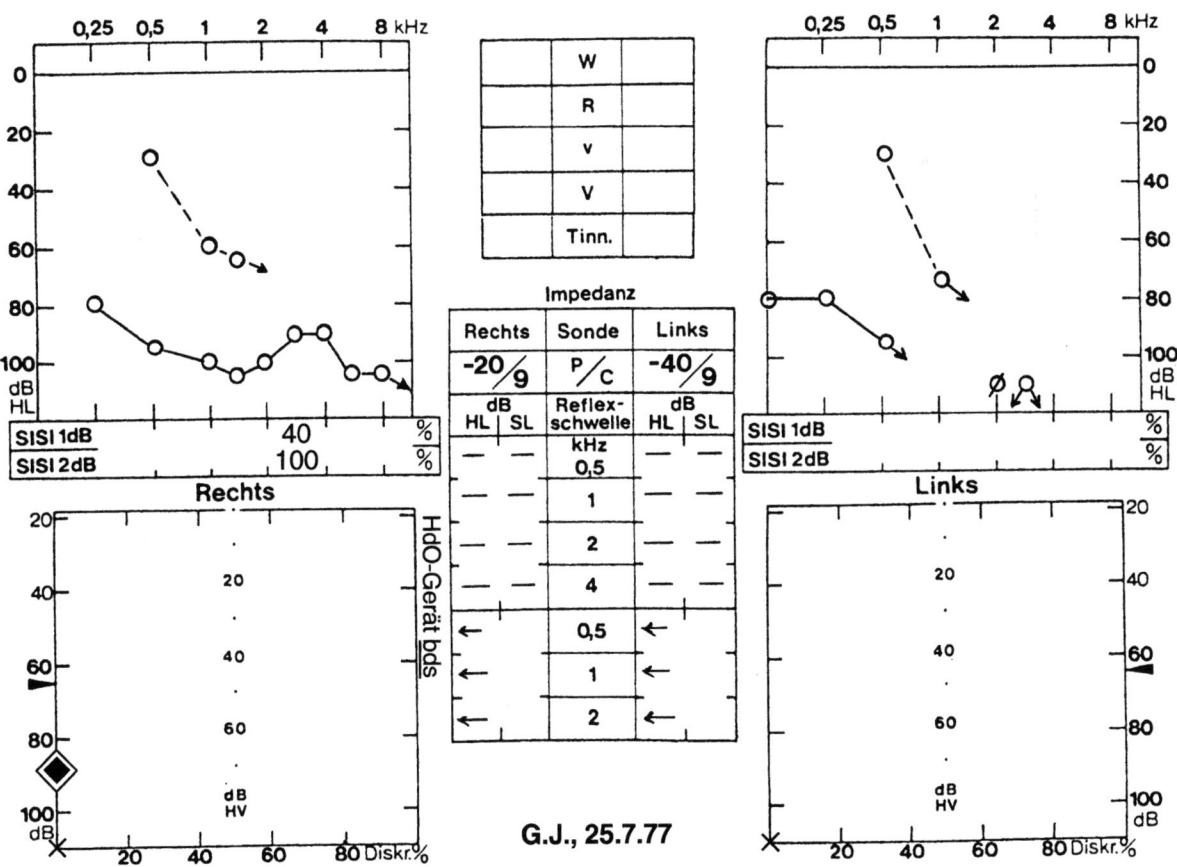

Innenohrschwerhörigkeit von 30 dB können die normalen Antworten nicht mehr registriert werden und sollten, falls sie dennoch im Rahmen einer Taubheitsdiagnostik anzutreffen sind, an eine neurale Taubheit, Aggravation oder psychogene Taubheit denken lassen.

Reintonaudiogramm
Die subjektive Hörschwellenmessung erfolgt seitengetrennt in der Kabine mit dem Kopfhörer für die Luftleitungsschwelle und dem Vibrationshörer für die Knochenleitungsschwelle. Es werden i. allg. die Schwellenwerte für die Frequenzen 125–8000 Hz gemessen. Der Schalldruck kann bei Ausbleiben einer Reaktion bis zu einer Stärke von 120 dB gesteigert werden. Bei Vorliegen einer kombinierten Schwerhörigkeit, bei der auch für Frequenzen oberhalb von 1 kHz in der Knochenleitung noch Angaben gemacht werden können, muß untersucht werden, ob, je nach ohrmikroskopischem Befund und Anamnese, nicht durch eine hörverbessernde Operation oder durch die Anpassung von Knochenleitungshörgeräten ein Sprachverständnis erreicht werden kann. Selbst bei vollständig erloschener Innenohrfunktion kann mit einer Schwellenangabe im Tieftonbereich bis 1 kHz in der Knochenleitung gerechnet werden. Bei einem solchen „Corner-Audiogramm" muß man jedoch von einem Vibrationsempfinden ausgehen. Dieses jedoch kann nicht wesentlich zu einer Sprachverständigung beitragen.

Generelle Richtlinien zur Beurteilung des Audiogramms im Hinblick auf eine Indikationsstellung können nicht gegeben werden. Die Entscheidung für oder gegen eine Operation muß immer alle audiologischen Tests einbeziehen und die individuellen Gegebenheiten des Patienten berücksichtigen. Eine Beurteilung ausschließlich gegründet auf das Audiogramm ist nicht möglich. Zum jetzigen Zeitpunkt kann für die Indikationsstellung einer Implantation pauschal gesagt werden, daß auf dem besser hörenden Ohr eine Innenohrschwerhörigkeit von mindestens 95 dB bei 1 kHz bestehen sollte. Die Ergebnisse der Rehabilitation mit einem Cochlea-Implantat bei Erwachsenen versprechen jedoch ein Sprachverstehen, das in Zukunft auch die Implantation von resthörigen Patienten rechtfertigen wird.

Sprachaudiometrie
Das Ziel einer Implantation soll die Verbesserung des sozialen Gehörs, also der verbalen Kommunikationsfähigkeit sein. Die Sprachaudiometrie ist die wichtigste subjektive Hörprüfung, um das Vermögen bzw. Unvermögen der Patienten, gesprochene Sprache zu verstehen, zu testen. Hierfür werden Zahlwörter und Einsilber (in unserer Klinik der Freiburger Sprachtest) seitengetrennt über Kopfhörer überprüft.

Zunächst wird die Sprachverständlichkeitsschwelle mit Zahlwörtern getestet. Falls jedoch keinerlei Verständlichkeit auch mit höheren Schalldruckpegeln erreicht wird, kann die Überprüfung der Einsilber unterbleiben.

> **Fast jede nachgewiesene Verständlichkeit in der Sprachaudiometrie ohne die Hilfe von Hörgeräten läßt auf ein nutzbares Restgehör schließen.**

Zumeist können diese Reste durch eine adäquate Hörgeräteversorgung, unter Umständen bei voroperierten Ohren auch unter Anwendung eines CROS- („contralateral routing of signals") oder knochenverankerten Hörgerätes, optimiert werden. Nur falls bei diesen Patienten trotz einer mindestens 3–6monatigen Übungsphase mit den Hörgeräten keine signifikante Verbesserung der Verständlichkeit von Einsilbern erreicht werden kann, ist eine Versorgung mit einem Cochlea-Implantat zu empfehlen.

Hörgeräteüberprüfung
Eine Überprüfung des Hörvermögens mit Hörgeräten erfolgt im Freifeld. Auch hier wird der Freiburger Sprachtest verwendet. Da die meisten Patienten eine binaurale Hörgeräteversorgung haben, ist zur Erfassung der tatsächlichen Verständlichkeit auch die Überprüfung mit zwei Hörgeräten notwendig. Die Überprüfung der Aufblähkurve, d.h. der reintonaudiometrische Test mit Hörgeräten, wird nicht routinemäßig durchgeführt. Nur in Sonderfällen kann er primär nicht nachgewiesene Hörreste darstellen, welche jedoch kaum nutzbar sein dürften. Zwar kann durch Projektion des Sprachfeldes auf die Aufblähkurve erkannt werden, ob sprachrelevante Frequenzen und Lautstärken durch die Hörgeräteverstärkung überhaupt erreicht werden können, der in diesen Grenzbereichen stark eingeschränkte Dynamikbereich kann jedoch nicht erfaßt werden. Viele Patienten mit einer vollständigen Taubheit, die sich in unserer Klinik mit der Frage nach einem Cochlea-Implantat vorstellen, benutzen Ihre Hörgeräte nicht mehr, da sie keinerlei Nutzen feststellen können. Falls im Sprachaudiogramm auch bei hohen Schalldruckpegeln keinerlei Verständlichkeit für Zahlwörter erreicht wurde, kann bei diesen Patienten, vorausgesetzt eine mehrmonatige Erprobung von Hörgeräten hat stattgefunden, auf eine Hörgeräteüberprüfung verzichtet werden.

Reflexaudiometrie
Die Impedanzaudiometrie gibt uns Information über eventuell vorliegende Paukenergüsse und erlaubt die Registrierung der Stapediusreflexe ipsi- und kontralateral. Nur so kann in den nachfolgenden objekti-

ven Untersuchungen eine Mittelohrschwerhörigkeit durch eventuell vorhandenes Sekret im Mittelohr ausgeschlossen werden. Die Registrierung des objektiven, akustischen Stapediusreflexes ist von besonderer Bedeutung bei Patienten mit Resthörigkeit oder bei Verdacht auf Aggravation. Da der Reflex bei Normalhörenden erst ab einer Hörempfindung von 70–90 dB auslösbar wird, zeigt sein Vorhandensein ein nicht unerhebliches Restgehör an. Diese Patienten sind bisher aufgrund ihres Hörvermögens von einer Versorgung mit einem Cochlea-Implantat ausgeschlossen worden.

8.3.4 Akustisch evozierte Potentiale (AEP)

Hirnstammaudiometrie

Die Ableitung der akustisch evozierten Hirnstammpotentiale (BERA, „brainstem evoked response audiometry") ermöglicht die Unterscheidung einer cochleären von einer retrocochleären Schwerhörigkeit bzw. Taubheit. Die Untersuchung erfolgt bei dem in der Schallschutzkabine liegenden Patienten über Kopfhörer. Gelegentlich muß zur Vermeidung von Bewegungsartefakten eine Sedierung des Patienten erfolgen. Die Messung wird mit Clickreizen durchgeführt und die elektrischen Potentiale über Vertex- und Mastoidelektroden registriert. 2000 Ereignisse werden gemittelt und beurteilt. Die Reizlautstärke wird gesteigert bis maximal 110 dB, falls keine Potentiale identifizierbar waren. Die 5. Welle der frühen akustisch evozierten Potentiale ist der empfindlichste Indikator für die Hörschwelle. Das Ausbleiben jeglicher Reizantworten ist als cochleäre Taubheit zu werten. Im Falle einer neuralen Taubheit läßt sich eine verlängerte Interpeaklatenz zwischen den Potentialen I und V bei gleichzeitig ausbleibender Reizpegelunabhängigkeit nachweisen.

Als objektive Beurteilung der Hörschwelle liegt die Domäne der akustisch evozierten Hirnstammaudiometrie sicherlich in der Beurteilung kindlicher Hörstörungen. Hier erlangen dann die Ableitung der Potentiale mittlerer Latenz (MLRA) und die cortikalen Potentiale (CERA) zur frequenzspezifischen Differenzierung besondere Bedeutung.

Elektrocochleographie (ECochG)

Eine präzisere topische Diagnostik und Methode zum Nachweis einer Reizverarbeitung auf cochleärer Ebene ist mit der Elektrocochleographie möglich (Mausolf u. Hesse 1986). Bei dieser Untersuchung erfolgt eine Nahfeldableitung bioelektrischer Signale direkt vom Promontorium der Cochlea. Es ist möglich, mit dieser Methode sowohl die Nervenaktionspotentiale (CAP) als auch die Reizantworten aus der Cochlea zu analysieren.

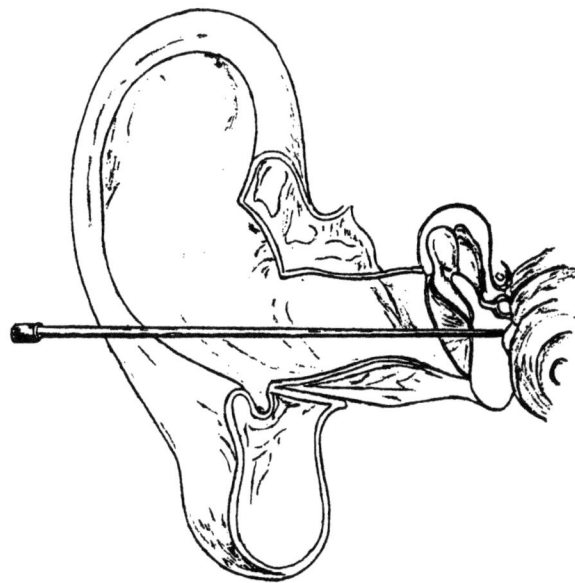

Abb. 8.2. Transtympanale Lage der Elektrocochleographienadel. Über die einmal gelegte Nadel wird im direkten Anschluß die elektrische Stimulation für den Promontoriumstest durchgeführt

Hierbei wird in der Regel in Lokalanästhesie eine kleine Ableitelektrode von einem erfahrenen Otologen durch das Trommelfell auf die Promontorialwand gelegt und die Potentiale der Sinneszellen und des Hörnervs abgeleitet (Abb. 8.2). Die Reizung erfolgt hier aufgrund der liegenden transtympanalen Ableitungselektrode mit Lautsprecher. Die nach akustischer Reizung in Form von Tonbursts registrierten reizabbildenden „microphonics" sind Ausdruck einer Potentialänderung auf Haarzellebene. Bei Verwendung hoher Schalldruckpegel kann es jedoch auch bei anscheinend erloschener Innenohrfunktion zum Ausbilden von „cochlear microphonics" (CM) kommen (Abb. 8.3). Ob diese Potentialschwankung durch eine rein mechanische Schwingung der Basilarmembran erklärt werden kann oder ob sie als Artefakt gedeutet werden muß, ist zur Zeit noch nicht geklärt. Der Nachweis von „cochlear microphonics" unterhalb einer Schwelle von 80 dB müßte jedoch den Verdacht auf zumindest teilweise funktionsfähige äußere Haarzellen lenken. Die Ursache einer Taubheit ist in diesen Fällen in der weiterleitenden Hörbahn vom 1. Neuron an zu suchen.

Eine Aussage über die erste Weiterverarbeitung kann durch Registrierung des Nevenaktionspotentials oder „compound action potential" (CAP) gewonnen werden. Diese entspricht als proximale Ableitung des Hörnervs der 1. Welle in der BERA (Hirnstammaudiometrie) und darf bei einer Taubheit selbstverständlich nicht nachweisbar sein. Diese durch einen Clickreiz hervorgerufene Potentiale

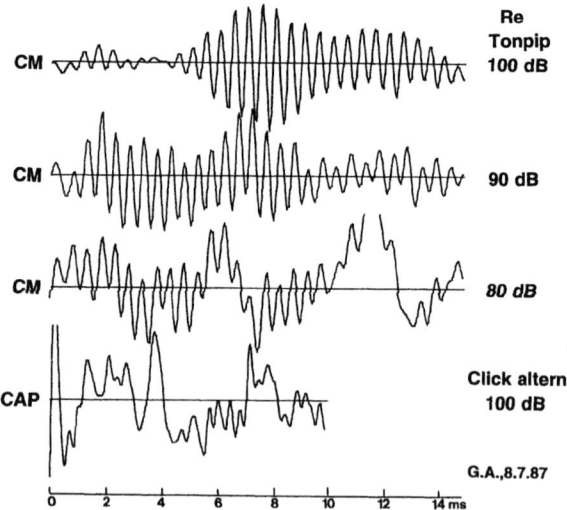

Abb. 8.3. G. A., *8.7.1987 Elektrocochleographische Ableitung der CM ab 80 dB bei Surditas. Stimulation des rechten Ohrs mit Tonepips. Ein Aktionspotential (CAP) war nicht nachzuweisen

können, wenn auch nicht frequenzspezifisch, bis in die Nähe der aktuellen Hörschwelle nachgewiesen werden.

8.3.5 Promontoriumstest

Im Falle einer vollständigen Taubheit können wir mit den konventionellen Mitteln der Audiometrie nur beschränkt Aussagen über die Lokalisation der Schädigung machen. Die Elektrocochleographie kann im Falle einer sensorischen Taubheit lediglich den Ausfall der Innenohrfunktion nachweisen. Ob jedoch nicht eine weitere, neurale Schädigung vorliegt, kann nicht beurteilt werden, da keine späteren Potentiale registriert werden können. Eine erhaltene Funktionsfähigkeit des Hörnervs ist jedoch eine der geforderten Bedingungen, welche zur Indikationsstellung für ein Cochlea-Implantat führt.

> Mit der elektrischen Stimulation des Nervs kann die periphere und zentrale Hörbahn auf ihre Integrität zumindestens qualitativ geprüft werden. Für die Auswahl von erwachsenen Cochlea-Implantat-Kandidaten steht der Promontoriumstest daher im Mittelpunkt der Voruntersuchung (Battmer et al. 1986; Waltzman et al. 1990).

Durchführung

Die Patienten müssen vor Beginn der Untersuchung über das Vorgehen schriftlich oder über Lippenablesen informiert werden. Der Test wird beidseitig und im Liegen durchgeführt, da die Position der einmal gelegten Reizelektrode möglichst nicht verändert werden sollte, um reproduzierbare Ergebnisse zu erhalten. Bei diesem subjektivem Test wird eine Reizelektrode in Lokalanästhesie durch das Trommelfell hindurch auf das Promontorium der Basalwindung der Cochlea gelegt. Wir verwenden hierfür dieselbe Elektrode, welche auch für die Elektrocochleographie Anwendung findet. Eine Klebeelektrode wird als Referenz an der kontralateralen Wange oder Mastoidregion befestigt.

Feststellung der Schwellenwerte

Mit Hilfe eines batteriegetriebenen Reizgerätes (Abb. 8.4) werden biphasische Stromimpulse unterschiedlicher Frequenz und Amplitude abgegeben. Diese Stimuli werden bei intaktem Hörnerv als akustische Sensation empfunden. Die getesteten Frequenzen liegen zwischen 50 Hz und 160 Hz. Ein Impuls von 500 ms wechselt mit einem gleichlangen Intervall. Für jede Frequenz wird die Stromstärke langsam bis maximal 500 µA erhöht, bis der Patient angibt, einen Ton zu hören. Diese Stromstärke stellt den Schwellenwert (T-Level) für diese Frequenz dar. Die Stromstärke wird anschließend langsam und vorsichtig bis zur Unbehaglichkeitsschwelle (C-Level) erhöht und nach Erlangen dieser Schwelle sofort wieder reduziert.

Eine Unbehaglichkeit wird in unterschiedlichen Formen angegeben. Für manche wird die Empfindung zu laut, bei anderen sezt ein Schmerz im Ohr oder ein Kribbeln im Halsbereich ein. Die Werte für beide Schwellen werden in einem Diagramm festgehalten (Abb. 8.5). Die Spanne zwischen den beiden Schwellenwerten für die jeweilige Frequenz entspricht dem Dynamikbereich, der als prognostischer Faktor benutzt wird. Da dieser das Diskriminationsvermögen von Lautstärke repräsentiert, hat er direkten Einfluß auf die Verständlichkeit von Sprache und sollte bei der Auswahl der zu implantierenden Seite

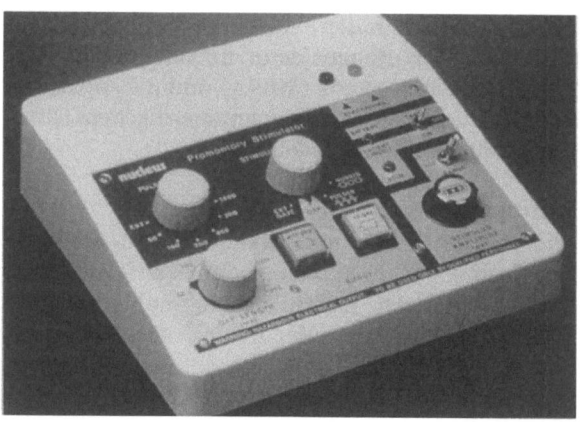

Abb. 8.4. Elektrisches Reizgerät für den Promontoriumstest (Cochlear AG, Basel)

8.3 Voruntersuchungen und Untersuchungsverfahren

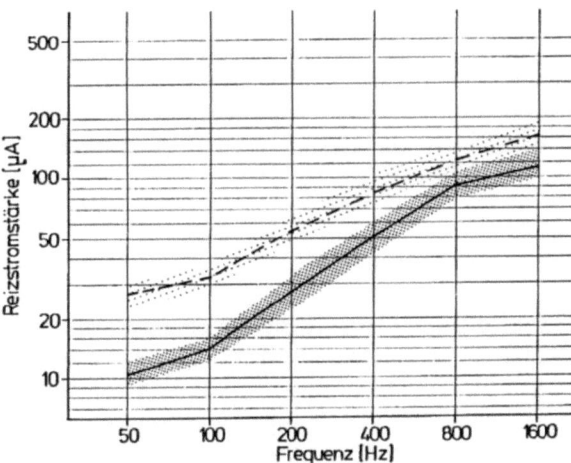

Abb. 8.5. Protokoll zur Aufzeichnung der Ergebnisse des Promontorialtests. Der Bereich zwischen Reizerkennungsschwelle und Unbehaglichkeitsschwelle gibt den Dynamikbereich an

berücksichtigt werden. Die Patienten werden aufgefordert, den Ton zu beschreiben. Insbesondere wird nach dem Frequenzunterscheidungsvermögen zwischen den verschiedenen Stimuli gefragt. Anschließend wird die Hörermüdung über 60 s in einem gerade überschwelligen Bereich, zumeist bei 100 Hz, getestet. Wird eine Abnahme oder ein Verschwinden des Höreindruckes angegeben, ist dieses als pathologische Hörermüdung, wie sie bei zusätzlich neuraler Schwerhörigkeit auftreten kann, zu deuten.

Ein völliges Ausbleiben einer Hörsensation ist selten und sollte ebenfalls Anlaß zu weiterer Diagnostik retrocochleärer Störungen sein. Patienten mit einer kongenitalen oder frühkindlichen Taubheit zeigen Schwierigkeiten, verläßliche Angaben über die Schwellenwerte oder die Qualität der Empfindungen zu machen, da hier ein akustisches Gedächtnis fehlt.

Kooperation

Insgesamt fordert der Test eine hohe Kooperationsbereitschaft, und die Befunde müssen unter diesem Gesichtspunkt beurteilt werden. So muß man bei Kindern auf diesen Test verzichten, da er nicht in Vollnarkose durchgeführt werden kann. Erst ab dem 10. Lebensjahr kann man mit Kooperation und verläßlichen Angaben der Kinder rechnen.

Der Patient sollte nach dem Test und der Entfernung der Nadel angewiesen werden, über zwei Tage den Gehörgang vor Wasser zu schützen.

8.3.6
Vestibularisprüfung

Eine thermische Erregbarkeitsprüfung der peripheren Vestibularisorgane gibt Auskunft über den Zustand der peripheren Gleichgewichtsorgane, welche bei einer Taubheit ebenfalls ausgefallen sein können. Eine kalorische Stimulation erfolgt sowohl mit warmem (44 °C), als auch mit kaltem (30 °C) Wasser. Die Frequenz der Nystagmusschläge wird unter der Frenzel-Brille beobachtet und gezählt. Die Vestibularisdiagnostik trägt nicht wesentlich zur Indikationsstellung bei, wird an unserer Klinik jedoch routinemäßig bei allen Patienten, welche sich einer Cochlea-Implantat-Voruntersuchung unterziehen, durchgeführt. Sie komplettiert die Pathologie des Innenohrschadens und liefert einen Ausgangsbefund, welcher im Falle einer später auftretenden Schwindelsymptomatik Hinweise für deren Genese geben kann.

8.3.7
Radiologische Diagnostik

Zum Nachweis morphologischer Veränderungen und zur Operationsvorbereitung sind bildgebende Verfahren notwendig. Als routinemäßige Standarduntersuchung hat sich die hochauflösende Computertomographie (CT) des Felsenbeins bewährt.

Wir bevorzugen eine Darstellung in möglichst dünnen Schnitten von 0,5–1 mm, damit insbesondere die für die Insertion wichtige Basalwindung in mehreren sequentiellen Schnitten zur Darstellung kommt (Abb. 8.6). In der Taubheitsdiagnostik kann das CT, eventuell unter Anwendung einer dreidimensionalen Rekonstruktion anlagebedingte Dysplasien oder Aplasien der Cochlea nachweisen (Dahm et al. 1993, 1995b; Klein et al. 1992; Müller et al. 1989).

Insbesondere bei Mißbildungen ist zur Vermeidung von operationsbedingten Paresen auf einen atypischen Verlauf des N. facialis zu achten. Frakturen

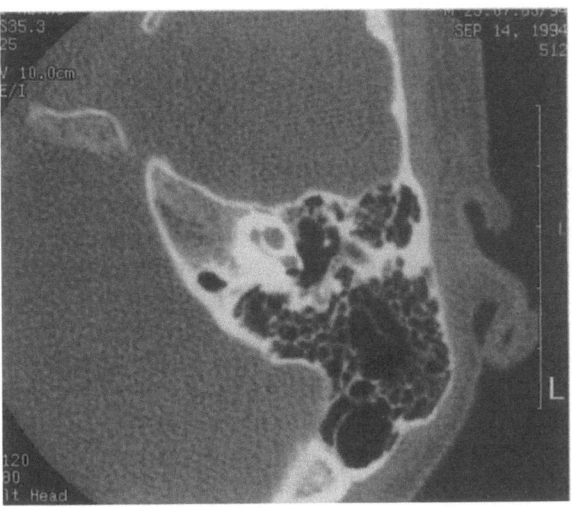

Abb. 8.6. Hochauflösendes CT des Felsenbeines. Die Basalwindung der Cochlea stellt sich als nicht obliteriert dar

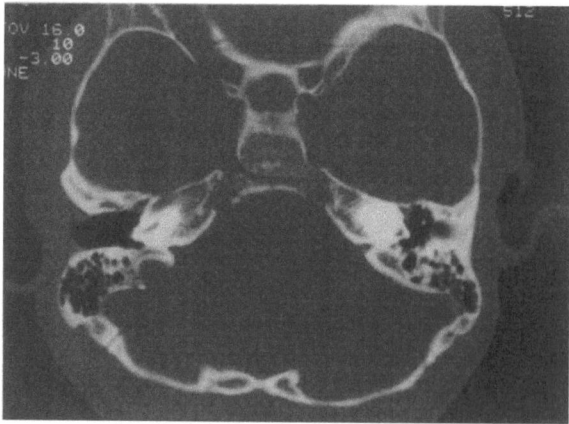

Abb. 8.7. Einseitige postmeningitische ossäre Obliteration der Cochlea. Intraoperativ zeigte sich auch in der kontralateralen Cochlea eine begrenzte bindegewebige Obliteration

der Felsenbeine sowie ausgeprägte Fälle von Otosklerose, welche ursächlich für eine Taubheit sein können, werden ebenfalls dargestellt. Eine Aufweitung des inneren Gehörgangs weist auf ein Akustikusneurinom hin. Eine Ossifizierung der Cochlea, wie sie häufig nach einer Ertaubung im Rahmen einer Meningitis, aber auch nach Felsenbeinfrakturen und Otosklerose auftritt, kann ebenfalls durch das CT nachgewiesen werden. Zur Operationsplanung ist in diesen Fällen insbesondere die Darstellung des Ausmaßes der Obliteration im Seitenvergleich wichtig (Abb. 8.7).

Leider hat sich jedoch gezeigt, daß nicht alle Obliterationen durch das Computertomogramm verläßlich dargestellt werden können. Die Belüftungsverhältnisse des Mittelohrs und des Mastoids können radiologisch beurteilt werden und liefern damit dem Operateur wichtige Hilfestellung bei der Planung des Zugangsweges. Darüber hinaus können die Verläufe und topographischen Beziehungen des N. facialis und des Sinus sigmoideus beurteilt werden.

Magnetresonanztomographie
Die Technik der Magnetresonanztomographie hat sich in den letzten Jahren durch Entwicklung hochauflösender Tomographen und spezieller Algorithmen verfeinert. So können im Gegensatz zur Computertomographie die Nerven des inneren Gehörgangs sogar im Querschnitt dargestellt und identifiziert werden, eine Aplasie oder Dysplasie des Hörnervs also direkt erkannt werden (Mack et al. 1997). Die Flüssigkeiten der Innenohrräume werden selektiv dargestellt, und Aussagen über akute entzündliche Prozesse sind möglich (Abb. 8.8). Eine Obliteration der Cochlea scheint sich auch durch die Magnetresonanztomographie daher verläßlicher darstellen zu lassen als durch das hochauflösende Computertomogramm. Bei einem Verdacht auf einen retrocochleäre Taubheit ist sie die Methode der Wahl zum Nachweis eines Akustikusneurinoms. Auch können Aussagen über den weiteren Verlauf der Hörbahn gemacht werden.

8.3.8
Pädagogische Evaluierung

Der Erfolg einer Versorgung mit einem Cochlea-Implantat hängt zu einem großen Teil von der persönlichen Einstellung, Motivation und den gnostischen Fähigkeiten des Patienten ab. Das Lebensalter des Patienten selbst spielt hierbei nur eine untergeordnete Rolle. Ein Implantat kann dem Träger immer nur so viel nützen, wie er bereit ist, es zu nutzen.

> **Der Kandidat muß sich darüber im klaren sein, daß eine Operation die Möglichkeit einer Rehabilitation eröffnet, die Hauptarbeit jedoch von ihm selbst nach der Anpassung erbracht werden muß.**

Die Abschätzung der Motivation und pädagogischen Eignung ist daher von entscheidender Bedeutung. Ein Hinweis auf die tatsächliche innere Motivation zeigt sich darin, wie der Patient seine Taubheit bisher verarbeitet hat.

In den ersten Jahren wurden psychologische Gutachten für jeden Patienten angefordert und hohe Anforderungen an die Intelligenz gestellt. Heutzutage evaluieren erfahrene Pädagogen, die auch in

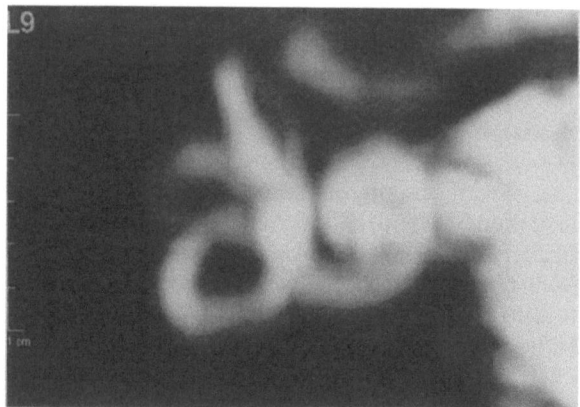

Abb. 8.8. Hochauflösende Magnetresonanztomographie des Felsenbeins mit Rekonstruktion und MIP („maximum intensity projektion") des vestibulocochleären Organs. Die flüssigkeitsgefüllten Räume der Cochlea, des Vestibularorgans und des inneren Gehörgangs stellen sich als normal konfiguriert und für eine Implantation ausreichend weit dar. (Mit Genehmigung der Abteilung Radiologie des Virchow-Klinikums der Humboldt-Universität zu Berlin)

der postoperativen Rehabilitation von CI-Trägern arbeiten, in einem informativen Gespräch die pädagogischen Fähigkeiten der Kandidaten. Das Ausmaß der Motivation, das Durchhaltevermögen und die geistigen Fähigkeiten werden abgeschätzt (Knutson et al. 1991). Dabei wird beurteilt, ob die Erwartungen an das Implantat realistisch sind. In einem Informationsaustausch mit dem untersuchenden Arzt, der sich während des ärztlichen Gespräches und der Untersuchung ein eigenes Bild machen sollte, werden die Beurteilungen verglichen. In Einzelfällen kann es z. B. sein, daß ein frühkindlich ertaubter, jetzt erwachsener Patient ein Cochlea-Implantat wünscht. Da mit einem Sprachverständnis in einem solchen Falle nicht zu rechnen ist, wäre von einer Operation abzuraten. Falls dieser Patient jedoch sehr gut motiviert ist und realistisch bescheidene Erwartungen an das Cochlea-Implantat hat, kann ihm, falls ansonsten keine Kontraindikationen bestehen, durchaus dadurch sehr geholfen sein, selbst wenn nur Geräusche wahrgenommen werden können.

Einschlußkriterien zur Versorgung mit einem Cochlea-Implantat im Erwachsenenalter:

hochgradige bis vollständige binaurale Taubheit,
postlinguale Ertaubung,
im Reintonaudiogramm Hörverlust > 95 dB bei 1 kHz,
keine Verbesserung des Sprachverstehens durch Hörgeräte, Einsilberverständnis bei 70 dB ≤ 30 %,
Stapediusreflexe und TOAE nicht auslösbar,
BERA: Jewett V und SN10/500 Hz nicht nachweisbar,
ECochG: keine CAP und Cochlear Microphonics ≥ 80 dB,
reizloses Mittelohr,
keine cochleäre Aplasie/ausgeprägte Dysplasie,
positiver Promontoriumstest,
kein allgemeinmedizinisch erhöhtes Operationsrisiko,
Motivation,
realistische Erwartungshaltung,
Lernfähigkeit.

8.4 Befunddeutung

Die wichtigsten Einschlußkriterien zur Versorgung mit einem Cochlea-Implantat sind synoptisch in der folgenden Übersicht aufgeführt.

Für eine Indikationsstellung maßgeblich ist die Frage, was man mit einem Cochlea-Implantat erreichen kann und will. Am Anfang des klinischen Einsatzes von Cochlea-Implantaten stand als Ziel eine Hilfe zum Lippenablesen durch Vermittlung von akustischen Reizen. Durch die überraschend guten Ergebnisse der Rehabilitationen, bei denen ein Großteil der Patienten ein offenes Sprachverständnis erreichen konnte, haben sich optimistischere Ziele eingestellt. Ein offenes Sprachverständnis und die Fähigkeit zu telefonieren können jedoch nicht immer bei allen Patienten erreicht werden. Dennoch haben auch diejenigen Patienten, welche aus verschiedenen Gründen hierzu nicht fähig sind, einen großen Nutzen durch das Cochlea-Implantat und sollten nicht als Mißerfolg eingestuft werden. Die Funktion eines sozialen Gehörs, welches eine Verständigung im alltäglichen Gebrauch ermöglicht, wird durch die Kombination von Cochlea-Implantat-Gebrauch und Lippenablesen in der Regel bei allen Patienten wiederhergestellt.

Vor diesem Hintergrund müssen die audiologischen Befunde gedeutet werden. Andere Faktoren haben Einfluß auf das zu erwartende Sprachverständnis nach Implantation und müssen daher in die Entscheidung miteinbezogen werden. Hier sind insbesondere das Alter bei Ertaubung, die Ertaubungsdauer, das Ausmaß der präoperativen Förderung und die Motivation zu nennen. Im Falle gleichwertiger Befunde für beide Seiten bevorzugen wir die Seite der Händigkeit, da die Bedienung des Mikrofons und der Sendespule dadurch erleichtert wird. Der Rat zu einer oder gegen eine Implantation sollte nur unter der Kenntnis der oben aufgeführten Kriterien und der persönlichen Umstände des Patienten getroffen werden.

Durch die Weiterentwicklung und Miniaturisierung der Technik ist mit weiteren, verbesserten Generationen von Implantaten und Sprachprozessoren zu rechnen. Dieses wird sicherlich auf die Auswahlkriterien der Cochlea-Implantat-Kandidaten einen entscheidenden Einfluß haben. Jedoch ist auch mit der jetzt schon vorhandenen Technik eine Erweiterung der Indikationsstellung möglich. Aufgrund des guten Sprachverständnisses, das mit Cochlea-Implantaten erreicht wird, muß die elektrische Innenohrstimulation zunehmend als Alternative zur Hörgeräteversorgung bei hochgradiger Schwerhörigkeit angesehen werden. Ob ein Restgehör auf dem implantierten Ohr durch bestimmte schonende Operationstechniken erhalten werden kann, ist zweifelhaft, würde jedoch ebenfalls den Indikationsbereich erheblich erweitern, da bisher davon ausgegangen wird, daß jegliches Restgehör durch die Implantation zerstört wird (Clark et al. 1991; Lehnhardt 1993; Welling et al. 1993).

Die Einführung des Hirnstammimplantates hat uns die Möglichkeit gegeben, auch ausgewählte neurale Taubheiten zu therapieren. Bis mehr Erfahrungen vorliegen, ist jedoch eine Implantation nur bei gleichzeitiger Exstirpation eines Kleinhirnbrückenwinkeltumors zu rechtfertigen.

Verbesserte chirurgische Techniken haben insbesondere dazu geführt, daß eine komplette Obliteration der Cochlea keine absolute Kontraindikation mehr darstellt. Solange ein stimulierbarer Hörnerv vorhanden ist, kann durch einen erfahrenen Operateur immer eine Anzahl von mindestens 6 bis 8 Elektroden so plaziert werden, daß sie für eine elektrische Stimulation des Hörnervs zur Verfügung stehen. Die Erfahrungen mit diesen Patienten haben gezeigt, daß selbst ein offenes Sprachverständnis ohne Lippenablesen erreicht werden kann.

Die zumeist im Kindesalter versorgten cochleären Mißbildungen stellen auch nur eine Kontraindikation dar, wenn sie sehr ausgeprägt sind, etwa im Sinne einer Aplasie oder hochgradigen Dysplasie. Wenn ein 8. Hirnnerv nachweisbar ist und ein implantierbares Cochleaäquivalent vorliegt, kann eine Implantation erfolgreich sein. Durch ausgefeilte Operationstechniken kann in diesen Fällen das Risiko des Perilymphgushers minimiert werden (Dahm et al. 1995a).

Die bescheidenen Erfahrungen mit der Versorgung und Rehabilitation von kongenital oder prälingual ertaubten, erwachsenen Patienten hingegen deuten darauf hin, daß die Indikation zur Implantation auch hier zukünftig sehr eng gestellt werden muß. Obwohl eine Implantation im Kindesalter zumeist sehr erfolgreich ist und sogar den Spracherwerb ermöglicht, müssen die Erwartungen bei den prälingual ertaubten Erwachsenen auf die auditorische Perzeption von Geräuschen reduziert werden. Ein offenes Sprachverständnis kann, wahrscheinlich aufgrund der lange bestehenden Deprivation der Hörbahn, in der Regel nicht erwartet werden. Für die Indikationsstellung im Kindesalter bedeutet dieses, daß hier eine Implantation möglichst frühzeitig erfolgen sollte (s. Kapitel 6 und 7).

Literatur

Aplin DY (1993) Psychological evaluation of adults in a cochlear implant program. Am Ann Deaf 138:415–419

Battmer RD, Lehnhardt E, Laszig R (1986) Promontoriumstest und Elektrocochleographie im Hinblick auf die Indikation zum Cochlear Implant. HNO 34:139–142

Balkany T, Gantz B, Dinner B et al. (1987) Workshop: evaluation of the cochlear implant candidate. Am J Otol 8:263–268

Blamey PJ, Pyman BC, Gordon M et al. (1992) Factors predicting postoperative sentence scores in postlinguistically deaf adult cochlear implant patients. Ann Otol Rhinol Laryngol 101:342–348

Busby PA, Tong YC, Clark GM (1993) Electrode position, repetition rate, and speech perception by early- and late-deafened cochlear implant patients. J Acoust Soc Am 93:1058–1067

Clark GM, O'Laughlin BJ, Rickards FW, Tong YC, Williams AJ (1977) The clinical assessment of cochlear implant patients. J Laryngol Otol 91:697–708

Clark GM, Cohen NL, Shepherd RK (1991) Surgical and safety considerations of multichannel cochlear implants in children. Ear Hear 12:15S–24S

Cohen NL, Hoffman RA (1991) Complications of cochlear implant surgery in adults and children. Ann Otol Rhinol Laryngol 100:708–711

Cohen NL, Hoffman RA (1993) Surgical complications of multichannel cochlear implants in North Americ. Adv Otorhinolaryngol 48:70–74

Cohen NL, Waltzman SB (1993) Partial insertion of the nucleus multichannel cochlear implant: technique and results. Am J Otol 14:357–361

Cohen NL, Waltzman SB, Fisher SG (1993) A prospective, randomized study of cochlear implants. The Department of Veterans Affairs Cochlear Implant Study Group. N Engl J Med 328:233–237

Dahm MC (1994) Indikationen, Kontraindikationen, Diagnostik und Auswahlkriterien aus medizinischer Sicht zum Cochlear Implant bei Kindern an der Medizinischen Hochschule Hannover. In: Lenarz T, Lehnhardt E, Bertram B (Hrsg) Cochlear Implant bei Kindern. Thieme, Stuttgart S 32–37

Dahm MC, Seldon HL, Pyman BC, Laszig R, Lehnhardt E, Clark GM (1993) Three-dimensional reconstruction of the cochlea and temporal bone. Adv Otorhinolaryngol 48:17–22

Dahm MC, Weber BP, Lenarz T (1995a) Cochlear implantation in a Mondini malformation of the inner ear and the management of perilymphatic gusher. Adv Otorhinolaryngol 50:59–65

Dahm MC, Dietrich B, Reich A, Lenarz T (1995b) The accuracy of preoperative high-resolution computed tomography in predicting cochlear pathology. Adv Otorhinolaryngol 50:66–71

Dawson PW, Blamey PJ, Rowland LC et al. (1992) Cochlear implants in children, adolescents, and prelinguistically deafened adults: speech perception. J Speech Hear Res 35:401–417

Dowell RC, Clark GM, Seligman PM, Brown AM (1986) Perception of connected speech without lipreading using a multiple-channel hearing prosthesis. Acta Otolaryngol 102:7–11

Gantz BJ (1989) Issues of candidate selection for a cochlear implant. Otolaryngol Clin North Am 22:239–247

Gantz BJ, McCabe BF, Tyler RS (1988) Use of multichannel cochlear implants in obstructed and obliterated cochleas. Otolaryngol Head Neck Surg 98:72–81

Gantz BJ, Tyler RS, Knutson JF et al. (1988) Evaluation of five different cochlear implant designs: audiologic assessment and predictors of performance. Laryngoscope 98:1100–1106

Gantz BJ, Woodworth GG, Knutson JF, Abbas PJ, Tyler RS (1993) Multivariate predictors of audiological success with multichannel cochlear implants. Ann Otol Rhinol Laryngol 102:909–916

Klein HM, Bohndorf K, Hermes H, Schutz WF, Gunther RW, Schlöndorff G (1992) Computed tomography and magnetic resonance imaging in the preoperative work-up for cochlear implantation. Eur J Radiol 15:89–92

Knutson JF, Hinrichs JV, Tyler RS, Gantz BJ, Schartz HA, Woodworth G (1991) Psychological predictors of audiological out-

comes of multichannel cochlear implants: preliminary findings. Ann Otol Rhinol Laryngol 100:817–822
McKay CM, Vandali AE, McDermott HJ, Clark GM (1994) Speech processing for multichannel cochlear implants: variations of the Spectral Maxima Sound Processor strategy. Acta Otolaryngol (Stockh) 114:52–58
Laszig R, Klenzner T (1997) Cochlear Implant bei Resthörigkeit. HNO 45:740–741
Laszig R, Kuzma J, Seifert V, Lehnhardt E (1991) The Hannover auditory brainstem implant: a multiple-electrode prosthesis. Eur Arch Otorhinolaryngol 248:420–421
Lehnhardt E (1989) Cochlear Implant Prognosefaktoren. Auris Nasus Larynx 16 Suppl 1:1–8
Lehnhardt E (1990) Das Cochlear Implant – Möglichkeiten und Grenzen. Fortschr Med 108:433–436
Lehnhardt E (1992) Clinical aspects of cochlear implants. Otolaryngol Pol 46:95–109
Lehnhardt E (1993) Intracochleäre Plazierung der Cochlear-Implant-Elektroden in soft surgery technique. HNO 41:356–359
Lehnhardt E (1994) Cochlear Implant. In: Naumann HH, Helms J, Herberhold C (Hrsg) Oto-Rhino-Laryngologie in Klinik und Praxis, Bd 1. Thieme, Stuttgart S 895
Lehnhardt E, Aschendorff A (1993) Prognostic factors in 187 adults provided with the Nucleus cochlear mini-system 22. Adv Otorhinolaryngol 48:146–152
Lehnhardt E, Battmer RD, Nakahodo K, Laszig R (1986) Cochlear implants. HNO 34:271–279
Mack MG, Vogl TJ, Dahm MC et al. (1997) Wertigkeit der hochauflösenden MRT für die Darstellung normaler und pathologischer Strukturen des Innenohres. Klin Neuroradiol 7:77–82
Mausolf A, Hesse G (1986) Grundlagen der Elektrocochleographie im Hinblick auf Cochlear Implants. In: Lehnhardt E, Hirshorn MS (Hrsg) Cochlear Implant. Springer, Berlin Heidelberg New York Tokyo, S 8–145
Mueller DP, Dolan KD, Gantz BJ (1989) Temporal bone computed tomography in the preoperative evaluation for cochlear implantation. Ann Otol Rhinol Laryngol 98:346–349
Phelps PD (1992) Cochlear implants for congenital deformities. J Laryngol Otol 106:967–970
Phelps PD, Clifton AG (1990) Prospective cochlear implant in a case of bilateral transverse fracture of the petrous bone. J Laryngol Otol 104:997
Tye-Murray N, Tyler RS, Woodworth GG, Gantz BJ (1992) Performance over time with a Nucleus or Ineraid cochlear implant. Ear Hear 13:200–209
Schlöndorff G, Hermes H, Weck L (1989) Cochlear Implant bei Patienten mit Radikalhöhlen. HNO 37:423–425
Waltzman SB, Cohen NL, Shapiro WH, Hoffman RA (1990) The prognostic value of round window electrical stimulation in cochlear implant patients. Otolaryngol Head Neck Surg 103:102–106
Waltzman SB, Cohen NL, Shapiro WH (1993) The benefits of cochlear implantation in the geriatric population. Otolaryngol Head Neck Surg 108:329–333
Webb RL, Lehnhardt E, Clark GM, Laszig R, Pyman BC, Franz BK (1991) Surgical complications with the cochlear multiple-channel intracochlear implant: experience at Hannover and Melbourne. Ann Otol Rhinol Laryngol 100:131–136
Welling DB, Hinojosa R, Gantz BJ, Lee JT (1993) Insertional trauma of multichannel cochlear implants. Laryngoscope 103:995–1001

KAPITEL 9

Rehabilitations- und Testkonzepte bei Erwachsenen

U. Rost und A. Strauß-Schier

9.1 Rehabilitationskonzepte 136
9.1.1 Struktureller Aufbau 136
9.1.2 Trainingsinhalte 137
9.2 Testmethoden 141
9.2.1 Vokalkonfusionstests 142
9.2.2 Konsonantenkonfusionstests 142
9.2.3 Speechtracking 142
9.2.4 Zahlentest 142
9.2.5 Einsilbertest 142
9.3 Testergebnisse 142
9.3.1 Ergebnisse im Vokaltest 142
9.3.2 Ergebnisse im Konsonantentest 142
9.3.3 Ergebnisse im Speechtracking 144
9.3.4 Ergebnisse im Zahlentest 144
9.3.5 Ergebnisse im Einsilbertest 144
9.4 Durchführungsmodalitäten 144

EINLEITUNG

Seit 1984 werden an der Medizinischen Hochschule Hannover (MHH) Cochlea-Implantat-Operationen durchgeführt. Die Erfahrung hat gezeigt, daß für den späteren Hörerfolg ein intensives und aufbauendes Rehabilitationsprogramm notwendig ist.

Bei der Mehrzahl der an der MHH rehabilitierten Patienten handelt es sich um postlingual ertaubte Erwachsene. Für sie wurde im Laufe der Jahre ein Rehabilitationsprogramm entwickelt, das die unterschiedlichen Bedürfnisse der Cochlea-Implantat-Patienten berücksichtigt.

9.1 Rehabilitationskonzepte

9.1.1 Struktureller Aufbau

Ausgangspunkt jeder Cochlea-Implantat-Rehabilitation an der MHH ist ein grundlegendes, stationäres Hörtraining mit einer Gesamtdauer von 2 Wochen. Es beginnt 4 bis 6 Wochen nach der Operation und umfaßt die Anpassung des Sprachprozessors („tune up"), das tägliche Hörtraining in Einzeltherapie sowie das Angebot zusätzlicher Hörtrainingseinheiten in Form von audiovisuellem Selbsttraining.

Das tägliche Hörtraining findet zweimal pro Tag für eine Therapieeinheit statt und richtet sich nach den individuellen Voraussetzungen, wie z.B. Ertaubungsdauer, Lippenablesefähigkeit und Lernvermögen.

Abschließend wird in einem sprachperzeptiven Test die Hörleistung des Patienten erfaßt, und es werden weiterführende Rehabilitationsmaßnahmen besprochen. Dazu gehören die lebensbegleitende Nachsorge an der MHH, die Teilnahme an Gruppenseminaren, das logopädische Hörtraining am Wohnort und der Besuch der regionalen Cochlea-Implantat-Selbsthilfegruppen (s. Abb. 9.1).

Die Patienten kehren in regelmäßigen Abständen zu den Nachsorgeterminen an die MHH zurück.

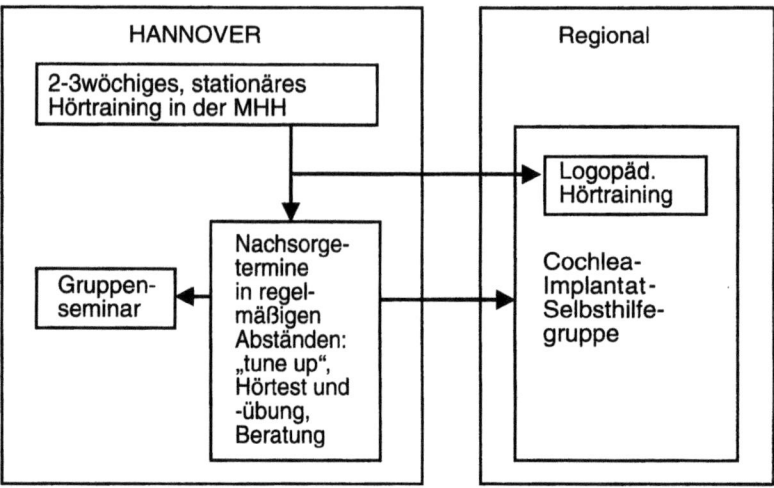

Abb. 9.1.
Rehabilitationsmaßnahmen

9.1 Rehabilitationskonzepte

Diese erfolgen in Zeiträumen von anfangs 3 Monaten, dann 6 Monaten und schließlich zu 12monatigen Abständen für die Dauer eines Tages.

Die Nachsorgetermine beinhalten die Anpassung des Sprachprozessors, die sprachperzeptiven Tests, additive Hörübungen, eine allgemeine Beratung und eine ärztliche Ohruntersuchung.

Patienten, die ihr Hörvermögen mit dem Cochlea-Implantat weiter festigen und verbessern wollen, wird die Möglichkeit empfohlen, an einem weiterführenden logopädischen Hörtraining am Wohnort teilzunehmen. Dieses Angebot nehmen ca. 30 % der Cochlea-Implantat-Patienten wahr.

Neben dem logopädischen Hörtraining wird den Patienten die Teilnahme an einer Selbsthilfegruppe nahegelegt. Für die Erwachsenen gibt es regionale Cochlea-Implantat-Selbsthilfegruppen, die regelmäßige Treffen anbieten und dabei informierend, beratend und fördernd wirken.

Zusätzlich bietet die Medizinische Hochschule Hannover Wochenendseminare für Cochlea-Implantat-Patienten an. Diese werden in öffentlichen Einrichtungen mit ansprechender Umgebung und akustisch geeigneten Räumlichkeiten durchgeführt. In spielerischer Form wird das Hören und Verstehen in der Interaktion mit anderen Cochlea-Implantat-Patienten weiter gefördert.

9.1.2 Trainingsinhalte

Das Hörtraining während der Basisrehabilitation ist hierarchisch gegliedert und reicht von der Geräuschwahrnehmung über die Vokal- und Konsonantendifferenzierung, der Identifikation von Zahlen, Wörtern und Sätzen bis hin zum offenen Sprachverstehen und Telefonieren (Abb. 9.2).

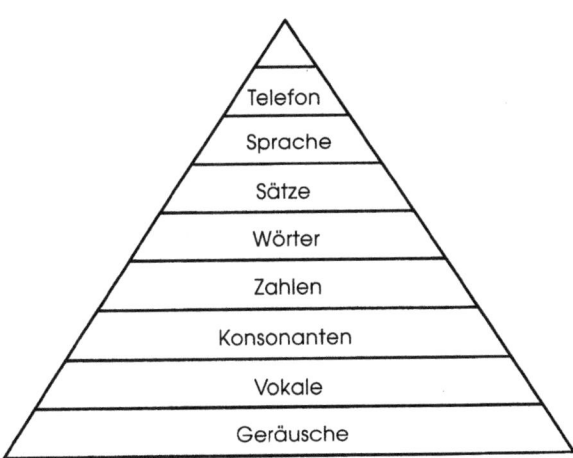

Abb. 9.2. Lernzielpyramide der Basisrehabilitation

Es vollzieht sich in den Stufen Wahrnehmen, Unterscheiden und Erkennen von Höreindrücken und richtet sich weiterhin nach dem Lerngrundsatz von der Grob- zur Feindifferenzierung.

Die methodische Durchführung des Hörtrainings ist grundsätzlich nach den individuellen Voraussetzungen des Patienten ausgerichtet, die im allgemeinen sehr unterschiedlich sind.

> Das bedeutet, daß der Pädagoge bei der Auswahl seiner angebotenen Hörübungen immer wieder neu die Lernfortschritte jedes einzelnen Patienten berücksichtigen muß.

Daher ist der nun im folgenden dargestellte Aufbau des Hörtrainings als maximale Zielvorgabe zu verstehen.

Die Hörübungen können in zwei Schwierigkeitsgraden durchgeführt werden: Zum einen durch Hören und Lippenablesen und zum anderen nur durch Hören, d. h. rein auditiv.

Als Orientierungshilfe erhält der Patient anfänglich bei den Hörübungen eine Schriftvorlage, die eine Auswahl der zu unterscheidenden sprachlichen Kriterien enthält.

Geräuschwahrnehmung und -unterscheidung

Die erste Hörtrainingsstunde nach der Anpassung des Sprachprozessors erfordert ein behutsames Vorgehen, da der Patient sich erst an die neuen Höreindrücke gewöhnen muß, um seine Erwartungshaltung mit der ersten Wahrnehmung von Geräuschen und Sprache in Einklang zu bringen.

> Die ersten Übungen sind so konzipiert, daß der Patient schnell ein Erfolgserlebnis hat und sich seines Hörens bewußt wird.

Zu Beginn des Hörtrainings stehen Hörübungen zur Erweckung der akustischen Aufmerksamkeit. Dabei wird der Patient auf Alltagsgeräusche im Haus und im Freien aufmerksam gemacht. Ziel der Übung ist die Selektion eines Geräusches aus der ihn umgebenden Geräuschkulisse.

Im Anschluß daran erfolgt die Unterscheidung der Parameter nach Tonlänge, Tonzahl, Tonstärke und Tonhöhe sowie die Diskrimination von verschiedenen Musikinstrumenten.

Übungen zur rhythmisch-prosodischen Sprachstruktur

Hierunter sind Übungen zum Erkennen der Silben- und Wortanzahl, der Silben-, Wort- und Satzlänge sowie das Erkennen von Betonung und Intonation zusammengefaßt.

Diese Übungen ermöglichen es dem Patienten, die gehörte Sprache in sinnhafte Einheiten zu gliedern.

Wortunterscheidung mit Vokalen
Bei diesen Übungen geht es um die Unterscheidung von Wortpaaren, die sich anfangs durch 3 Merkmale (verschiedene Silbenanzahl, unterschiedliche Betonung und verschiedene Vokale), dann durch 2 Merkmale und schließlich nur noch in einem Merkmal (einem Vokal) unterscheiden.

Vokalunterscheidung
Parallel zu den Wortunterscheidungsübungen mit Vokalen werden die Vokale einzeln erarbeitet. Dies geschieht in den Übungswörtern „Biit, Beet, Baat, Boot, Buut, Bit, Bet, Bat, Bot, But".

Zusätzlich zu dem vom Pädagogen vorgesprochenen Vokaltraining kann der Patient in einem audiovisuellen Selbsttraining diesen Übungsschwerpunkt vertiefen. Dazu stehen ihm Übungen auf Kassettenrecorder, auf Video und als Computerprogramm (Touchscreen) zur Verfügung.

Wortunterscheidung mit Konsonanten
Wie bei der Wortunterscheidung mit Vokalen, handelt es sich hier um Wortpaare, die sich zunächst in mehreren Merkmalen (unterschiedliche Silbenanzahl, unterschiedliche Betonung und verschiedene Konsonanten), später dann in nur einem Merkmal (ein Konsonant) unterscheiden.

Konsonantenunterscheidung
Wieder parallel zu den Wortunterscheidungen werden auch die Konsonanten einzeln erarbeitet. Dies geschieht in den Übungswörtern „Aba, Apa, Ada, Ata, Aga, Aka, Asa, Awa, Afa, Ama, Ana, Ala, Ara".

Auch hierbei besteht für den Patienten die Möglichkeit, an einem audiovisuellen Selbsttraining teilzunehmen.

Zahlenverstehen
Beim Zahlenverständnis werden zunächst die mehrsilbigen, dann die zweisilbigen und schließlich die einsilbigen Zahlwörter von 1 bis 100 erarbeitet. Dazu werden auch Übungen durchgeführt, die einen Bezug zum Alltag haben, also z. B. das Verstehen von Telefonnummern, Geburtsdaten, Uhrzeiten, Preisen, Maßeinheiten und Gewichten trainieren.

Wortverstehen
Die einfachste Form des Wortverstehens gelingt dem Patienten im sog. „closed set"`. Hierbei soll aus einer Liste von bekannten Wörtern zu einem vorgegebenen Thema ein Wort herausgehört werden. Gelingt diese Übung gut, so können auch unbekannte Wörter aus diesem Themenkreis eingefügt werden. Erkennt der Patient dann die unbekannten Wörter, so ist dies ein Zeichen dafür, daß er sich auf dem Weg zum offenen Wortverstehen befindet. Darauf erfolgen Wortverständnisübungen, bei denen der Patient nur das Thema kennt und dazu die vorgesprochenen Wörter aus dem Wortfeld ohne Schriftvorlage identifizieren soll.

Satzverstehen
Wie auch beim Wortverstehen beginnen die Übungen zum Satzverstehen in einem „closed set". Der Patient soll aus einer Liste mit 10 vorgegebenen Sätzen den gesprochenen Satz heraushören. Anschließend werden Satzteile ausgetauscht und durch unbekannte ersetzt. Ist der Patient in der Lage, unbekannte Satzteile zu erkennen, so hat er einen weiteren Schritt zum offenen Sprachverstehen bewältigt, und es können ihm nun Sätze zu einem bekannten vorgegebenen Thema angeboten werden.

Speechtracking
Beim Speechtracking geht es um das Verstehen von Sprache in Phrasen, Sinnzusammenhängen oder Sätzen im Rahmen einer Kurzgeschichte. Dem Patienten werden kleinere Textpassagen vorgelesen, die von ihm wiederholt werden sollen. Dies geschieht zuerst mit Hören und Lippenablesen zusammen und bei ausreichendem offenen Sprachverstehen nur mit Hören allein.

Telefontraining
Das Telefontraining stellt den Abschluß und auch das höchste zu erreichende Hörtrainingsziel in Hannover nach der zweiwöchigen Rehabilitationszeit dar. Es kann in unterschiedlichen Schwierigkeitsgraden durchgeführt werden.

Die leichteste Verständigungsstrategie ist die Ja/Nein-Taktik, d. h. der Patient stellt dem Pädagogen am Telefon eine mit Ja oder Nein zu beantwortende Frage und soll die richtige Antwort wiederholen.

Anschließend wird dem Patienten eine Auswahl von Sätzen vorgelegt, von denen einer vorgesprochen wird. Der Patient soll nun den gehörten Satz wiederholen. Bewältigt der Patient diese Übung, so wird der Schwierigkeitsgrad weiter angehoben. Der Patient soll nun Sätze zu einem vorher bekanntgegebenen Thema verstehen. Gelingt auch diese Übung, so kann der Pädagoge das Gespräch auf andere Themenbereiche ausweiten und versuchen, auch über ungenannte Themen zu sprechen. Dies entspricht dann einem den normalen Kommunikationsregeln folgenden Telefongespräch.

Abschlußbericht
Der Verlauf der Rehabilitation eines jeden Patienten wird in einem Rehabilitationsbericht dokumentiert (s. Abb. 9.3).

MEDIZINISCHE HOCHSCHULE HANNOVER

Klinik und Poliklinik für Hals-Nasen-Ohrenheilkunde
Prof. Dr. Th. Lenarz
Konstanty-Gutschow-Str.8
D-30625 Hannover

<u>Medizinische Hochschule Hannover Klinik für Hals-Nasen-Ohrenheilkunde</u>

Herrn/Frau
Dr. med

Hannover, den

Rehabilitationsbericht

Betr: Herrn/Frau   geb. am
        wh.:

Herr/Frau.................................wurde am...................mit einem Cochlear Implant von

....operativ versorgt und

in der Zeit vom ....bis...........................in unserer Klinik stationär / ambulant

rehabilitiert.

Während der Rehabilitation wurde der Sprachprozessor in regelmäßigen Abständen an den/die Patienten(in) individuell angepaßt und es erfolgte eine Einweisung in die technische Handhabung des Sprachprozessors und des Zubehörs.

Während der Rehabilitation wurden folgende Hörübungen durchgeführt:

Hören und   nur
Lippenlesen Hören

O   O   in vivo Geräuschwahrnehmung im Haus und im Freien

O   O   Erkennen der Frequenz, Intensität, Dauer und Häufigkeit von dargebotenen Geräuschen und
        Tönen (mit Musikinstrumenten)

O   O   Erkennen von Rhythmen und Rhythmenwechsel

O   O   Erkennen von Alltagsgeräuschen und Tierstimmen

O   O   Übungen zur rhythmisch-prosodischen Sprachstruktur (Silbenanzahl im Wort, Wortanzahl im Satz,
        Silben-, Wort- und Satzlängenvergleich, Wort- und Satzbetonung, Intonation)

O   O   Wortunterscheidung aufgrund rhythmisch-prosodischer Merkmale, Vokale und Konsonanten

Abb. 9.3. Formular eines Rehabilitationsberichts der Medizinischen Hochschule Hannover

Kapitel 9 Rehabilitations- und Testkonzepte bei Erwachsenen

O O Vokaldiskrimination
O O Wortunterscheidung aufgrund vieler Vokale
O O Wortunterscheidung aufgrund eines Vokals
O O Wortunterscheidung aufgrund rhythmisch-prosodischer Merkmale und vielen Konsonanten
O O Konsonantendiskrimination
O O Wortunterscheidung aufgrund vieler Konsonanten
O O Wortunterscheidung aufgrund eines Konsonanten
O O Heraushören eines bekannten Wortes aus unbekannten Wörtern
O O Heraushören eines unbekannten Wortes aus bekannten Wörtern
O O Wortverständnis bei bekanntem semantischen Kontext
O O Wortverständnis mit Bildunterstützung
O O Zahlenverständnis bei mehrsilbigen und einsilbigen Zahlen
O O Verstehen von Preisen, Maßen und Daten
O O Verstehen von Phrasen und Alltagssätzen
O O Erkennen von Lückenwörtern im Satz
O O Satzverständnis aus einer geschlossenen Satzliste
O O Heraushören eines unbekannten Satzes aus bekannten Sätzen
O O Satzverständnis mit Bildunterstützung
O O Satzverständnis bei bekanntem semantischen Kontext
O O Satzverständnis im Rahmen einer Bildbetrachtung
O O Satzverständnis im Rahmen einer Bildgeschichte
O O Textverständnis (Fabeln, Sachtexte, Kurzgeschichten, Gedichte usw.)
O O Textverständnis bei Hintergrundgeräuschen
O O Telefontraining

Darüber hinaus wurde der Einsatz folgender Medien zum Hörtraining angeboten:

O Kassettenrecorder: Vokaldiskrimination
O Konsonantendiskrimination
O Wort- und Satzunterscheidung
O Touch screen: Vokaldiskrimination
O Konsonantendiskrimination
O Satzunterscheidung
O Video: Vokaltraining
O Konsonantentraining
O Satztraining
O Speechtracking
O Nachrichtensendung/Fernsehen

Abb. 9.3 (Fortsetzung)

Zum Abschluß der Rehabilitation wurden folgende Hörtests durchgeführt:

	Lippenablesen	Hören mit Lippenablesen	Hören
Vokaltest			
Konsonanten-test			
Nachsprechen eines Textes			
Mehrsilbg Zahlen * a) ganz verstanden			
b) halb verstanden			
einsilbige Wörter *			

*) Freiburger Sprachverständnistest   W/M = Wörter pro Minute

Kommentierung der Rehabilitationsphase:

Herr/Frau..........................wird an regelmäßigen Nachsorgesitzungen in unserer Klinik teilnehmen, die anfangs in ca. dreimonatigen, dann sechsmonatigen und schließlich in jährlichen Abständen stattfinden.

Als nächster Nachsorgetermin wurde der ....vereinbart.

Mit freundlichen Grüßen

-------------------------------   ---------------------------------------
Prof. Dr. med. Th. Lenarz   Dipl.-Päd. A. Strauß-Schier / Dipl.-Päd. U. Rost

Abb. 9.3 (Fortsetzung)

9.2
Testmethoden

Um den jeweiligen Stand der sprachperzeptiven Leistungen der CI-Patienten zu erfassen, wird am Ende der Basisrehabilitation eine Reihe von Hörtests durchgeführt. Diese werden regelmäßig bei den Nachsorgeterminen wiederholt, um die Entwicklung des Hörens mit dem CI festzuhalten.

Die Testbatterie setzt sich aus dem Vokalkonfusionstest, dem Konsonantenkonfusionstest, dem Speechtracking und den mehrsilbigen Wörtern (Zahlen) und Einsilbern aus dem Freiburger Sprachverständnistest zusammen.

Der Vokal- und Konsonantentest und das Speechtracking werden am Ende der Rehabilitationsphase in den Modalitäten Sprachprozessor mit Lippenablesen, Sprachprozessor allein und Lippenablesen allein durchgeführt. Bei den folgenden Nachsorgeterminen wird ausschließlich das Verstehen mit Sprachprozessor plus Lippenablesen und mit Sprachprozessor allein überprüft. Die Zahlen und Einsilber aus dem Freiburger Sprachverständnistest werden im freien Schallfeld ermittelt.

9.2.1
Vokalkonfusionstest

Der Vokalkonfusionstest besteht aus 5 langen und 5 kurzen Vokalen, die in den Übungswörtern (Biit, Beet, Baat, Boot, Buut, Bit, Bet, Bat, Bot, But) angeboten werden.

Die Reihenfolge der Testwörter wird nach einem Zufallsprinzip vom Computer ausgewählt. Jeder Vokal ist viermal vertreten und wird dem Patienten in den verschiedenen Modalitäten vorgesprochen. Gewertet werden die richtig verstandenen Vokale in Prozenten.

9.2.2
Konsonantenkonfusionstest

Der Konsonantenkonfusionstest besteht aus 13 Konsonanten, die diesmal in den Testwörtern (Apa, Aba, Ama, Afa, Asa, Ata, Ana, Ada, Aka, Aga, Ala, Ara, Awa) dem Patienten vom Pädagogen vorgesprochen werden. Die Konsonantenwörter werden wieder nach dem computergesteuerten Zufallsprinzip viermal ausgewählt und in den verschiedenen Modalitäten getestet. Das Ergebnis wird in Prozentangabe gewertet.

9.2.3
Speechtracking

Das Speechtracking ist ein von De Filippo und Scott (1978) entwickeltes Schulungs- und Untersuchungsverfahren zur Ermittlung des Sprachverstehens. Dabei werden dem CI-Patienten aus einer fortlaufenden Geschichte unbekannte Textpassagen in kleineren Sinnzusammenhängen von 2–10 Wörtern vorgelesen, die von ihm wiederholt werden sollen. Dies erfolgt für jede Modalität über einen Zeitraum von 5 Minuten. Die Anzahl der richtig verstandenen Wörter pro Minute (W/M) wird als Ergebnis festgehalten.

9.2.4
Zahlentest

Bei den mehrsilbigen Zahlen aus dem Freiburger Sprachverständnistest werden 3 Reihen à 10 Zahlen ausgewählt. Das Testergebnis wird auch wieder in Prozentzahlen aufgenommen.

9.2.5
Einsilbertest

Bei dem Einsilbertest wird eine Gruppe, die aus 20 Hauptwörtern besteht, getestet und wieder prozentual als Testergebnis gewertet.

Die durchgeführten Testmaßnahmen werden auf einem Testbogen protokolliert (s. Abb. 9.4).

9.3
Testergebnisse

Den Testergebnissen liegen Daten zugrunde von 188 deutschsprachigen CI-Patienten, die an der Medizinischen Hochschule Hannover seit 1984 mit einem Cochlea-Implantat von Nucleus versorgt worden sind. Hierbei handelt es sich ausschließlich um postlingual ertaubte Erwachsene, die regelmäßig an den Nachsorgeterminen teilnehmen und das CI länger als 3 Monate tragen.

Im folgenden werden die Durchschnittswerte, d. h. die richtigen Antworten des ersten Tests direkt nach dem Rehabilitationsende dargestellt, und als Vergleichspunkt wird das vorläufige beste Durchschnittsergebnis der Patienten angegeben.

Dabei konnten nicht immer sämtliche Tests bei allen Patienten durchgeführt werden. Dies ist vor allem bei den ersten Tests nach Rehabilitationsende und bei den Tests mit höherem Schwierigkeitsgrad, wie Zahlen- und Einsilbertests der Fall, so daß die Patientenanzahl, auf die sich der Durchschnittswert bezieht, immer mitangegeben ist.

Name:............................ Datum:................

Confusion Tests

	Datei	Ergebnis		Datei	Ergebnis		Datei	Ergebnis	
Vokale	LS		%	SP		%	LR		%
Konsonanten	LS		%	SP		%	LR		%

Speechtracking

LS		5 min.	SP		5 min.	LR		5 min.
		W/min.			W/min.			W/min.

Zahlentest   halbe   ganze

										halbe	ganze
2	98	22	54	19	86	71	35	47	80	63	%	%
3	53	14	39	68	57	90	85	33	72	46	%	%
4	51	36	43	17	99	45	82	24	60	48	%	%
5	67	81	55	13	28	92	34	70	49	76	%	%
6	62	58	23	16	41	37	89	30	95	74	%	%
7	32	65	83	50	91	27	18	44	79	56	%	%
8	59	77	61	40	96	73	19	84	38	25	%	%
9	93	78	13	66	57	39	80	75	62	24	%	%
10	88	42	65	21	76	15	94	87	29	60	%	%
11	31	18	64	52	97	45	30	69	26	78	%	%

Einsilbertest

20	Schmerz Thron Eis Funk Baß Rind Lehm Grog Blei Markt Schilf Hut Zank Korb Lauf Dank Sarg Kies Schnur Pech	%
21	Horn Pfeil Kamm Turm Spieß Laus Recht Zopf Schall Mais Fell Gramm Ohr Sieb Pracht Lump Gips Bad Sprung Dreck	%
22	Bild Frosch Abt Ruhm Herz Mond Garn Bau Sicht Huhn Lack Kreis Pferd Pelz Schlacht Witz Form Stuhl Teil Rand	%
23	Brett Schuß Saft Pilz Ort Kraut Schwert Tag Gleis Vieh Spalt Sohn Druck Held Bahn List Flug Narr Kork Reis	%
24	Staub Licht Tracht Herd Not Wein Flucht Kalk Biß Grund Weg Faß Schmied Roß Amt Puls Meer Graf Schweiß Dolch	%

Abb. 9.4. Testergebnisbogen zur Dokumentation der Hörtestergebnisse

9.3.1
Ergebnisse im Vokaltest

Ergebnis nach Rehabilitationsende

Vokale mit Ablesen   n = 186   93,8 % im Durchschnitt
Vokale (nur Hören)   n = 182   71,7 % im Durchschnitt

Bestes Ergebnis
Vokale mit Ablesen   n = 188   98,8 % im Durchschnitt
Vokale (nur Hören)   n = 188   91,8 % im Durchschnitt

9.3.2
Ergebnisse im Konsonantentest

Ergebnisse nach Rehabilitationsende
Konsonanten mit   n = 184   80,7 % im Durchschnitt
Ablesen
Konsonanten (nur   n = 138   52,2 % im Durchschnitt
Hören)

Bestes Ergebnis
Konsonanten mit   n = 188   89,9 % im Durchschnitt
Ablesen
Konsonanten (nur   n = 183   68,9 % im Durchschnitt
Hören)

9.3.3
Ergebnisse im Speechtracking

Ergebnisse nach Rehabilitationsende
Speechtracking   n = 166   41,4 W/M (Wörter
mit Ablesen   pro Minute) im
                            Durchschnitt
Speechtracking   n = 117   23,2 W/M im
(nur Hören)   Durchschnitt

Beste Ergebnisse
Speechtracking   n = 188   63,7 W/M im
mit Ablesen   Durchschnitt
Speechtracking   n = 167   42,6 W/M im
(nur Hören)   Durchschnitt

9.3.4
Ergebnisse im Zahlentest

Ergebnis nach Rehabilitationsende
Zahlen (nur Hören) n = 130   71,7 % im Durchschnitt

Bestes Ergebnis
Zahlen (nur Hören) n = 176   94,1 % im Durchschnitt

9.3.5
Ergebnisse im Einsilbertest

Ergebnis nach Rehabilitationsende
Einsilber   n = 61   24,6 % im Durchschnitt
(nur Hören)

Bestes Ergebnis
Einsilber   n = 141   37,5 % im Durchschnitt
(nur Hören)

9.4
Durchführungsmodalitäten

Die an der Medizinischen Hochschule Hannover durchgeführten Testmethoden zur Ermittlung der Hörleistungsfähigkeiten der CI-Patienten werden in verschiedenen Modalitäten durchgeführt. Der Vokal- und Konsonantentest und das Speechtracking werden in der Vorgehensweise „live-voice", der Zahlen- und Einsilbertest in der Vorgehensweise „recorded-voice" durchgeführt.

Der Vorteil der Vorgehensweise in „live-voice" besteht darin, daß der Test insgesamt persönlicher gestaltet werden kann, d. h. der Testleiter hat z. B. die Möglichkeit, das Testtempo an den Patienten anzupassen, ihn bei Bedarf zu ermutigen oder zu motivieren und auch gegebenenfalls den Test etwas auf die unterschiedlichen Möglichkeiten und Bedürfnisse der Testperson abzuändern. Der Nachteil dieser Vorgehensweise ist, daß das Testergebnis auch mit von der Qualität des Sprechers (Testleiters) beeinflußt werden kann.

Der Vorteil der Vorgehensweise in „recorded-voice" liegt darin, daß alle Testpersonen und Testergebnisse den gleichen Testbedingungen unterliegen. Der Nachteil dieser Vorgehensweise ist die unpersönliche und nicht für jeden Patienten bedürfnisgerechte Gestaltung der Tests. Nach den Erfahrungen der Medizinischen Hochschule Hannover sind die Tests in der Modalität „recorded-voice" vom Schwierigkeitsgrad her für den CI-Patienten schwerer zu verstehen als die vorgetragenen Tests in „live-voice."

Um Ergebnisse in beiden Schwierigkeitsgraden zu erhalten, werden an der Medizinischen Hochschule Hannover die Hörtests in beiden Vorgehensweisen durchgeführt.

1995 wurde der Innsbrucker Satztest und der Göttinger Satztest als fester Bestandteil in die Testbatterie mit aufgenommen. Die Tests werden in Ruhe und im Geräusch durchgeführt. Dabei beträgt der Abstand des Geräuschs 15 dB und 10 dB zur angebotenen Sprache.

Ein initiales Hörtraining nach einer CI-Operation ermöglicht es dem Patienten, sich an die neuen akustischen Höreindrücke zu gewöhnen und Sprache in immer umfangreicherem Maße zu diskriminieren. Auch wenn im Laufe der Jahre die technischen Möglichkeiten der Sprachverarbeitungsstrategien immer effizienter werden und es eine Auswahl verschiedener Implantate für den Patienten gibt, so wird die Notwendigkeit bestehen bleiben, daß CI-

Patienten an das neue Hören intensiv herangeführt werden müssen. Insbesondere werden aufgrund der zunehmenden Erfahrung verstärkt mehrfachbehinderte Patienten mit einem CI versorgt und an unserer Klinik rehabilitiert. Das erfordert ein Therapiekonzept, das die verschiedenen Behinderungsarten mit berücksichtigt.

Die bei der Rehabilitation und den Nachsorgeterminen durchgeführten sprachperzeptiven Tests können natürlich nur einen Aspekt des neu gewonnenen Hörvermögens wiedergeben. Sie sind wichtig, um dem Patienten seine individuellen Hörfortschritte aufzuzeigen und ihn im Hinblick auf ein weiterführendes Hörtraining in Wohnortnähe zu beraten.

Dazu ist es notwendig, daß die in diesem Berufsfeld Tätigen über sichere Kenntnisse in der CI-Rehabilitation verfügen, um die Patienten adäquat weiter betreuen zu können. Aus diesem Grunde werden Fortbildungsmöglichkeiten und Weiterbildungsabgebote immer notwendiger und gehören ins Konzept der CI-Rehabilitation.

Literatur

Burian K, Eisenwort B, Pfeifer CH (1986) Hörtraining, Thieme, Stuttgart

De Filippo CL, Scott DL (1978) A method for training and evaluating reception of ongoing speech. J Acoust Soc Am 63:1186–1192

Diller G (1997) Hören mit einem Cochlear Implant. Winter, Heidelberg

Lehnhardt E, Bertram B (1991) Rehabilitation von CI-Kindern. Springer, Berlin Heidelberg New York Tokyo

Lehnhardt E, Hirshorn MS (1987) Cochlear implant. Springer, Berlin Heidelberg New York Tokyo

Lenarz Th, Bertram B, Lesinski A (1996) Cochlear-Implant bei mehrfachgeschädigten Kindern. Sprache Stimme Gehör 20:175–180

Strauß-Schier A (1995) Speech tracking results for adults. Ann Otol Rhinol Laryngol Suppl 166, 104/9:80–91

Anhang

A
Implantathersteller

Clarion
Advanced Bionics, SARL
13, Avenue Valparc-Bât. C
F-68440 Habsheim/Mulhouse
Frankreich
Tel.: (33) 3-89 65 98 00
Fax: (33) 3-89 65 50 05

Nucleus
Cochlear GmbH
Karl-Wiechert-Allee 76 A
D-30625 Hannover
Deutschland
Tel.: (49) 5 11-54 27 70
Fax: (49) 5 11-5 42 77 70

MED-EL
MED-EL Deutschland GmbH
Truhenseeweg 2
D-82319 Starnberg
Deutschland
Tel.: (49) 8 15 17 70 30
Fax: (49) 8 15 17 70 3 23

MXM
Laboratoires MXM
Sophia Antipolis
2720 Chemin St. Bernard
F-06224 Vallauris Cedex
Frankreich
Tel.: (33) 4 93 95 18 18
Fax: (33) 4 93 95 38 01

Philips Hearing Implants
Drie Eikenstraat 661
B-2650 Edegem
Belgien
Tel.: (32) 3 82 52 6 16
Fax: (32) 3 82 50 6 03

B
Technische Servicebetriebe

Für Advanced Bionics:
Bruckhoff Hörgeräte
Lister Meile 23
D-30161 Hannover
Tel.: (49) 5 11-3 17 0 38
Fax: (49) 5 11-3 88 03 81

Für Cochlear GmbH:
Kind Hörgeräte GmbH & Co. KG
Kokenhorststr. 3 – 5
D-30938 Burgwedel
Tel.: (49) 51 39-80 85-188
Fax: (49) 51 39-80 85-299

Für MED-EL:
MED-EL (Medical Electronics)
Truhenseeweg 2
D-82319 Starnberg
Deutschland
Tel.: (49) 8 15 17 70 30
Fax: (49) 8 15 17 70 3 23

Für MXM:
Laboratoires MXM
Sophia Antipolis
2720 Chemin St. Bernard
F-06224 Vallauris Cedex
Frankreich
Tel.: (33) 4 93 95 18 18
Fax: (33) 4 93 95 38 01

Für Philips Hearing Implants:
Philips Hearing Implants
Bramfelder Str. 102 B
D-22305 Hamburg
Tel.: (49) 40-61 18 18 20
Fax: (49) 40-61 18 18 21

C
Patientenselbsthilfegruppen

Hannoversche Cochlear-Implant-Gesellschaft e.V.
Hals-Nasen-Ohren-Klinik
Medizinische Hochschule Hannover
Carl-Neuberg-Str. 1
D-30625 Hannover
Tel.: 05 11-5 32-66 03
Fax: 05 11-5 32-32 93

Deutsche Cochlear Implant Gesellschaft e.V.
Geschäftsstelle
Frau Monika Pitschmann
Gehägestr. 28 – 30
D-30655 Hannover
Tel.: 05 11-9 09 59 40
Fax: 05 11-9 09 59 44

D
CI-Kliniken*

Aachen
Univ-HNO-Klinik der RWTH
Prof. Dr. Westhofen
Pauwelstr. 30
52074 Aachen
Tel.: 02 41-8 08-93 60
Fax: 02 41-88 88-4 65

Berlin
Humboldt-Universität
HNO-Klinik der Charité
Prof. Dr. Jahnke
Schumannstr. 20/21
10098 Berlin
Tel.: 0 30-28 02-2 01
Fax: 0 30-28 02-13 00

Berlin
Univ.-Klinikum Rudolf Virchow Charlottenburg
HNO-Abteilung
Prof. Dr. Jahnke
Augustenburger Platz 1
13353 Berlin
Tel.: 0 30-4 50-5 50 01
Fax: 0 30-4 50-5 59 00

Bochum
Ruhr-Universität Bochum
HNO-Klinik
St. Elisabeth-Krankenhaus
Prof. Dr. Hildmann
Bleichstr. 15
44787 Bochum
Tel.: 02 34-61 20
Fax: 02 363-64 2 11

Dresden
Univ.-Klinik „Carl Gustav Carus"
Klinik für HNO-Krankheiten
Prof. Dr. Hüttenbrink
Fetscherstr. 74
01307 Dresden
Tel.: 03 51-4 58-22 24
Fax: 03 51-4 58-43 26

Erlangen
Friedrich-Alexander-Universität Erlangen/Nürnberg
HNO-Klinik
Prof. Dr. M. E. Wigand
Bohlenplatz 21
91054 Erlangen
Tel.: 0 91 31-8 53-1 56
Fax: 0 91 31-8 53-8 33

Essen
Univ.-HNO-Klinik Essen
Prof. Dr. Jahnke
Hufelandstr. 55
45122 Essen
Tel.: 02 01-7 23 24 81
Fax: 02 01-7 23-59 03

Frankfurt
HNO-Zentrum der J.W. Goethe-Universität
Prof. Dr. von Ilberg
Theodor-Stern-Kai 7
60596 Frankfurt a. Main
Tel.: 0 69-63 0 11
Fax: 0 69-63 01 54 35

Freiburg
Universitätsklinik für HNO-Heilkunde und Poliklinik
Prof. Dr. Laszig
Killianstr. 5
79106 Freiburg i. Breisgau
Tel.: 07 61-2 70-42 06
Fax: 07 61-2 70-41 89

---
* Keine Gewähr für Vollständigkeit.

Halle
Martin-Luther-Universität
Klinik für HNO-Krankheiten
Prof. Dr. Berghaus
Magdeburgerstr. 12
06112 Halle/Saale
Tel.: 0345-557-1827
Fax: 0345-557-1859

Hamburg-Altona
Allg. Krankenhaus Altona
HNO-Abteilung
Prof. Dr. von Scheel
Paul-Ehrlich-Str. 1
22763 Hamburg
Tel.: 040-8822-1741
Fax: 040-8822-4914

Hamburg-Eppendorf
Univ.-Krankenhaus Eppendorf
HNO-Klinik
Prof. Dr. Koch
Martinistr. 52
20246 Hamburg
Tel.: 040-471-7 23 60
Fax: 040-471-7 49 01

Hamburg-St. Georg
Allg. Krankenhaus St. Georg
HNO-Abteilung
Prof. Dr. Morgenstern
Lohmühlenstr. 5
20099 Hamburg
Tel.: 040-2890-2236
Fax: 040-2890-3538

Hannover
Medizinische Hochschule Hannover
Hals-Nasen-Ohren-Klinik
Prof. Dr. Lenarz
Carl-Neuberg-Str. 1
30625 Hannover
Tel.: 0511-532-6565
Fax: 0511-532-5558

Heidelberg
Klinik d. Ruprechts-Karls-Universität
HNO-Klinik
Prof. Dr. Weidauer
Im Neuenheimer Feld 400
69120 Heidelberg
Tel.: 06221-566-700
Fax: 06221-564-641

Jena
Friedrich-Schiller-Universität
HNO-Klinik und Poliklinik
Prof. Dr. Beleites
Lessingstr. 2
97740 Jena
Tel.: 03641-822-5694
Fax: 03641-822-5695

Augsburg
Zentralklinikum Augsburg
HNO-Klinik
Prof. Dr. Dr. Brunner
Stenglinstr. 2
86156 Augsburg
Tel.: 0821-400-2571
Fax: 0821-400-2586

Homburg
Univ.-HNO-Klinik
Prof. Dr. Iro
66421 Homburg/Saar
Tel.: 06841-16 29 83
Fax.: 06841-16 29 97

Kiel
Klinik d. Christ.-Albrecht-Universität
HNO-Abteilung
Prof. Dr. Rudert
Brunswiker Str. 10
24105 Kiel
Tel.: 0431-597-22 42
Fax: 0431-597-22 72

Magdeburg
Universität Magdeburg
Klinik für HNO-Krankheiten
Prof. Dr. Freigang
Leipziger Str. 44
39120 Magdeburg
Tel.: 0391-671 44 11
Fax: 0391-671-38 06

Mainz
Univ.-HNO-Klinik
Prof. Dr. Mann
Langenbeckstr. 1
55131 Mainz
Tel.: 06131-177-360
Fax: 06131-176-637

München
HNO-Klinik u. Poliklinik
der TU München, rechts d. Isar
Prof. Dr. W. Arnold
Ismaninger Str. 22
81675 München
Tel.: 0 89-41 40-26 97
Fax: 0 89-41 40-48 53

München
Klinikum Großhadern
Klinik für HNO-Heilkunde
Frau Prof. Dr. Schorn
Marchioninistr. 15
81377 München
Tel.: 0 89-70 95 38 61
Fax: 0 89-70 95 88 25

Münster
Westfälische Wilhelms-Universität
Klinik u. Poliklinik f. HNO-Heilkunde
Prof. Dr. Stoll
Kardinal-v.-Galen-Ring 10
48149 Münster
Tel.: 02 51-8 36-8 03
Fax: 02 51-8 36-8 12

Regensburg
Univ.-HNO-Klinik Regensburg
Prof. Dr. Strutz
Franz.-J.-Strauß-Allee 11
93053 Regensburg
Tel.: 09 41-9 44-94 01
Fax: 09 41-9 44-94 02

Rostock
Univ.-HNO-Klinik Rostock
Prof. Dr. Pau
Doberaner Str. 137/139
18057 Rostock
Tel.: 03 81-4 94 83 01
Fax: 03 81-4 94 83 02

Saarbrücken
Caritas-Klinik
Prof. Dr. Rauchfuß
Rheinstr. 2
66113 Saarbrücken-Malstatt
Tel.: 06 81-4 06-14 01
Fax: 06 81-4 06-14 06

Tübingen
Univ.-HNO-Klinik Tübingen
Prof. Dr. Zenner
Calwer Str. 7
72076 Tübingen
Tel.: 0 70 71-29 83-9 68
Fax: 0 70 71-29 56-74

Würzburg
Univ.-HNO-Klinik
Prof. Dr. Helms
Josef-Schneider-Str. 11
97080 Würzburg
Tel.: 09 31-2 01-57 00
Fax: 09 31-2 01-22 48

E
CI-Centren*

Cochlear Implant Centrum (CIC) Schleswig-Kiel
an der Internatsschule für Hörgeschädigte
Lutherstr. 14
D-24837 Schleswig-Kiel
Tel.: 0 46 21-8 07 38

Cochlear Implant Centrum (CIC) „Wilhelm Hirte"
Gehägestr. 28 – 30
D-30655 Hannover
Tel.: 05 11-90 95 90
Fax.: 05 11-9 09 59 33

Cochlear Implant Rehabilitationszentrum (CIR)
Sachsen-Anhalt
Westerhäuserstr. 41
D-38820 Halberstadt
Tel.: 0 39 41-44 11 78
Fax: 0 39 41-68 14 40

Sächsisches Cochlear Implant Centrum
HNO-Klinik
Universitätsklinikum „Carl Gustav Carus"
der TU Dresden
Fetscherstr. 74
D-01307 Dresden
Tel.: 03 51-4 58 44 20
Fax.: 03 51-4 58 43 26

Cochlear Implant Centrum Thüringen
Institut für Phoniatrie und Pädaudiologie
Erlanger Allee 101
D-07747 Jena
Tel.: 0 36 41-93 54 33
Fax: 0 36 41-93 54 32

---

* Keine Gewähr für Vollständigkeit.

Cochlear Implant Centrum Ruhr
Universitäts-HNO-Klinik Essen
Hufelandstr. 55
D-45122 Essen
Tel.: 0201-7232971
Fax: 0201-723-5903

Cochlear Implant Centrum (CIC) Rhein-Main
Homburger Str. 20
D-6169 Friedberg
Tel.: 06031-73050
Fax.: 06031-730520

Zentrum für Hörrehabilitation Würzburg
Berner Str. 14–16
D-97084 Würzburg
Tel.: 0931-600600
Fax.: 0931-662181

Bayrisches CIC Regensburg-Straubing
am Institut für Hörgeschädigte
Eichendorffstr. 111
D-94315 Straubing
Tel.: 09421-542114
Fax 09421-542100

Implant Centrum Freiburg (ICF)
Universitätsklinik für HNO
Elsässerstr. 2a
D-79110 Freiburg
Tel.: 0761-270-7276 oder 4237
Fax: 0761-270-7278

Cochlear Implant-Zentrum (CIZ)
der HNO-Landesklinik Salzburg
Müllner Hauptstr. 48
A-5020 Salzburg
Tel.: 0662-4482
Fax.: 0662-4482

Sprachheilschule St. Gallen
Höhenweg 64
CH-9000 St. Gallen
Tel.: 004171-2741111
Fax: 004171-2741113

F
Rehabilitationskliniken

Baumrainklinik
Ansprechpartner: Dr. Zeh
Lerchenweg 8
57319 Bad Berleburg
Tel.: 02751-870
Fax.: 02751-87248

Klinik „Am Stiftsberg"
Ansprechpartner: Dr. med. Volker Kratzsch
(Leitender Arzt der Abteilung für Hörgeschädigte
und Tinnitus-Betroffene)
Sebastian-Kneipp-Allee 3a
87730 Bad Grönenbach
Tel.: 08334-981500
Fax: 08334-981599

Sachverzeichnis

Ablehnung 105
Aggravation 128, 129
Aktionspotential 10, 14
Akustikusneurinome 11, 45, 123, 132
Anästhetikum 91
Anschlußbehandlung, pädagogisch-therapeutische 112
Aufblähkurve 128
Ausfallrate 7
Automatic Gain Control (AGC) 74, 77

Bahnung 17, 25, 125
Basilarmembran 10, 35, 129
Basisrehabilitation 137
BERA (s. Hirnstammaudiometrie)
Blindringe 77, 79

Combi-40-System (s. Cochlea-Implantat-System)
Compound Action Potential (CAP) 102, 129
CIS-Strategie (Continuous Interleaved Sampling) (s. Codierungsstrategien)
Clarion (s. Cochlea-Implantat-Systeme)
Cochlea (s. Innenohr)
Cochlea-Implantat-Systeme 14–15
- Clarion 36, 72, 77, 78
- Combi-40-System 80
- Ineraid-System 75
- Laura-System 78
- magnetfreies 48–49
- Nucleus-System 72, 77
- technische Entwicklung 25
- Werkstoffe, biokompatible 33
Cochlear Implant Centrum (CIC) 98, 109
Cochlear Microphonics (CM) 1, 102, 129
Codierungsstrategien 5, 12, 72
- Compressed Analog (CA, SAS) 12, 75
- Continuous Interleaved Sampling (CIS) 12, 64, 74
- Digisonic-DX10 75, 79
- Feature Extraction 73
- LPC-Vocoder 56
- Phase Locked CIS (PLCIS) 74
- Spectral-Peak (SPEAK) 12, 64, 73, 77
- Virtual Channel Interleaved Sampling Processor (VCIS) 81
- Vocoder 55
- Zeitcodierung 72
Comfortable Loudness Level (C-Level) 37–38, 130

Compressed Analog (CA) (s. Codierungsstrategien)
Computertomographie (CT) 20, 21, 22, 23, 100, 103
- hochauflösende 100, 103, 131
Corner-Audiogramm 96, 97, 128
Cortex
- auditorischer 13–14, 16–18
- Tonotopie 16

Datenverbindung 72
- bidirektionale 72
- perkutane 72
- transkutane 1, 14, 72
Dendriten 11
Deprivation, akustische 13, 15–16, 134
Digisonic-DX10-Sprachverarbeitungsstrategie (s. Codierungsstrategien)
Double Array (s. auch Elektrode) 39–40
Dynamik 60
Dynamikbereich 130
- elektrischer 71

Einsilber (s. auch Hörprüfungen) 128
Elektrocochleographie (ECochG) (s. auch Hörprüfungen) 100, 102, 127, 129
Elektroden 15, 61, 73, 74, 77, 78, 79
- Array 14–15, 80
- bipolare Anordnung 72
- Design 71
- Double Array 39–40
- Einkanal 6
- extracochleär 71
- Impedanz 58, 78
- interstitielle 44
- intracochleär 15, 71
- Mehrkanal 15
- monopolare Anordnung 72
- Oberflächen- 44
- radiale Anordnung 78
- Scala tympani 15
- Scala vestibuli 39
- Träger 78
- vorgeformte 78
Elektrostimulation (s. auch Reizung, elektrische) 14, 16
- intraoperative (s. auch Monitoring) 45–46
Empfänger (s. auch Receiver) 14, 61, 71, 75, 79
- Empfängerspule 1

Ertaubung (s. Taubheit, peri- und postlinguale)
Erwartungshaltung 32

Fast Fourier Transformation (FFT) (s. auch Codierungsstrategien) 75
Feature Extraction (s. auch Codierungsstrategien) 73
Felsenbein
- CT (s. Computertomographie)
- Fraktur 126
- Längsfraktur 22
- Querfraktur 22
Folgerate 74, 78
Formanten 54
Freiburger Sprachtest (s. Hörprüfungen) 128
Fremdsprachigkeit 104
Frequenzselektivität 60
Frequenzunterscheidungsvermögen 131
Funktionsfähigkeit 7
- des Hörnerven 123

Ganglienzellen 11, 14
Ganglion 123
Gehörlosengemeinschaft 97
Gehörlosensprache 15
Gehörlosigkeit (s. auch Taubheit, kongenitale) 15, 17
Geräuschwahrnehmung 137
Gesichtsnerv (s. Nervus facialis)
Grenzwerte 123
Gutachten
- pädagogisches 100
- psychologisches 132

Haarzellen 10, 11, 96
- äußere 127
Habilitation 109
HdO (s. Sprachprozessor) 79
Headset
- Magnet 38, 48
- magnetfrei 48–49
- Mikrofon 38
- Ohrpaßstück 38
- Sendespule 1, 14
Hirnrindenpotentiale 85, 89
Hirnstamm 11, 14
Hirnstammaudiometrie (s. auch Hörprüfungen) 28, 30, 127, 129
Hirnstammimplantat (ABI) 14–15, 44–47, 71, 123
Hirnstammpotentiale 13, 85
- akustisch evozierte (FAEP) 13

Hirnstammpotentiale
- elektrisch evozierte (E-FAEP) 13, 22, 30, 38

Hörbahn
- Bahnung 125
- Deprivation 134
- Reifung 12–14
- zentrale 11

Höreindruck 15

Hören
- Cochlea-Implantat vermitteltes 16
- elektrisches 1

Hörermüdung 131

Hörgeräte
- Anpassung 27
- Beobachtungsphase 24, 27
- Überprüfung 128
- Versorgung 18, 24

Hörkern (s. Nucleus cochlearis)

Hörnerv 11, 15
- Taubheit 104

Hörprüfungen
- Elektrocochleographie (ECochG) 127, 129
- Hirnstammaudiometrie (s. auch Hirnstammpotentiale) 28–30, 127, 129
- Hörweitenprüfung 126
- objektive 24, 127
- otoakustische Emissionen (OAE) 28–29
- Sprachaudiometrie 128
- subjektive 28–31, 127
- Tonaudiogramm 122

Hörreste (s. auch Resthörigkeit) 6, 7, 17, 23–28, 122
- nicht verwertbare 96

Hörschädigungsmuster 108

Hör-Spracherziehung 18
- interaktionale 108

Hörstörung, retrocochleäre (s. Taubheit)

Hörsystem 17

Hörtests 99–100

Hörtraining 124
- logopädisches 137
- stationäres 136

Hörweitenprüfung (s. auch Hörprüfungen) 126

Hüllkurve 74

Impedanz 78, 80, 83
Implantatfunktion 78
Implantation 32–42
- Cochleostomie 35
- Facialismonitoring 40
- Fixierung (Fixation) 34
- Funktionsprüfung Implantat (s. auch NRT) 36–38
- Gusher 40, 126, 134
- Hautlappen 33
- Insertion Tool 36
- Knochenbett 34
- Kopfwachstum 34
- Mastoidektomie 33
- Mißbildung 40–41
- M. stapedius 35
- Nachsorge 38
- Obliteration 39–40

- Otitis media chronica, Cholesteatom 41–42
- posteriore Tympanotomie 34–35
- Promontorium 35
- Radikalhöhle 41–42
- Reimplantation (s. auch dort) 41
- Schnittführung 33
- Seitenauswahl 25–27
- Soft Surgery (s. dort)
- Zementfixation 7

Indikationsstellung 95, 122, 133

Ineraid-System (s. Cochlea-Implantat-Systeme)

Informationsrate 55

Informationsübertragung (s. Datenverbindung)

Innenohr (s. auch Schnecke, s. auch Mißbildung, s. auch Obliteration) 10, 15

Integration 122

Integritätstest 83

Kanal 12
- Interaktion 76
- Kapazität 62
- Trennung 12, 16

Keramikgehäuse 77, 79, 80

Kernspintomographie (MRT) 20–21, 22, 32, 100, 103
- Cochlea-Implantat, magnetfrei 48–49, 104
- Hirnstammimplantat 47
- Magnet 47

Kinder
- ertaubte 96
- gehörlose 96
- sehr junge 97

Knochenleitungsschwelle 128

Kombi-Implantat 7

Kommunikationsfähigkeit 122

Komplikationen 42–44
- akute 42–43
- Spätkomplikationen 43–44
- technische 42

Konsonantenidentifikation 72
Konsonantenmerkmale 55
Konsonantenunterscheidung 138
Konsonantenverwechslungen 55
Kontexteinfluß 57
Kontraindikationen 103–105

Labyrinthitis 43, 126
Laura-System (s. Cochlea-Implantat-System)
Lautheitsempfindung 59
Lernfähigkeit 32
Lippenablesen 133
LPC-Vocoder (s. Codierungsstrategien)

MAC-Batterie (s. auch Testmaterial) 57

Magnetresonanztomographie (s. Kernspintomographie)

Mapping 73, 74

Mehrfachbehinderung (s. Zusatzbehinderung)

Meningitis 126, 132

Mikrofonpotentiale (s. Cochlear Microphonics)

MIP (Maximum Intensity Projection) 132

Mißbildungen 72, 40–41, 104, 124, 126, 131, 132, 134

Modiolus 11, 71

Mondini-Dysplasie (s. auch Mißbildung) 20–21, 126

Monitoring, intraoperatives
- Hirnstammimplantat 45–46
- N. facialis 40

Motivation 32, 97, 98, 123, 132, 133

MPEAK (Multipeak-Strategie) 64, 73, 77

Nachsorge 136

Nerve Response Telemetry (NRT) 38, 47–48

Nervus facialis 131
- Kanal 34
- Monitoring (s. auch Monitoring) 40
- Reizung bei Otosklerose 23, 43

Neurofibromatose 11, 45–47

Nucleus (s. Cochlea-Implantat-System)

Nucleus cochlearis 11, 15, 44–45

Obliteration 19–20, 39–40, 103, 126

Optical Recording 16

Ortscodierung (s. auch Codierungsstrategien) 71, 72

Ossifikation (s. auch Obliteration) 132

Otosklerose (s. auch Taubheit) 23, 126, 132
- Facialisreizung (s. auch N. facialis) 23, 43

Paracentese 102

Phase Locked CIS (PLCIS) (s. Codierungsstrategien)

Phoneme 53
Pitch 54, 60
Plastizität 16

Potentiale
- physiologische 89
- reizäquivalente 84, 87

Promontoriumtest 22, 99–102, 130
- objektiver 30
- subjektiver 30–31

psychosoziale Situation 32

Pulsbreite 77

Radikalhöhle 124
Rechteck, biphasisches 78, 80
Redundanz 53
Rehabilitation 28, 109, 132
- Bericht 138–141
- Konzept 108

Reimplantation 41, 49–50

Reintonaudiogramm (s. Hörprüfungen)

Reizfolge, sequentielle 74

Reizfolgerate 74, 75
- adaptive Bestimmung 74

Reizform 77

Reizprothesen, elektronische 10

Reizrate 78

Reizung
- akustische 13
- bipolare 72

- elektrische 13
- monopolare 72
- pulsatile 78
- simultane 75
- zeitversetzte 74

Restgehör (s. auch Hörreste) 23–28, 124, 125, 133
Rosenthal-Kanal 123
Rückstellung 105

Satzverstehen 138
Scala tympani 14–15, 19–20, 23, 71, 123
Schnecke (s. auch Innenohr) 14
- Obliteration 19–20, 39–40
Schwellenwert (T-Level) (s. auch T-Level) 38, 130
Schwerhörigkeit (s. Taubheit)
Selbsthilfegruppen 126, 137, 147
Sender 61
- Frequenz 77
- Spule 77, 78, 79, 80, 81
SHIP (s. Resthörigkeit)
Sinus sigmoideus 132
Soft Surgery 7, 25, 35
Spectral-Peak-Strategie (SPEAK) (s. auch Codierungsstrategien) 64, 73, 77
Speechtracking (s. auch Testmaterial) 6, 30, 72, 138
Sprachaudiometrie (s. auch Hörprüfungen) 128
Sprachentwicklung 17, 24–25, 100
- Stand 31, 100
Spracherwerb 16
- hörgestützer 16, 108
- kritische Phase 16
Sprachfeld 128
Sprachprozessor 14, 61, 71, 75, 78, 79
- C-Level 37–38
- HdO 48, 79
- Strategie (s. unter Codierungsstrategien) 72
- T-Level 38
Sprachverständlichkeitsschwelle 128
Sprachverständlichkeitstest 57
Sprachvermittelndes Implantat 4

Sprachverständnis 123
- offenes 6, 122, 133
Stapediusreflex 7, 37–38, 85, 91 127, 128, 129
Stimulation
- intracochleäre 4
- kalorische 131
- pulsatile 6
Stimulationsmuster 73
Stromquelle 77, 78, 80
Stromstärken 1
Stimulator 71, 75, 79
Synapsen 15

Taubheit 122
- bilaterale 122
- Dauer 15, 96, 124, 133
- Hörnerventaubheit 11–12, 15, 104
- Innenohrtaubheit 11, 15
- kongenitale 17
- neurale 10, 44, 45, 128, 129
- Otosklerose 23
- perilinguale 17
- postlinguale 15, 125
- postmeningitische (nach Meningitis) 19, 97
- prälinguale 15–17, 125
- psychogene 128
- retrocochleäre 126, 129, 132
- sensorische 10
- soziale 122
- syndromale (Syndrome mit Taubheit) 21–22
- traumatische 22–23
- Ursachen 12, 19
- Zeitpunkt 15
- zentrale 10
Team 32
Telefontraining 138
Telemetrie 36–37, 78, 80, 84, 85
- bidirektionale 78
Testmaterial 142
- Hannover-Hörprüfreihen (HHR) 29, 116
- live-voice 144
- MAC-Batterie 57
- recorded-voice 144

- Speechtracking 6, 30, 72, 138
- TAPS-Test 28
Tinnitus 126
Titaniumgehäuse 78
Titankapsel 77
T-Level (Schwellenwert) 130
tonotope Frequenzempfindung 60

Übertragung, transkutane 14
UCL (Unbehaglichkeitsgrenzwert) 74, 75
Umhüllende 75
Unbehaglichkeitsgrenzwert (UCL) 74, 75
Unbehaglichkeitsschwelle (C-Level) 130

Verlaufsdiagnostik 108
Vibrationsempfinden 128
Virtual Channel Interleaved Sampling Processor (VCIS) 81
Vocoderprinzip 75
Vokalidentifikation 72
Vokalmerkmale 55
Vokaltraining 138
Voruntersuchung 28–32, 110
- Entwicklungsdiagnostik 31
- Hörprüfungen (s. dort)
- Kinder 98
- neuropädistrische 29, 31, 105
- pädagogische 29, 31–32, 100–101
- Programm 28
- Promontoriumtest (s. dort)
- Zusatzdiagnostik 29, 32

Wochenendseminare 137
Wortverstehen 138

Zahlenverständnis 138
Zahlwörter 128
Zeitablauf der CI-Versorgung 33
Zeitcodierung (s. auch Codierungsstrategien) 72
Zusatzbehinderung 23–24, 104
- senso-motorische Reimplantation 104
- Taubblindheit 23

MIX
Papier aus verantwortungsvollen Quellen
Paper from responsible sources
FSC® C105338

If you have any concerns about our products,
you can contact us on
ProductSafety@springernature.com

In case Publisher is established outside the EU,
the EU authorized representative is:
**Springer Nature Customer Service Center GmbH
Europaplatz 3, 69115 Heidelberg, Germany**

Printed by Libri Plureos GmbH
in Hamburg, Germany